# HOMEOPATIA NOS ESTADOS AGUDOS

## Manual de Procedimentos

Aldo Farias Dias
Médico Homeopata

# SUMÁRIO

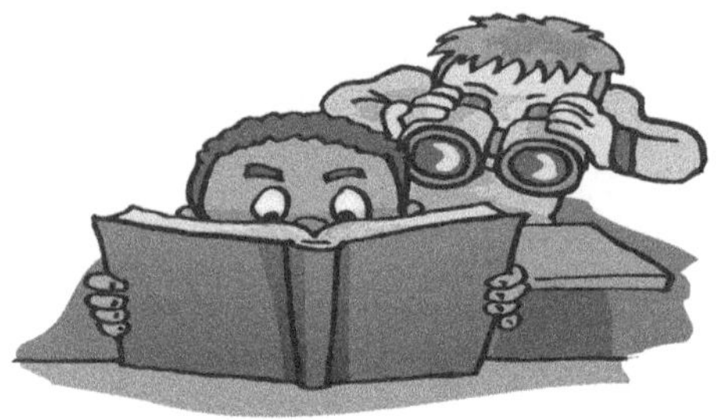

# PREFÁCIO DA EDIÇÃO DE 2002

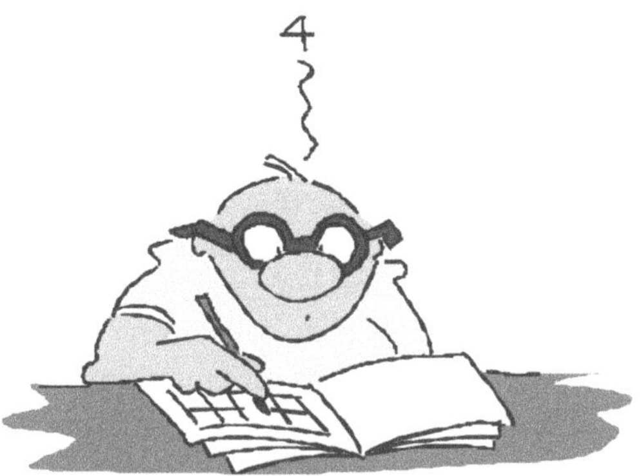

Este é um Manual de Procedimentos.

Neste Livro você vai aprender como valorizar os episódios agudos, o roteiro para a toma do caso, como selecionar e prescrever o medicamento, como avaliar a ação do medicamento. Estude e aplique as lições contidas nas unidades e terá bons resultados, nas doenças agudas. Estas indicações foram confirmadas pela experiência e constituem um guia para que você possa desenvolver, com segurança, sua própria estratégia.

Destina-se aos estudantes dos cursos de formação de especialistas em homeopatia e a todos os homeopatas que lidam diariamente com os quadros agudos, especialmente os pediatras.

O tema está disposto em quatro Unidades Instrucionais:

I. **DOUTRINA E CLÍNICA DOS ESTADOS AGUDOS.**

II. **ESTRATÉGIAS DE REPERTORIZAÇÃO NOS CASOS AGUDOS.**

III. **RUBRICAS CLÍNICAS E INDICAÇÕES DAS TERAPÊUTICAS HOMEOPÁTICAS.**

IV. **SINOPSE DA MATÉRIA MÉDICA DE 172 "REMÉDIOS AGUDOS".**

A primeira unidade descreve a classificação das doenças agudas, os princípios que orientam a Toma do Caso, a hierarquização da sintomatologia, as estratégias de seleção e prescrição do medicamento. Profilaxia. Semiologia da dor e da febre. Recomendamos utilizar a Ficha Clínica de Agudos na clínica particular e, sobretudo na clínica institucional, e no serviço público.

A segunda unidade trata dos dois métodos de repertorização: Bönninghausen e Kent. O teste triangular de Hering. A estratégia eliminadora de Praful Vijayakar.

A terceira unidade descreve exemplos de rubricas clínicas, síndromes e doenças agudas.

A quarta unidade contém uma compilação das indicações agudas de 172 medicamentos.

O Grupo de Estudos Homeopáticos Samuel Hahnemann - GEHSH, comemora neste ano de 2002 os seus 20 anos de existência. No decorrer destes anos contribuímos para a formação de centenas de amigos que estudaram conosco, participaram dos cursos, dos encontros, dos workshops, do trabalho comunitário em creches e orfanatos, das publicações. O festivo ambulatório do Largo do Machado, na década de 80, nos ensinou muito e conseguimos ajudar milhares de pacientes com suas doenças agudas e crônicas. Este foi a nossa maior fonte de aprendizado.

Para encerrar este ano de 2002 este trabalho é dedicado a todos vocês, amigos, colegas, pacientes. Que a Luz Divina continue a estar presente em todas as nossas atividades, motivada por uma intenção justa e uma dedicação do trabalho ao bem estar dos que nos procuram.

Que o estudo deste texto permita a você tornar-se mais eficaz na percepção, valorização e prescrição nos casos agudos, para a cura rápida, suave e permanente dos seus pacientes.

Aldo Farias Dias.

Rio de janeiro 31 de dezembro de 2002.

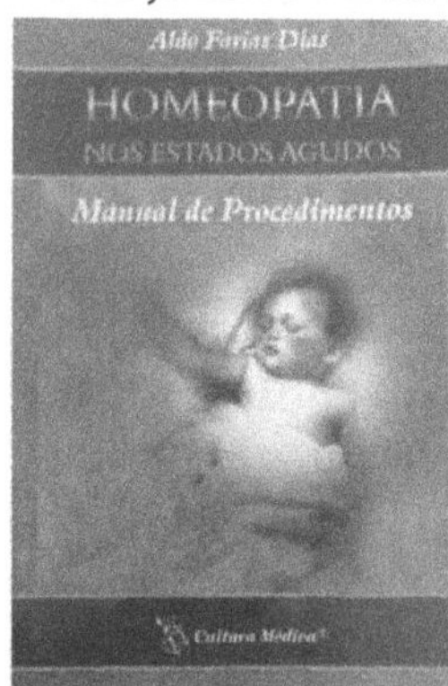


Edição Editora Cultura Médica. 2002.

Aldo Farias Dias.

Médico Homeopata. CRM-RJ. 52.18988-8.

E-mail: aldofariasdias@gmail.com

# UNIDADE I: DOUTRINA E CLÍNICA DOS ESTADOS AGUDOS

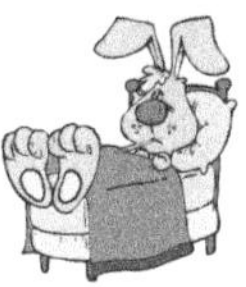

"Frente a uma enfermidade aguda, os sintomas colhidos durante o interrogatório e exame do doente não serão valorizados da mesma forma que nas afecções crônicas".

Pierre Joly. **A CONSULTA HOMEOPÁTICA**. Editora Organon. SP, 2002.

**CONTEÚDO DA UNIDADE I**

Doutrina Homeopática
Diagnóstico da Doença Aguda
- I. Investigação Semiológica
- II Exame físico
- III Exames complementares
- IV Diagnóstico Clínico

Ficha Clínica de Agudos
Seleção do medicamento
Hierarquia dos sintomas nos casos agudos (Jahr)
Prescrição do medicamento
Técnica da prescrição
Evolução
Observação da ação do medicamento
Segunda prescrição
Estágios evolutivos do quadro agudo
Término da Doença Aguda
Profilaxia Homeopática
Semiologia da Dor
Semiologia da Febre

## Doutrina Homeopática

### Conceito

Muitos homeopatas apresentam verdadeira aversão ao termo Doutrina Homeopática e preferem utilizar Filosofia ou Teoria Homeopática. Associam o termo Doutrina ao sentido religioso e não ao conjunto de princípios de uma ciência, sistema filosófico, político, econômico etc.

**4.1** Doutrina: Derivação: por extensão de sentido.
Princípio, ponto de vista ou conjunto de princípios adotados num determinado ramo do conhecimento; teoria devidamente formulada que se fundamenta em fatos (ou pelo menos não é por estes invalidada) e que tem o apoio ou a sanção de uma autoridade no assunto. *Dicionário Houaiss.*

### Medicina Homeopática

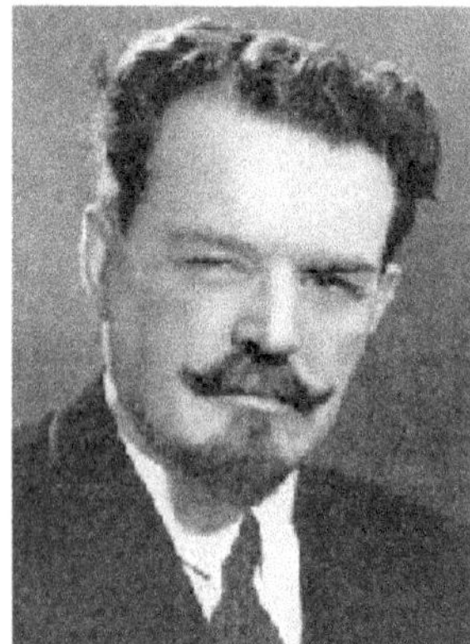
Léon Vannier

A medicina homeopática constitui um todo onde se deve compreender bem as partes:

- Uma **Doutrina** – que deve ser conhecida e respeitada;
- Uma **Clínica** – cujos métodos particulares de investigação e observação permitem afirmar as razões reais dos distúrbios atuais apresentados e também adquirir o conhecimento exato do enfermo.
- Uma **Terapêutica** – cuja aplicação é simples, pois suas indicações são sempre bem determinadas.

Um tratado de terapêutica consiste apenas em um guia para a aplicação da homeopatia, não tem jamais a pretensão de resumir toda a terapêutica. Não devemos jamais esquecer que o cohecimento exato da Matéria Médica é essencial para assegurar uma boa prescrição. Seu estudo é indispensável, pois é necessário, sobretudo nas doenças agudas, para poder encontrar rapidamente as características e as modalidades do remédio útil.

A prática que consiste em PRESCREVER PARA O DOENTE UMA "SALADA" DE REMÉDIOS CONSAGRA A IGNORÂNCIA DO MÉDICO, onde a insuficiência se traduz, infelizmente, por sérios obstáculos que compromene gravemente a situação do paciente e o futuro da homeopatia.

Leia com atenção nossa introdução e medite sobre os conselhos que são dados por um velho praticante ansioso de assegurar vossa segurança.

Conseils aus jeunes confrères que désirent pratiquer l´Homéopathie.

Léon Vannier. Thérapeutique. 1952.

## DOENÇAS AGUDAS E CRÔNICAS

As moléstias a que está sujeito o homem são ou processos mórbidos rápidos da força vital anormalmente perturbada, que têm a tendência de completar **seu curso** de modo mais ou menos rápido, mas sempre em **um tempo moderado**, as chamadas **doenças agudas**, ou são doenças de caráter tal que, com um início pequeno, muitas vezes imperceptível, afetam dinamicamente o organismo vivo, cada uma de seu modo peculiar, fazendo-o desviar, pouco a pouco, do estado normal de saúde, de forma que a energia vital automática, chamada força vital (princípio vital), cuja função é preservar a saúde, só lhes opõe no começo e no decorrer de seu curso, uma resistência imperfeita, inadequada e inútil sendo por si incapaz de extingui-las, devendo sofrer importantemente o seu alastramento, a ponto de ser cada vez mais perturbado até que, por fim, o organismo seja destruído. Estas doenças se chamam **crônicas**. **§72**

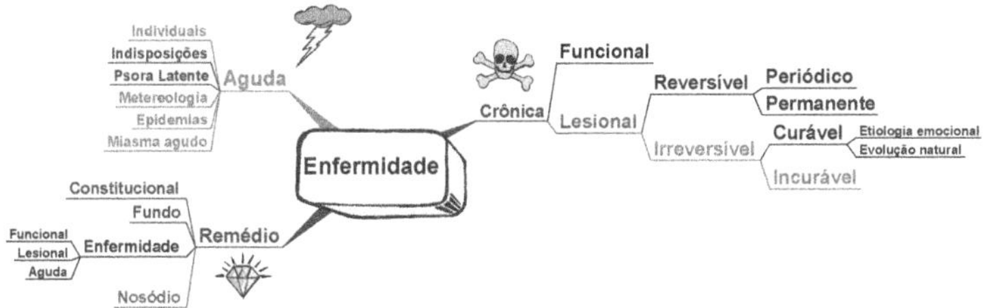

## Parágrafos do Organon relativos aos estados agudos

Doença aguda e crônica: §72 e 73. Sintomas da doença aguda: §82. Investigação: §99. Gênio epidêmico: §100-102. Sintomas característicos: §153-154. Antidotar: §167. Sintomas mentais: §213. Febres intermitentes: §243. Prescrição: §248. Agravação: §253.

## Tratamento da doença aguda

Um grupo de homeopatas considera as crises agudas como um fracasso das defesas miasmáticas e que não se justifica qualquer tratamento que não seja a continuação do tratamento crônico.

Esta opinião não é compartilhada pela maioria dos homeopatas.

Hahnemann indica tratar o agudo com o medicamento do estado agudo, tanto nas síndromes psiquiátricas, como nas demais crises agudas.

- **§221** Se, contudo, a insanidade mental ou mania (causada por susto, ofensa vexatória, abuso de bebidas alcoólicas, etc.), irromper subitamente como doença aguda no paciente de ordinário calmo, embora quase sempre surja em virtude de alguma Psora interna (como uma chama que dela emana), contudo, quando ocorre sob esta forma aguda não deve ser imediatamente tratada com atipsóricos, mas primeiro com medicamentos para ela indicados de outra classe já experimentados **(*)**, em doses mínimas, homeopáticas, altamente potencializadas a fim de vênce-la a ponto de permitir que a Psora reverta temporariamente ao seu antigo estado latente, em que o paciente parece estar muito bem. **(*) Por exemplo: acônito, belladona, stramonium, hyosciamus, mercurius, etc.**
- **§243** Nessas febres intermitentes muitas vezes muito perniciosas que atacam uma pessoa isolada, que não reside em região pantanosa, devemos *em primeiro lugar,* como no caso de males agudos em geral, os quais elas lembram por sua origem psórica, empregar, também, durante alguns dias, para auxiliar no que lhe compete, um remédio homeopático escolhido, para o caso especial com que nos deparamos, da outra classe de medicamentos (não antipsóricos) experimentados; mas, se, apesar disso, demorar-se a cura, sabemos que nos defrontamos com a Psora que está a ponto de desenvolver-se, e que neste caso só remédios antipsóricos podem efetuar cura radical.

## Estados agudos mais frequentes na clínica pediátrica

Waltencir Linhares. Homeopatia e pediatria. 4ª edição. Homeolivros. SP, 2000.

- Situações muito frequentes na pediatria: amigdalites; anorexia; broncopneumonias; bronquite asmática; cólicas do bebê; diarréias; eczema; estrófulo; febre; osbtrução nasal; otites; prisão de ventre; resfriado comum; tosse; verminoses; vômitos.
- Situações menos frequentes na pediatria: abscessos; anemia; assaduras; brotoejas; cefaléias; contusões; convulsões; crosta láctea; dentição; enurese; epistaxes; estomatites; febre reumática; furunculose; hepatites; impetigo; infecções urinárias; insônia; intolerância alimentar; irritabilidade; laringites; moléstias da infância; olho de peixe; piodermite; regurgitação; rinite alérgica; rinites especiais; sinusite; terçóis; terror noturno; timidez; tiques nervosos; torcicolo; urticária; vaginites; verrugas.

## O substrato miasmático da doença aguda

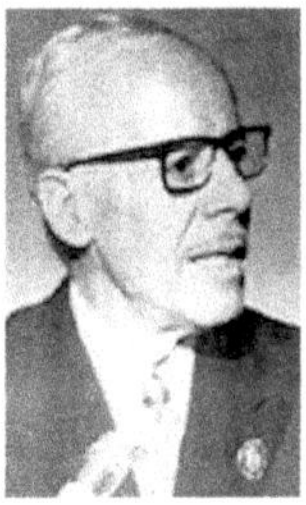

"Hahnemann concebeu a Psora como um *estado de idiossincrasia* ou predisposição que atuava como um *terreno receptivo* e como causa fundamental de todas as enfermidades. O processo dedutivo pelo qual ele chegou a esta conclusão, foi o resultado de uma atenta e profunda observação clínica que lhe permitiu compreender por que um enfermo tratado com o medicamento homeopático correspondente *sofria recaídas* ou aparecia com *sintomas novos*.

O *quadro atual do enfermo* era apenas um aspecto parcial e episódico da verdadeira enfermidade, que permanecia oculta em sua maior parte. Na busca deste mal profundo que anexava os distintos episódios mórbidos da vida do enfermo, como se estes fossem metástases alternantes e substitutivas de uma causa profunda, chegou a *caracterizar três disposições* predisponentes do sistema orgânico, que subsistiam como *entidades dinâmicas*, condicionantes de terreno, isto é, como tendências mórbidas regentes da patologia.

Estas *discrasias ou miasmas* como chamou Hahnemann, *não são enfermidades e sim o fundamento dinâmico das enfermidades*. Estas três disposições mórbidas correspondem à perturbação das três funções vitais por excelência: *a excitação, a inibição e a disfunção*, que implica numa *perversão* da atividade vital.

Na realidade é sempre a Psora que reage frente a qualquer alergeno, seja um alimento, a umidade, o frio, uma frustração emocional etc. O que a Sífilis e a Sicose fazem é fixar os mecanismos alérgicos nos órgãos de choque que correspondem ao gênio mórbido de cada diátese, levando o processo dinâmico gerado pela suscetibilidade alérgica até a patologia orgânica, isto é, os tipos específicos de enfermidade.

A compreensão da Psora como *quadro clínico* de potencialidade mórbida constitucional, puramente dinâmico, funcional, dado por suscetibilidade alérgica, só pode ser realizada estudando os grandes medicamentos da matéria médica, como: Sulphur, psorinum, silicea, sepia, natrum muriaticum, lachesis, iodium, hepar sulphur, etc.

Devemos *compreender as reações do enfermo em sua totalidade, através de sua história inteira*, em uma unidade de conjunto, e saber o que ele tem reprimido, emocionalmente e patologicamente, quais foram os episódios psóricos cutâneos, excretórios, dolorosos ou psíquicos que ocorreram em sua vida como expressões desta hipersensibilidade mórbida criada pela repressão de sua libido, da energia vital, em sua necessidade natural expansiva e que engendra toda a patologia, desde a ansiedade primordial com que o homem começou a enfermar-se, o sinal capital da psora moral, até as mais grosseiras lesões tissulares produzidas pela sífilis e sicose, que terminam na tuberculose e câncer". Tomas Pablo Paschero.

**POR DETRÁS DA Doença ESTÁ O Miasma E POR DETRÁS DO MIASMA ESTÁ O Enfermo.**

**ENFERMO**

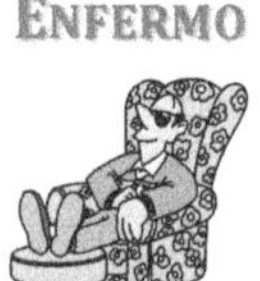

**MIASMA**

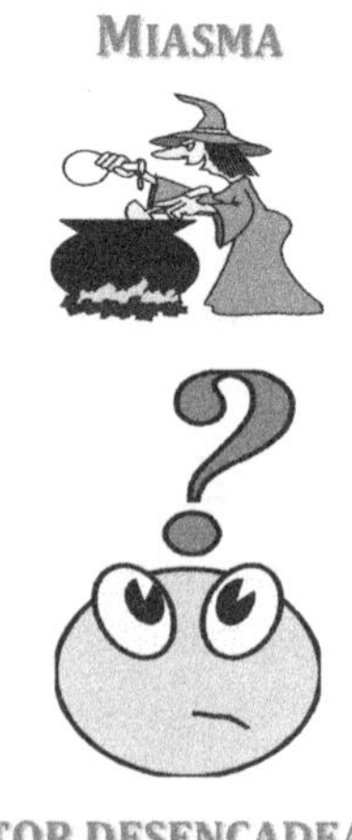

**DOENÇA**

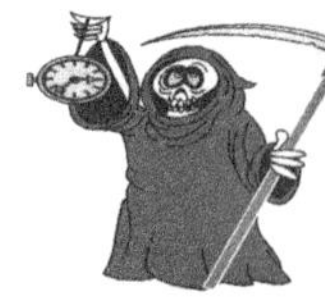

**FATOR DESENCADEANTE**

## OBJETIVOS – NÍVEIS DE CURA

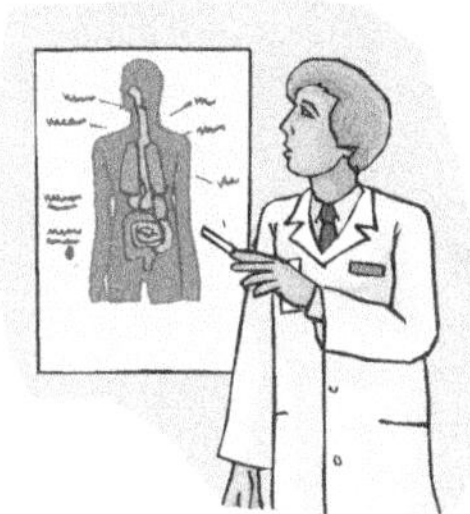

No Estado de SAÚDE, a FORÇA VITAL (autocrática) que dinamicamente anima o CORPO MATERIAL (organismo), governa com poder ilimitado e conserva todas as partes do organismo em admirável e harmoniosa operação vital, tanto no que diz respeito às SENSAÇÕES e sentimentos como às FUNÇÕES, de modo que o ESPÍRITO DOTADO DE RAZÃO que habita em nós, possa empregar livremente estes instrumentos vivos e sãos para os mais ALTOS FINS DE NOSSA EXISTÊNCIA. §9 do Organon.

### OS TRÊS NÍVEIS DE CURA

1. NÍVEL CLÍNICO: cura da sintomatologia clínica e da entidade nosológica. Cura da doença.
2. NÍVEL DIATÉSICO OU MIASMÁTICO: cura das tendências mórbidas ao adoecer, acalmia miasmática; cura do Terreno mórbido. Aumento da imunidade. Cura da predisposição.
3. NÍVEL PESSOAL: estabilidade e equilíbrio mental. Quatro dimensões. Cura do Entendimento, Vontade e Memória. Realização do Ser. Cura da pessoa.
    - Mudança da consciência: correção da percepção. Mudança da *ATITUDE VITAL*. Cura do entendimento.
    - Suscetibilidade reativa: diminuição da reatividade. Harmonia na relação com o outro. Cura da vontade.
    - Superação dos Traumas Emocionais e Ressentimentos: Cura da Memória.
    - Realização dos altos fins da existência: Cura do desacordo entre a vontade e o entendimento. Alegria e prazer. Riqueza material. Relações harmoniosas fraternas. Transcendência. A realização do Ser.

## Diagnóstico da Doença Aguda

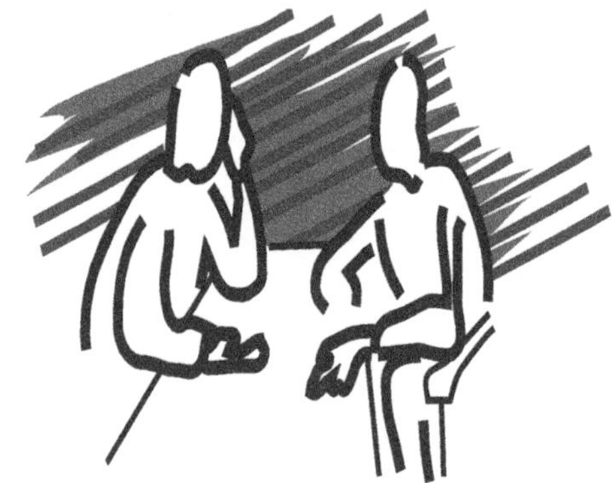

### I. Investigação Semiológica

- Observar – Escutar – Interrogar – Examinar – Coordenar.

**0. Identificação: nome. Sexo. Idade. Constituição. Temperamento.**

**1. História do quadro clínico atual. Início e forma de instalaçao dos sintomas.**

- Relato espontâneo e interrogatório do quadro clínico atual.
- Identficar como os sintomas se instalaram:
    - Os sintomas podem surgir subitamente: ACON apis ars BELL coloc con cupr hydr-ac LYC mag-c mag-p nat-s phos rad-br tab tarent tarent-c valer verat.
    - Ou de forma violenta: ACON alum anac APIS Ars Bapt BELL bry canth carb-v CARC CHAM CIC coloc crot-t cupr Glon hep Hyos ign iod LACH merc mez NUX-V STAPH STRAM sulph Tarent Verat.
    - Os sintomas mudam rapidamente: alum-p ambr ant-c arn benz-ac BERB Caul caust Cimic cupr Kalm led meph Plat plb puls sal-ac sul-ac Tub Valer.

**2. Causalidade.**

- Identificar as circunstâncias, os fatores desencadeantes e a causa do episódio agudo.
- Identficar antecedentes biopatográficos que possam estar relacionados com o quadro atual.

Esta é uma informação importante para decidir entre os diversos medicamentos qaue estão indicados na condição aguda, pelos sintomas patognomônicos. No repertório estas condições estão representadas nas rubricas Transtornos por:

**3. QUEIXAS E SENSAÇÕES.**

- Identificar os fenômenos mórbidos: funcionais; dolorosos; sensoriais; lesionais.
- Identificar a lateralidade, o caráter geral ou a localização nas partes do corpo.
- Identificar as modalides de horário, agravação e melhoria.
- Identificar os concomitantes.

**4. FEBRE E SUAS CARACTERÍSTICAS.**

Identificar o tipo de calor febril. Os fenômenos circulatórios e o pulso. Observar a pele, coloração, secura ou umidade, quente ou fria, etc. Calafrio. Sede. Transpiração. (Ver Semiologia da Febre).

- Circulação:
- Calafrio:
- Calor febril:
- Transpiração:
- Tremores:
- Concomitantes:

**5. SINTOMAS MENTAIS, GERAIS E OBJETIVOS.**

- Identificar o Estado Mental Atual: agitação, embotamento, indiferença, delirium, sonolência, prostração, ansiedade, medo.
- Identificar se o paciente está Calorento ou Friorento.
- Identificar se o paciente está Sedento ou Sem sede.
- Identificar os Sintomas Gerais Concomitantes com o surgimento do episódio agudo.
- Identificar os Sintomas Crônicos Modificados durante o episódio agudo.
- Identificar a presença de sinais objetivos: estado da língua; coloração da face; edemas localizados; odor das secreções; características da transpiração; tremores etc.

**6. As circunstâncias que modificam os sintomas.**

- O Horário de aparecimento, agravação ou melhoria dos sintomas.
- As modalidades de posição, movimento, temperatura, etc., que Agravam os sintomas.
- As modalidades de posição, movimento, temperatura, etc., que Melhoram os sintomas.

**7. Sintomas concomitantes.**

- Identificar a presença de Sintomas Concomitantes.

## II Exame físico

"A linha divisória entre a história e o exame é artificial. O exame realmente inicia no momento em que você põe os olhos no paciente". Owen Epstein. *Exame Clínico.* Artmed, 1998.

- Realizar o exame físico geral e especial.
- Identificar a presença de sinais objetivos concomitantes.

## III Exames complementares

- Solicitar os exames complementares necessários para confirmar o diagnóstico.

## IV Diagnóstico Clínico

- Estabelecer o diagnóstico clínico, o estadiamento da doença e o ritmo evolutivo.

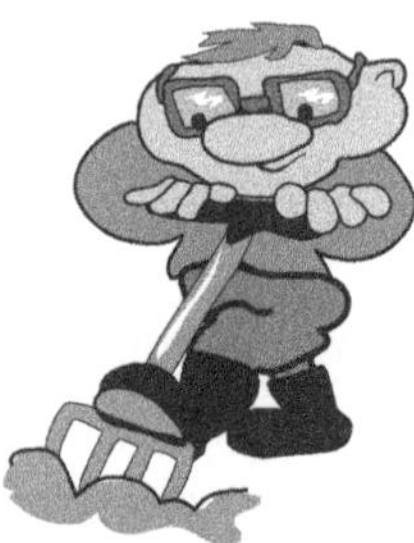

Parabéns! 50% do trabalho está concluído nesta etapa.

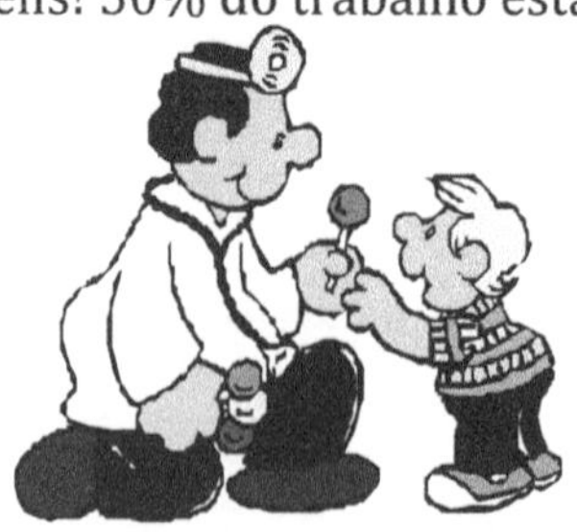

## FICHA CLÍNICA DE AGUDOS

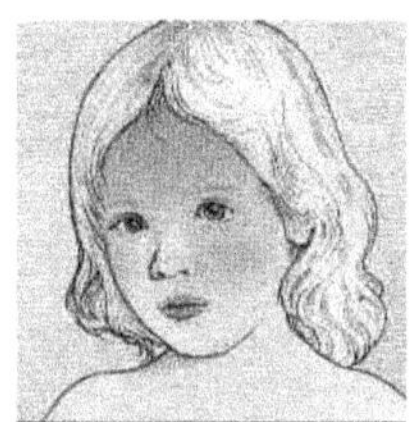

**Data:**

| NOME: | | |
|---|---|---|
| SEXO [ ] IDADE: | CONSTITUIÇÃO: | TEMPERAMENTO |
| HISTÓRIA DO QUADRO CLÍNICO ATUAL; INÍCIO E INSTALAÇÃO DOS SINTOMAS: | | |
| | | |
| | | |
| | | |
| | | |
| CAUSALIDADE: | | |
| DOR & SENSAÇÕES: | | |
| DISFUNÇÕES & LESÕES: | | |
| LOCAL E LATERALIDADE: | | |
| CALOR FEBRIL:<br>CIRCULAÇÃO & PULSO:<br>CALAFRIO & TREMORES:<br>SEDE & TRANSPIRAÇÃO:<br>ATIVIDADE: | [ ] CALORENTO. [ ] FRIORENTO. | LÍNGUA: |
| ESTADO MENTAL ATUAL: | | |
| SINTOMAS GERAIS ATUAIS: | | |
| SINTOMAS CRÔNICOS MODIFICADOS: | | |
| AGRAVAÇÃO & MELHORIA:<br><br>HORÁRIO: | | |
| CONCOMITANTES: | | |
| DIAGNÓSTICO CLÍINCO - PRESCRIÇÃO E EVOLUÇÃO | | |
| DIAGNÓSTICO CLÍNICO: | | |
| PRESCRIÇÃO INICIAL: | | |
| OBSERVAÇÃO APÓS 6H E PRESCRIÇÃO: | | |
| OBSERVAÇÃO APÓS 12H E PRESCRIÇÃO: | | |
| OBSERVAÇÃO APÓS 24H E PRESCRIÇÃO: | | |
| RESULTADO FINAL: | | |

## Seleção do medicamento

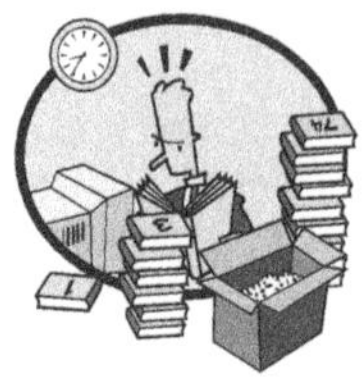

Em qualquer doença aguda existem dois grupos de sintomas patológicos e individuais. Estes últimos são os mais importantes para a seleção do medicamento homeopático.

D.M. Foubister. Homeopathic pediatric case taking in acute conditions. British H Journal, July, 1962.

## Estratégias

1. Sem repertorizar. Identifique a rubrica no repertório que corresponde ao quadro clínico agudo e procure diferenciar os medicamentos mais pontuados, pelas características e modalidades que se apresentam no quadro agudo. Pode lançar mão das Terapêuticas para auxiliar a decisão.
2. Repertorizando o quadro agudo: utilize os parâmetros da Abrangência e Proporcionalidade para montar os quadros repertoriais. Realize duas repertorizações: uma pelo método de Kent e outra pelo método de Bönninghausen. Considere o resultado das repertorizações como sugestões para a seleção final pela Matéria Médica. Algumas características dos medicamentos não estão registradas nos repertórios. Ver unidade II - Estratégias de repertorização.
3. Nas doenças epidêmicas, se não for possível uma individualização do medicamento, selecione o medicamento do Gênio Epidêmico.
4. As exarcebações da doença crônica requerem o remédio constitucional.

### Hierarquia dos sintomas nos casos agudos (Jahr)

1. Os sintomas 'característicos' do quadro clínico atual;
2. Os sintomas constitucionais do enfermo;
3. A causalidade da crise aguda.

A causalidade, os sintomas característicos e concomitantes, tem hierarquia superior aos sintomas patognomônicos da doença aguda.

## Doenças epidêmicas – Gênio Epidêmico

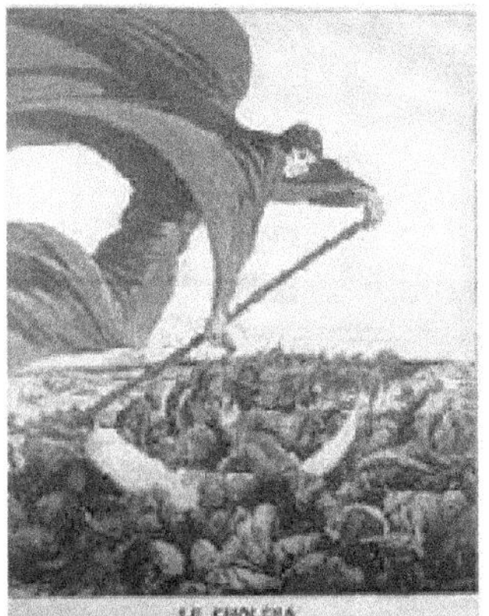

As epidemias de febre intermitente sob condições em que nenhuma é endêmica, são da natureza das doenças crônicas, compostas de uma única crise aguda; cada epidemia é de caráter peculiar, uniforme, comum a todos os indivíduos atacados, e quando este caráter se encontra na totalidade dos sintomas comuns a todos, leva-nos à descoberta do remédio (específico) homeopático adequado para todos os casos, que é quase universalmente utilizável nos pacientes de saúde mediana antes da epidemia, isto é, que não sofriam crônicamente de Psora desenvolvida. **§ 241**

## PRESCRIÇÃO DO MEDICAMENTO

As enfermidades agudas intercorrentes podem surgir durante o curso do tratamento homeopático e se manifestam por sintomas completamente diferentes dos que motivaram o tratamento da doença crônica. Não devem ser confundidas com as agravações homeopáticas em nenhuma de suas formas. Eizayaga.

## TÉCNICA DA PRESCRIÇÃO

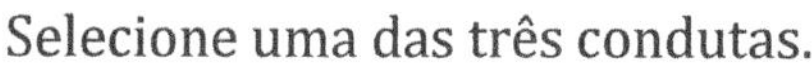

Selecione uma das três condutas.

- **DOSE ÚNICA:** três glóbulos da 30CH. Observar a reação nas primeiras horas. (Poder ser usada a 50CH ou a 200CH). Jahr é partidário da dose única em glóbulos, em "Therapeutic guide. 40 years of practice". Paris, June, 1868. Se uma única dose não iniciar o processo curativo, o medicamento está errado. Não tente repetir o mesmo medicamento para obter resultados. Praful Vijayakar.
- **MÉTODO PLUS:** uma colher da solução do medicamento e repetir de duas em duas horas, ou de seis em seis horas e, em casos mais urgentes, de hora em hora, ou maior freqüência... §248 do Organon. Pode ser na escala Centesimal ou Cinquenta-milesimal.
- **REPETIR DINAMIZAÇÃO ALTA:** prescrever uma dose da 1M ou 10M a cada 4 ou 6 horas até que o paciente comece a reagir. James Tyler Kent.

## Regras de ouro para a prescrição nos agudos

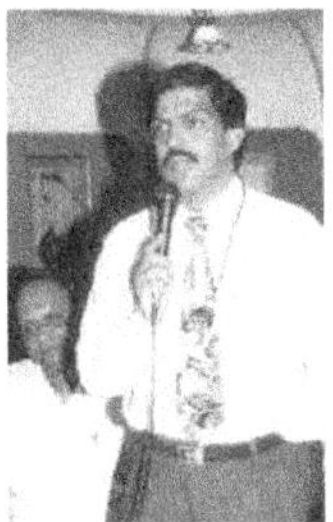

Praful Vijayakar. (Nasc: 4/8/1952. Falecimento: 17/12/2020)

1. Prescrever pouco: apenas nos casos onde a reação do organismo for insuficiente para resolver o agudo.
2. Prescrever um único medicamento por vez.
3. Prescrever uma dose única: se uma única dose não iniciar o processo curativo, o medicamento está errado. Não tente repetir o mesmo medicamento para obter resultados.
4. Pesquise o eixo Atividade - Tolerância térmica - Sede.
5. Conheça as relações medicamentosas: o simillimum do agudo está relacionado, na maioria das vezes com o Simillimum constitucional.
6. Espere febre, diarréia ou agravações no primeiro dia e melhoria no segundo. Sentir-se bem no início e piorar no dia seguinte é sinal de medicamento errado.
7. Conheça os parâmetros homeopáticos. Desde que tratamos o Homem na doença os parâmetros de melhoria são os gerais: desejo de trabalhar; vigor; melhora do apetite; sono etc.

Praful Vijayakar em *Theory of acutes.*

## Evolução da Doença Aguda

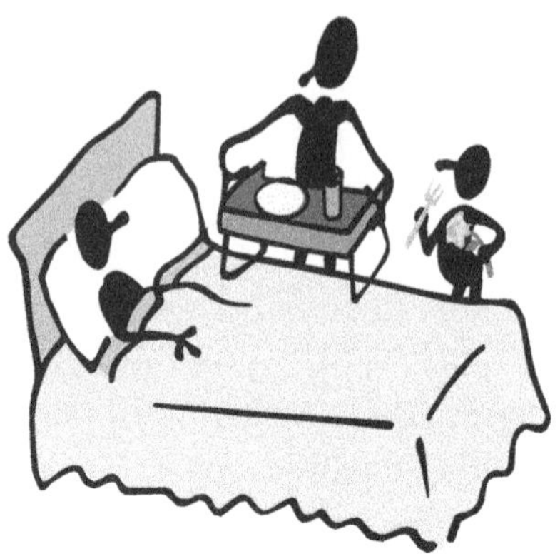

## Observação da ação do medicamento

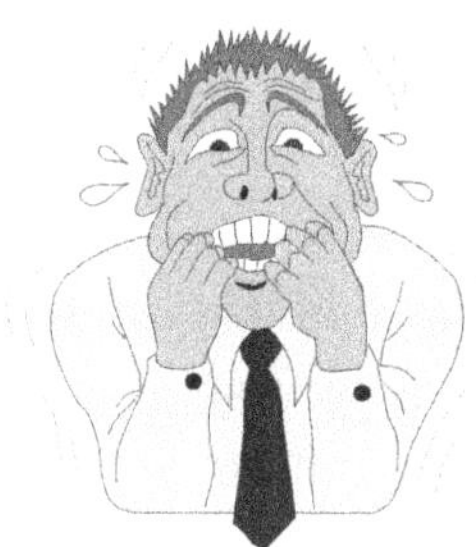

Observar a ação do medicamento nas primeiras horas.

A observação prognóstica correspondente, geralmente a terceira de Kent, deve ocorrer nas primeiras 6 a 12 horas da administração do medicamento.

### Agravação nos agudos

Se esta agravação ocorrer é bom sinal que o medicamento resolverá o caso agudo.

- ... uma doença que não seja de longa duração geralmente cede sem algum grande grau de sofrimento à primeira dose do remédio. §154 do Organon.
- ... a menos que seja muito grave, quase provocando a morte, tenha longa duração ou o comprometimento de tecidos e sangue estejam ocorrendo. Então veremos agravações agudas; grande prostração; transpirações violentas; exaustão; vômitos seguindo a ação do remédio. Kent. Lecture XXXIV. The homeopathic aggravation.

## SEGUNDA PRESCRIÇÃO

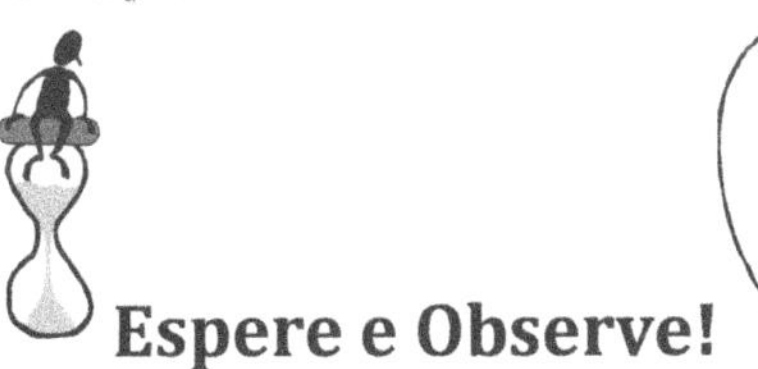


1. Se ocorrer uma melhora ou forte agravação inicial seguida de melhoria e os sintomas agudos voltam a piorar, repita a dose e observe nas primeiras horas.
2. Se ao fim de 24 horas o medicamento não tiver produzido efeito, deve-se administrar uma segunda dose do medicamento (caso se tenha optado pela dose única inicial) ou de um outro se julgar adequado.
3. Se tiver ocorrido uma melhora evidente, deve-se aguardar que cesse ou permaneça estacionária.
4. Sempre que ocorre uma melhoria no estado geral e mental do paciente é um bom sinal que o medicamento foi bem selecionado. Suspender a medicação e esperar.

### ESTÁGIOS EVOLUTIVOS DO QUADRO AGUDO

Temos vários testemunhos da clínica onde foram necessários prescrever mais de um medicamento para a cura completa do estado agudo, respeitando as indicações dos sintomas nos diversos estágios da enfermidade aguda. Neste sentido é útil conhecer as relações medicamentosas.

Veja as Rubricas que iniciam com CONC_ no repertório do GEHSH ou o Capítulo VII do Livro de Bolso terapêutico de Bönninghausen.

### RELAÇÕES MEDICAMENTOSAS COMPLEMENTARES

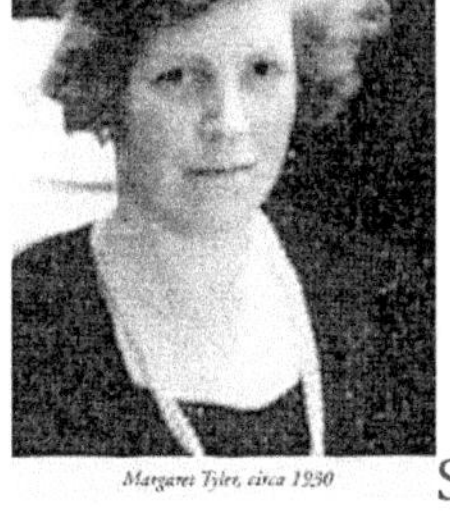
Margaret Tyler, circa 1930

Somente nos estágios iniciais da pneumonia, nos pacientes previamente sadios, a primeira prescrição deve resolver o caso. Pode ser necessário retomar os sintomas e prescrever novamente. Margareth Tyler.

**Exemplo**

- Aconitum, Belladona ou Ferrum phosphoricum na ***fase inicial da pneumonia***.
- Bryonia - Ipeca ou Sulphur na ***forma de estado do quadro pneumônico***.
- Arum-t, Phosphorus ou Antimonium tartaricum nas ***formas graves de pneumonia***.

Esta é a ***estratégia da série de medicamentos***, a serem prescritos um de cada vez, indicados pelo quadro sintomatológico atual dos estágios evolutivos da doença aguda e sempre que o medicamento anteriormente prescrito deixa de atuar.

Nos casos não complicados, uma dose única ou poucas vezes repetida do medicamento corretamente indicado é suficiente para favorecer a cura do caso agudo.

## Término da Doença Aguda

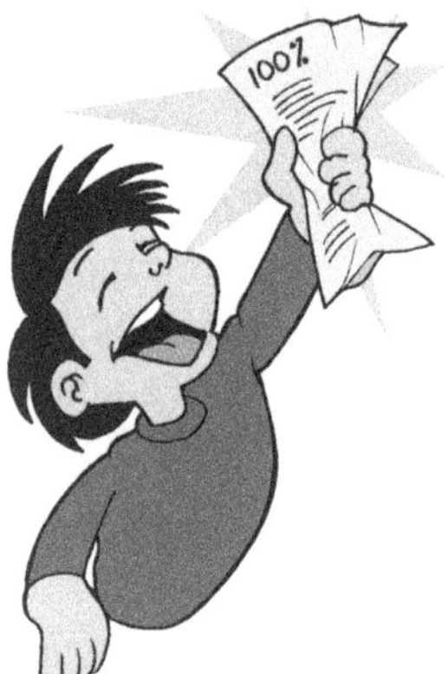


Mas tal paciente, que se restabeleceu de uma doença aguda mental ou emocional, mediante o emprego desses medicamentos não antipsóricos, não deve jamais ser considerado curado; ao contrário, deve-se agir como presteza tentando libertá-lo completamente (*), por meio de tratamento antipsórico prolongado, do miasma crônico da Psora, o qual, é bem verdade, tornou-se agora outra vez latente, mas acha-se apto a irromper novamente, se isto for efeito, não há temer outro ataque semelhante, se ele seguir fielmente a dieta e o regime que lhe foram prescritos. § 222 do Organon.

## PROFILAXIA HOMEOPÁTICA

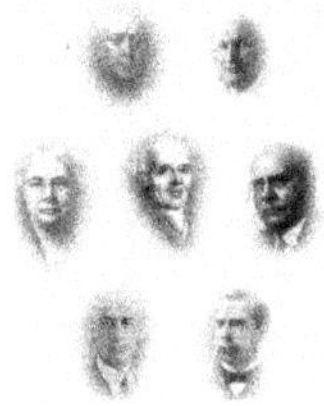

Os homeopatas têm empregado três estratégias de prescrição do medicamento homeopático como profilático em casos de epidemias ou endemias.

1. Nosódio ou o remédio "específico". Como Belladona para a escarlatina, por exemplo.
2. O remédio do Gênio Epidêmico. Como a prescrição preventiva de Eupatorium perfoliatum, quando se revela o medicamento de uma epidemia de Dengue. Lembrar que o Gênio Epidêmico pode variar de uma epidemia para outra. Ver §100-102 do Organon.
3. O remédio constitucional da pessoa, quando este é conhecido.

Nã há unanimidade entre os homeopatas quando à eficácia destas estratégias.

### ARTIGOS SOBRE PROFILAXIA NA INTERNET:

- A. Grimmer - Homeopathic profilaxys: http://www.homeoint.org/cazalet/grimmer/prophylaxis.htm
- Julian Winston - Historical perspective: http://www.homeopathic.org/
- Todd A. Hoover. Homeopathic Prophylaxis: Fact Or Fiction http://www.homeopathic.org/
- Isaac Golden - Homeopathic disease prevention: www.lightforce.com

### NOSÓDIOS COMO PROFILÁTICOS

- Diphtherinum para Diphtheria; Morbillinum para Sarampo; Pulsatilla para German Measles; Varicella para Varicela; Parotidinum para Caxumba; Tuberculinum para Tuberculose; Influenzinum para Influenza; Meningococcinum para Meningite; Scarlatinum para Escarlatina; Sabin para Poliomyelitis; Ignatia para Peste; Camphor para Cholera; Hydrophobinum para Rabies; Tetanotoxin para Tétano; Pertussin para Coqueluche; Typhoidinum para Typhoid; Eberthinum Belladonna para Japanese Encephalitis; HIV Nosode para Aids. Utilizar a 30CH.

Alguns autores sugerem: Medorrhinum para Gonorrhea; Syphilinum para Syphilis; Psorinum para Psora

### Remédios "específicos" como profiláticos

- Trifulim repens TM para Caxumba; Drosera 30CH para Coqueluche; Cuprum 5CH e Veratrum 5CH, alternados, para o Cholera; Tarentula cubensis 6CH, ou Mercurius cyanatus 3CH ou Lac caninum 30CH para a Difteria; Belladona 3CH para a escarlatina; Crotalus horridus 12CH para a Febre amarela; Gelsemium 3CH para a Gripe; Cicuta 6CH para a meningite; Tarentula cubensis 6CH para a Peste bubônica; Gelsemium 3CH ou Lathyrus 6CH para a poliomielite; Aconitum 3CH ou Pulsatila 6CH para o Sarampo; Rhus toxicodendron 6CH ou Baptisia 6CH para o Tifo; Rhus toxicodendron 3CH para a Varíola; Helianthus annus 6CH para o Tétano.

### Profilaxia – indicações das Rubricas do Repertório do GEHSH

- Cholera_profilaxia: ars; camph; cupr; cupr-ac; verat.
- Febre amarela_profilaxia: ars.
- Caxumba_profilaxia: trif-r; paro.
- Malaria_profilaxia: ars; chin; nat-m.
- Poliomielite_profilaxia:cocc;cur; gels e Lath.
- Tétano_profilaxia: ARN hell HYPER lat-m LED phys tetox thuj.
- Tuberculose_profilaxia:bBac; sulph; tub.

## SEMIOLOGIA DA DOR

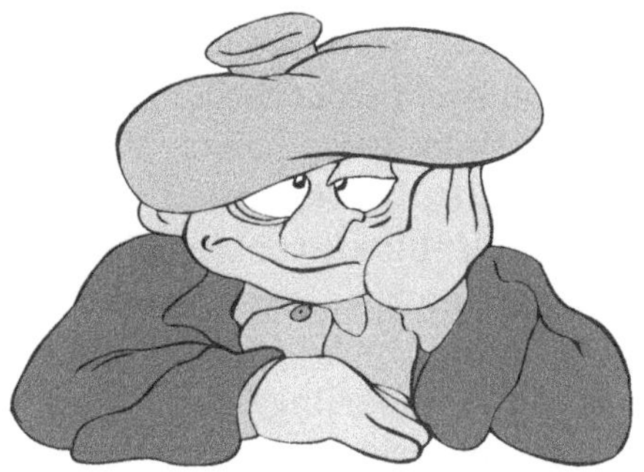

Para caracterizar a dor é necessário levar em conta sua localização, seu tipo, forma de aparecimento e desaparecimento, duração, se estende para outro local e que características toma no outro local e as suas modalidades horárias e de agravação e melhoria.

No repertório de Kent, identifique os seis sub-níveis das rubricas.

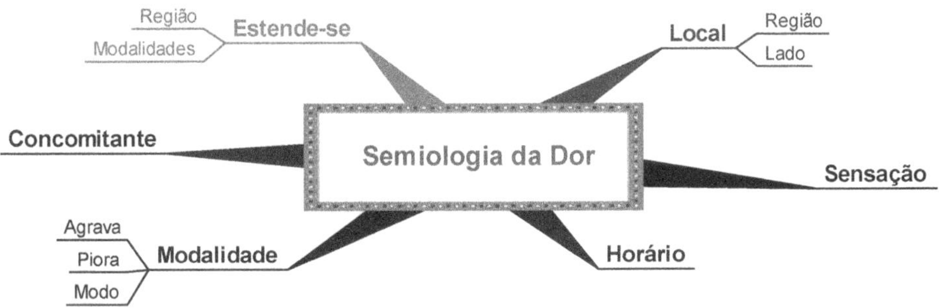


### MODALIDADES E CONCOMITANTES DA DOR

- Oppression; restlessness; anxiety; fear; want of confidence; fretfulness; mental depression; dicontent; quarreling; scolding; swearing; weeping; moaning; sighing; over sensitiveness; drivento despair; hopeless; delirium; madness; rage; sensitive to touch; great debility.
- Pains, alternating with chill, with pain in haert, with mental and bodily symptoms.
- Disturbed circulation; fainting; formication; Frialdade; rigor; wants to be covered; heat, sweat; nausea; thirst; weakness; drowsiness; convulsive shocks; trembling; dyspnea; difficult breathing; unconsciousness.
- Has to lie down, keep quiet; driven out of bed; imobility; numbness; swellings.

**Tipos de dor**

1. ACHING: Dolorida. Dor contínua. Continuada: a dull, sustained, persistent, steady pain. dull = not intensely felt. If you ache or if a part of your body aches, you feel a dull continous pain.
2. BEARING-DOWN: Puxando para baixo: Means to push or press downward with a lot of steady pressure.
3. BEATING: Batimento, pulsátil: a throbbing or pulsation,as of the heart.
4. BENUMBING, numbing: Entorpecente: to make inactive; dull. to make numb especially by cold. Unable to feel pain or other physical sensation. Prevents you from feeling pain.
5. BITING: Mordente: to cut, grip, or tear with or as if with the teeth. stinging sensation.
6. BLIND: Cega, ofuscante: Pain so violently in intensity that you are unable even to see.
7. BLOWING: Golpeante: as from - Hard stroke. Dor como por golpes ou pancadas.
8. BORING, digging, screwing: Perfurante, terebrante: making of hole by or as if by drilling.
9. BROKEN: Fragmentada , interrompida, irregular: Intermittently stopping and starting.
10. BRUISED: Contundente: to crush, to hurt. Is an injury, usually produced when a part of the body is hit by something.
11. BURNING: Queimação: marked by a intense heat.
12. BURROWING: Escavante: Make a hole by digging.
13. BURSTING: Explosiva: to come forth, emerge or arrive suddenly. Irrompe com violência.
14. CLAWING: Arranhante: to scratch or dig or make scratching or digging motions with or as if with claws. (rasgar ou arrancar com as garras, presas ou pinças).
15. CLEAVING: Quebrando, fender, rachar: Brake or split.
16. COMPRESSING: Comprimindo: to press or squeeze together. (aperta, comprime).
17. CONSTRICTING: Constrictiva: to squeeze or compress by or as if by tightening.
18. CONTRACTING: Contráctil: Make or become tihgter.
19. CORROSIVE: Corrosiva: Harmful effect like a substance that is able to destroy materials.
20. CRACKING: Estalante: to break without diving into parts; fissure.
21. CRAMPING: Câimbras: to cause a sudden involuntary muscular contraction causing severe pain, often occurring in the leg or shoulder as the result of strain or chill.

22.CREEPING, crawling: Rastejante: to move or proceed very slowly.
23.CRUSHING: Esmagante: extreme pressure.
24.CUTTING: Cortante: sharply penetrating.
25.DARTING: Dardejante. Súbita como um disparo: move suddenly and swiftly; shoot.
26.DIGGING: Escavante: to make an excavation by or as if by digging.
27.DISTENDING: Distendendo, dilatando: If something distends it becomes swollen and unnaturally large.
28.DRAGGING: Entravante: something that retards motion. move with difficulty.
29.DRAWING: Repuxante: to cause to move after or toward on by applying continuous force; pull; drag.
30.DULL: Tediosa, dor surda contínua, entorpecida: Not felt sharply.
31.FLYING: Móveis, errantes: changes its place.
32.GNAWING: Roente: to bite, chew on, or erode with the teeth.
33.GRASPING: Agarrante: hold very firmly with your hand. Agarrar.
34.GRINDING: Triturante: to become crushed, pulverized or powdered by friction.
35.GRIPPING: Apertando, agarrando: a tight hold. firm grasp.
36.GRUMBLING: Retumbante, ressoante: Make a low and continuous sound.
37.HACKING: Cortar em golpes grosseiros: to cut, notch, slice, chop, or sever (something) with or as with heavy, irregular blows.
38.HAMMERING: Martelante: to hit once or repeatedly with or as if with a hammer.
39.JERKING: Sacudida: to make spasmodic motions. abrupt thrust, push, pull, twist to.
40.LACERATING: Lacerante: cut badly and deeply.
41.LAMENESS: Capengante, anquilosante: marked by stiffness and soreness. Coxear; impede o movimento como que por enrijecimento.
42.LANCINATING: Lancinante: characterized by piercing or stabbing sensations.
43.NAIL, as from: Como se enfiando uma unha.
44.PARALYZING: paralisante: to make helpless or unable to move.
45.PECKING: Bicando: to strike with a pointed object as with a beak.
46.PIERCING: Penetrantdo: ff an object, specially a sharp object, pierces something, the object goes into it and makes a hole in it or through it.
47.PINCHING: Beliscante: to press dolorosaly. to squeeze or bind a part of the body.
48.PRESSING: Pressionante: compression.

49.PRICKLING: Picante; espinhento, pruriento: a stinging or prickling sensation.
50.PULLING: Puxando: use force on something in order to move it.
51.PULSATING: Pulsátil: to expand and contract rhythmically; throb.
52.QUIVERING: Tremulante: to shake with a rapid slight motion; tremble.
53.RADIATING: Irradiante: to diffuse or disseminate from or as from a center.
54.RASPING: Raspante: rough harsh sound like two things scraping together. Raspar, produzir som áspero, irritar (fig.)
55.RAWNESS: Escoriante; carne viva; ferida: having subcutaneous tissue exposed.
56.RIPPING: Dilacerante; rasgante: to cut or tear apart roughly or energetically.
57.RUBBING: Fricciónante: to move along a surface with friction and pressure.
58.SCALDING: Escaldante: extremely hot. If you scald part of your body, you burn yourself with very hot liquid.
59.SCRAPING: Raspando; raspante; arranhante: to rub a surface with considerable pressure.
60.SCRATCHING: Arranhante, riscante: If a sharp object scraps a part of your body, it rubs against your skin cutting you slightly.
61.SCREWING: Atarraxando, aparafusando: you twist smt. or squeeze it tightly, fasten it, fix it.
62.SHARP: Aguda, penetrando abruptamente: a pain that affects you deeply and suddenly in a way that hurts.
63.SHATERING: Despedaçante: to cause to break or burst suddenly into pieces.
64.SHOOTING: Tiro, como por; Dor penetrante e aguda, pontada: to send forth suddenly, intensely..
65.SMARTING: Pungente; Dor viva e aguda; sentir dor atroz: to cause a sharp usually superficial, stinging pain, as an acrid liquid or a slap.
66.SORE, bruised: Dolorida: painfully sensitive. dolorosa to the touch; tender.
67.SPASMODIC: Espasmódica: happen suddeny for short periods of time at irregular intervals.
68.SPLINTER / SPLINTERED: Estilhaçada: small thin sharp piece of wood, metal, glass, broken off from a larger one.
69.SPLITTING: Dividida, rachada: divided into two.
70.SPRAINED: Distensão: a painful wrenching or laceration of the ligament of a joint.
71.SQUEEZING: Espremente: to press hard upon or together; compress.

72.STABBING: Esfaqueante: súbita sharp dor like the one provoked by a knife.
73.STICKING: Penetrante: to pierce, puncture or penetrate with a pointed instrument.
74.STINGING: Ferroada: to pierce or wound painfuly with or as if with a sharp-point structure or organ, such as that of certain insects.
75.STITCHING: Pontada, dor aguda em: a sudden sharp pain in the side.
76.STUNNING: Atordoante: causing or capable of causing loss of consciousness.
77.STUPEFYING: Entorpecedora: to dull the senses of; put into a stupor.
78.SURGING: Ondulante: to roll or be tossed about on waves, as a boat.
79.TEARING, torn, rending: Rasgante, lacerante: to lacerate. to become torn.
80.TIGHTENING: Apertando: fixed,drawn together firmly.
81.TINGLING: Formigamento: to have a prckling, stinging sensation as from cold, a sharp slap, or excitement.
82.TWANGING. as from breaking a piano string: Som estridente como se quebrando as cordas de um piano.
83.TWINGING: Pontada: a sharp, sudden physical pain.
84.TWISTING: Torção: to rotate or revolve. to progress in a winding course.
85.TWITCHING: Repuxante: to ache sharply from time to time; twinge. draw, pull or move suddenly and sharply. to move jerkly or spasmodically.
86.ULCERATING: Ulcerante): to become affected with or as if with an ulcer.
87.UNDULATING, waving: Ondulante: move in a smooth wavelike motion.
88.WANDERING: Errátil: roam aimlessly.
89.WRINGING: Torcendo, comprimindo: hold together, twist and turn them. Shake and squeeze it tightly. Torcer, comprimir, apertar.

## Semiologia da Febre

### Mapa Mental

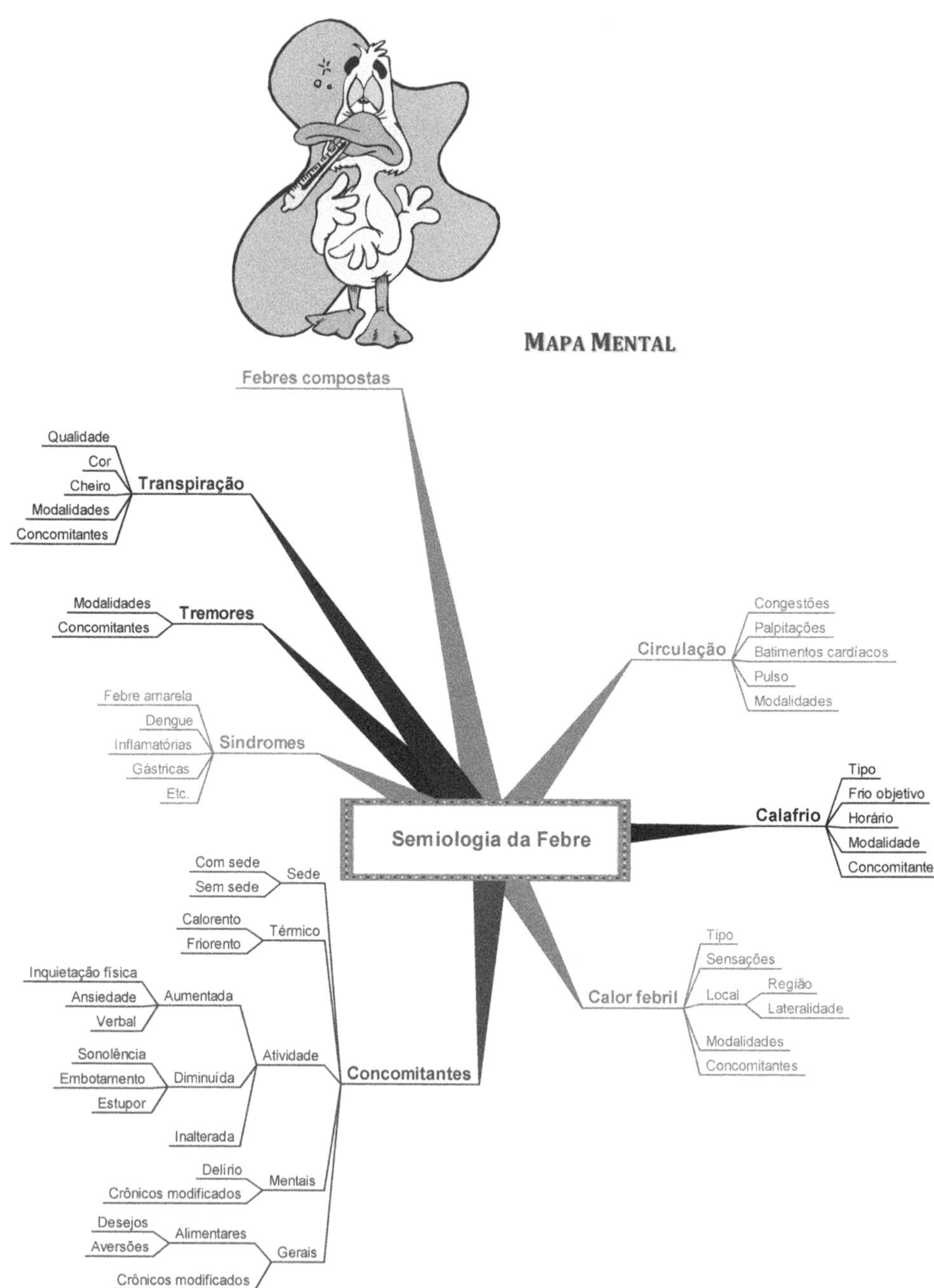

**Ficha Clínica**

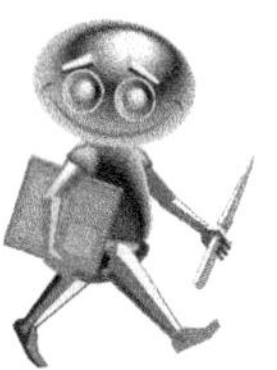

**Circulação – NATUREZA, HORÁRIO, MODALIDADES**

[ ] congestões.[ ] palpitações. [ ] batimentos cardíacos. [ ] pulso. [ ] outros. [ ] Modalidades.

**Calafrio**

[ ] qualidade. [ ] frio objetivo. [ ] horário. [ ] modalidades. [ ] concomitantes.

**Calor febril**

1. **Calor febril e febre em geral:** Acon., ant.t., bell., cham., cycl., ferr., fl.ac., hyos., nat.m, ran.s., squil., sel., sil., spig., spong., stann., stram., sul.ac. valer., viol.t. etc. (4 pontos na rubrica)
2. **Tipo de calor febril:** abdominal, alta, ardente, ascendente... etc.
3. **Partes do corpo:** partes, externas, afetadas, únicas internas, unilateral (esquerda, direita, anterior, posterior, superior, inferior), partes cobertas, na cabeça, dentro da cabeça, com extremidades frias, olhos, nariz, face, fronte, abdome., etc.
4. **Modalidades:** cama, beber, emoções, calor, sono, cobrir, descobrir. Horas do dia.
5. **Sensações:** queimação, frio, secura, dor, dolorimento (*bruised*), câimbra, tensão, pressão, pulsação, dormência, fraqueza.
6. **Concomitantes:** em geral. Mentais: ansiedade, delirium, confusão, Físicos: coriza, Face (fria, pálida, vermelha, transpiração fria na), dentes (batendo, dor), gengivas sangrando. Secura na boca, salivação, língua seca, *coated*. Fala díficil. Garganta (secura, quiemação). Apetite (aversão a beber, comer, fome canina, desejo de bebidas frias). Sede em geral, sem sede, bebe pouco de cada vez, bebe muito de cada vez). Sabor amargo, pútrido. Náusea e vômito. Dor no estômago. Urina. Respiração (ansiosa, opressão, curta). Tosse (com ou sem expectoração). Peito congestão. Palpitação. Extremidades. Sono.

7. **Síndromes febris:** febre amarela, meníngeas, puerperais, inflamatórias, gástricas etc.

**Transpiração**

- [ ] Qualidade. [ ] Cor. [ ] Cheiro. [ ] Modalidades. [ ] Concomitantes.

**Tremores**

- [ ] Modalidades. [ ] Concomitantes

**Concomitantes**

- [ ] Sede. [ ] Sem sede. [ ] Calorento. [ ] Friorento. [ ] Atividade. [ ] Mentais. [ ] Gerais.

**Febres compostas**

Febres compostas: com todas as características, não somente em relação à sequência entre calafrio, calor e transpiração, mas também quanto ao horário do dia, duração, concomitantes, tanto precedendo quanto sucedendo o calor febril.

### TIPOS DE CALOR FEBRIL

1. Abdominal (abdominal): nas síndromes infecciosas dos intestinos.
2. Agachado (stooping): sente calor ao abaixar-se ou inclinar-se para frente.
3. Antecipando (anticipating): ocorrendo antes do que seria previsto. (nas intermitentes).
4. Ardente (burning): a pele está muita seca e quente, chegando a irradiar o calor.
5. Ascendente (ascending): a sensação de calor começa nos pés e vai subindo.
6. Ausente (heat absent): sente calafrios mas não tem temperatura alta.
7. Catarral (Catarral): transcorre com secreção mucosa (olhos, ouvidos, vias aéreas).
8. Cerebral (cerebral): nas meningites, encefalites.
9. Cérebro espinhal (cerebro spinal): intensa, com excitação do sistema nervoso.
10. Congestiva (congestive): excesso de sangue em determinada parte do organismo.
11. Contínua, tifo, tifoidea (continued): mantem-se estável em seus valores.
12. Descendente (descending): a sensação de calor vai no sentido da cabeça aos pés.
13. Descobrindo (uncovering): pode ter aversão ou desejo; ou calafrio descobrindo-se.
14. Duradouro (long lasting heat): pode permanecer dias numa mesma temperatura.
15. Estremecimento (shuddering): contrações musculares produzindo sacudidas.
16. Estropeada (spoiled Febre): febre crônica intermitente alterada por medicação.
17. Estuporosa (stupid form): com obnubilação da consciência.
18. Exantemática (exanthenic): nas doenças exantemáticas.
19. Externa (external heat): o paciente tem a sensação de que a pele está muito quente.
20. Externa com calafrio: sensação de calor externo e de frio internamente.
21. Frialdade (chilliness, with): Kent usa chilliness e Hering Frialdade..
22. Frialdade externa (with external coldness): A pele do paciente está fria e seca.
23. Gástrica (Gastric): nos transtornos gástricos.
24. Héctica (hectic): doenças crônicas com emagrecimento e debilidade (neoplasias, TB).
25. Hemorrágica (hemorrhagic): hemorragias na pele (petéquias, equimoses) ou órgãos.
26. Incompleta (incomplete): febre crônica intermitente que falta algum componente.
27. Infantil (Infantile): remitente infantil em quadros agudos comuns da infância.
28. Inflamatória (inflamatory): no estágio inflamatório (sem supuração).

29. Insidiosa (insidious): aparece gradualmente e acompanha doenças graves (enganosa)
30. Intensa (intense heat): febre alta: mais de 39 graus centígrados.
31. Intermitente (intermittent): passa por períodos afebris.
32. Intermitente com calor febril duradouro: os picos febris podem durar muito tempo.
33. Interno (internal heat): sente o calor por dentro.
34. Inverno (winter): desencadeia o processo febril no inverno.
35. Irritativa (irritative): doenças comsuptivas (hécticas), com sintomas irritativos (delirium).
36. Mascarada (masked): febre que foi suprimida por medicamentos alopáticos.
37. Outonal (autumnal): desencadeio o processo febril no outono.
38. Paroxismos aumentando em intensidade: vão aumentando de intensidade.
39. Paroxística (paroxysmal): exarcebação brusca ou forma súbita, em certos horários.
40. Partes afetadas (affected parts): sensação de calor nas zonas de inflamação.
41. Partes isoladas (single parts): sente o calor febril em zonas do corpo.
42. Peitoral (pectoral): com síndrome pneumônica ou brônquica.
43. Petequial (petechial): com petéquias em mucosas ou pele.
44. Puerperal (puerperal): com infecções uterinas desde o parto até 6 semanas depois.
45. Recidivante (relapsing): volta a aparecer quando o paciente está se recuperando.
46. Remitente (remittent): diminui de intensidade, mas nunca chega à normalidade.
47. Séptica (septic): durante as septicemias.
48. Tabaco (tobacco smoking): a febre é agravada por fumar.
49. Tiritar (shivering): maior que estremecimento. Tremor intenso, com bater dos dentes.
50. Tropical (tropical): febre amarela, paludismo. (próprio das regiões tropicais).
51. Zimótica (zymotic): séptica. Ocorre nas septicemias.

# UNIDADE II: ESTRATÉGIAS DE REPERTORIZAÇÃO

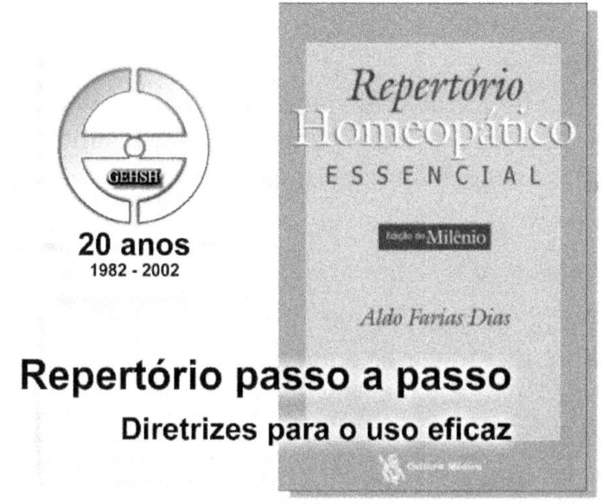


Cd comemorativo dos 20 anos do GEHSH
Conteúdo da Unidade II

Conhecendo o repertório

Repertorização

- Método de Bönninghausen
- Método de James Tyler Kent

O teste triangular de Hering

A estratégia eliminadora de Praful Vijayakar

Exemplos

Reflexões

Repertorização e Matéria Médica

## Conhecendo o repertório

O Repertório é uma Referência Cruzada entre os sintomas da Matéria Médica Homeopática e os medicamentos. Considere-o como um auxiliar para encontrar o medicamento, seu **Personal Remedy Finder**. Karen B. Allen.

### Significado das Rubricas

Você pode usar um dicionário ou os guias de estudo do repertório. Mas a melhor maneira é identificar os sintomas da Matéria Médica que deram origem à rubrica. Os dicionários dão o Sentido da PALAVRA, e a patogenesia dá o Sentido da RUBRICA.

- **A modern Guide to the Mental Rubrics of Kent's Repertory**. David Sault, 1990.
- **A guide to Kent's Repertory**. Ahmed Currim. HIH, 1996.
- **Sintomas mentales en Homeopatia**. Luis Detinis. 1997.
- **Repertório Passo a Passo**. Diretrizes para o uso eficaz. CD comemorativo 20 anos GEHSH.

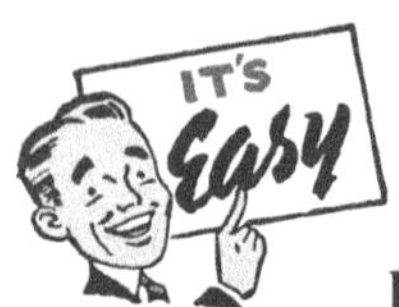


### Rubricas

- A primeira tarefa para a compreensão de um repertório é reconhecer como estão dispostas as rubricas e sub-rubricas, pois elas não estão na estrita ordem alfabética.
- No repertório de Kent e nos Sintéticos há a organização em seis níveis de detalhamento. No repertório do GEHSH a notação parte do fenômeno para a localização e modalização, na ordem alfabética. Dores são seguidas do tipo de dor, sua localização e modificações.
- A maioria das rubricas do Livro de Bolso de Bönninghausen consiste apenas de uma palavra. Ele era realmente um Mestre da Generalização e Síntese.

- A rubrica geral expressa a idéia de vários sintomas análogos. Os detalhes e modalidades dos sintomas estão anotados nas sub-rubricas, abaixo da rubrica geral.
- Não confundir a Rubrica Geral, isto é a rubrica principal, sem as modalizações, com as Rubricas do capítulo Generalidades. Estas expressam os Sintomas Gerais, isto é, os que dizem respeito ao indivíduo como um todo.

### GENERALIZAÇÃO DAS MODALIDADES

Adotada na primeira edição do repertório de Bönninghausen e no repertório de Boger. O segundo modelo do repertório de Bönninghausen, o Livro de bolso terapêutico generaliza as modalidades, desmembrando-as dos sintomas e das partes. As rubricas correspondentes aos três níveis de generalização estão representadas no repertório do GEHSH.

As modalidades podem estar associadas:

- aos sintomas, individualmente: dor no estômago que melhor. Existem tantas rubricas quantos sintomas são modificados pela circunstância.
- à localização ou região. Existem tantas rubricas quantos capítulos particulares.
- ao geral: Existe apenas uma rubrica.

Exemplo: "**Dor no estômago que melhora pela pressão**", corresponde a três rubricas:

1. DOR_estômago_pressão am.
2. LOCAL_estômago_pressão am.
3. PRESSÃO_am.

## REPERTORIZAÇÃO

Artur de Almeida Rezende Filho descreve dois métodos e três modalidades.

### MÉTODOS DE REPERTORIZAÇÃO

1. Método de Bönninghausen.
2. Método de James Tyler Kent.

### MODALIDADES DE REPERTORIZAÇÃO

1. Sem escolha de sintoma diretor.
2. Com escolha de sintoma diretor: O sintoma diretor pode ser constituído por um único sintoma marcante ou pela soma de sintomas.
3. Por eliminação.

## MÉTODO DE BÖNNINGHAUSEN

Para aplicar o método de repertorização de Bönninghausen, as partes dos sintomas precisam estar desmembradas em seus elementos. As modalidades, por exemplo, devem ser tomadas separadas do sintoma a que pertencem.

### SEMIOLOGIA ELEMENTAR – PARTES CONSTITUINTES DO SINTOMA

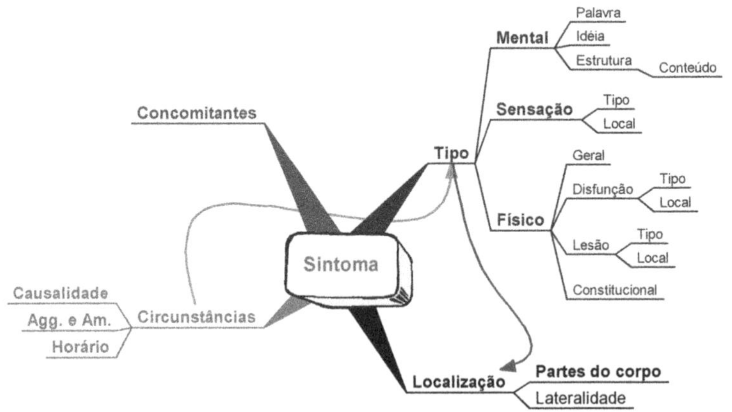

## Quadro repertorial – Ordem das rubricas

| Ordenação das rubricas | | |
|---|---|---|
| 1 - Modalidades<br>2 - Sensações<br>3 - Disfunções/Lesões<br>4 - Localização/Lateralidade | 5 - Concomitantes<br>6 - Mentais | 7 - Concordância |
| Rubricas indicativas | Rubricas decisivas | Seqüência da prescrição |

### 1. As modalidades

- Causalidade. Agravações e Melhorias. Horário.

Incluir as rubricas que representam as modalidades dos sintomas, independentes do sintoma. Ex. se temos uma dor no estômago que melhora pelo repouso. Selecione a rubrica generalizante, desmembrada: Repouso am.

### 2. Sensações

- Incluir as rubricas que representam as sensações. Da mesma forma que as modalidades, se temos uma sensação de peso no estômago, selecionar a rubrica generalizante - SENSAÇÃO_peso. Pode incluir também a rubrica específica, se desejar. SENSAÇÃO_peso_estômago.

### 3. Disfunções/Lesões

- Incluir as rubricas que representam as disfunções e lesões.
- Os sintomas gerais estão incluídos nesta categoria.

### 4. Localização/Lateralidade

- Incluir a Lateralidade e as rubricas de Localizaçao. Exemplo: repertorizando um quadro agudo de pneumonia direita. Incluir as rubricas: LOCAL_pulmão. LATERALIDADE_direita.

## 5. CONCOMITANTES

- Incluir os concomitantes, se houverem. As rubricas representativas dos sintomas concomitantes estão representadas no repertório do GEHSH com a notação _com_. Exemplo: FEBRE_com_náusea.

## 6. MENTAIS

- Incluir os sintomas mentais concomitantes com o quadro agudo.

## 7. CONCORDÂNCIA

Este capítulo do Livro de Bolso Terapêutico de Bönninghausen foi denominado originalmente de Enigma. Indica as relações medicamentos dos medicamentos que "seguem bem" a uma prescrição. Para uma compreensao do uso veja a introdução de Roberts na tradução de Allen. *Therapeutic Pocket Book*. No repertório do GEHSH são as rubricas que iniciam com CONC_

## Método de James Tyler Kent

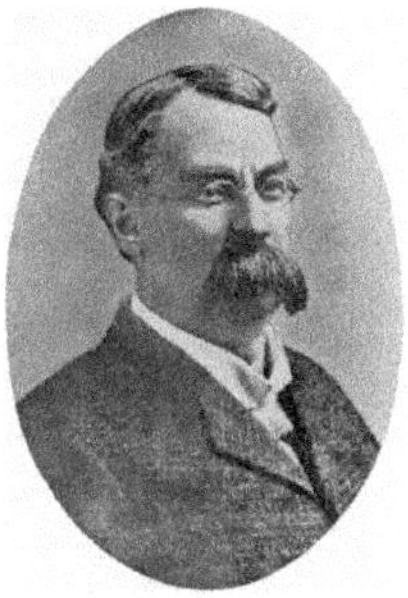

Revisando a filosofia homeopática e os escritos menores de Kent, a Dra. Mônica Hoffman sintetizou a abordagem de James Tyler Kent para os casos agudos. *Kent´s approach to acute conditions – demonstration in a clinical research into 25 cases of infantile pneumonia.* Hoffmann M. Anais do congresso da LMHI. Capri, 1996.

### Quadro repertorial - Ordem das rubricas

1. Os sintomas patognomônicos da doença;
2. Os sintomas gerais;
3. Os sintomas particulares e suas modalidades;
4. Os sintomas mentais que surgiram no curso do episódio agudo.

**Exemplo**

- MTP. 5 anos de idade. Quadro de pneumonia onde foram repertorizados os sintomas:

**1 Sintomas patognomônicos**

```
1-INFLAMACAO_pulmao = pneumonia     - 154r
2-RESPIRACAO_acelerada              - 179r
3-FEBRE_alta (intense heat          -  84r
```

**2 Sintomas Gerais**

```
 4-DOR_aparece_subitamente          -  95r
 5-SEDE_grandes quantidades         -  54r
 6-BANHO_quente_am. mel.)           -  24r
```

**3 Sintomas Particulares**

```
 7-DOR_peito_inspiracao             -  96r
 8-FRIO_pes_febre, durante          -  36r
 9-FRIO_maos_febre, durante         -  14r
```

**4 Sintomas Mentais atuais**

```
10-GEME_febre, durante              -  16r
11-AVERSAO_tocado ser               -  73r
12-DESEJO_quieto estar              -  42r
```

| Sintomas | 1 | 2 | 3 | 4 | 5 | 6 | 7 | 8 | 9 | 10 | 11 | 12 | St/Pts |
|---|---|---|---|---|---|---|---|---|---|---|---|---|---|
| **ars** | **4** | **3** | **3** | **2** | **3** | **5** | **2** | **1** | **-** | **-** | **1** | **1** | **10/025** |
| arn | 2 | 2 | 3 | - | 1 | - | 1 | 2 | 1 | 2 | 4 | 2 | 10/020 |
| bell | 3 | 4 | 4 | 3 | 2 | - | - | 1 | - | 2 | 2 | 1 | 09/022 |
| sulph | 4 | 4 | 2 | 1 | 3 | - | 1 | 2 | - | - | 1 | 1 | 09/019 |
| acon | 4 | 4 | 4 | 2 | 3 | - | 3 | - | - | 1 | 2 | - | 08/023 |
| nux-v | 2 | 4 | 2 | 2 | - | - | - | 1 | - | 1 | 1 | 1 | 08/014 |
| bry | 5 | 3 | 3 | - | 4 | - | 3 | - | - | - | 3 | 4 | 07/025 |
| puls | 3 | 4 | 3 | 2 | - | - | - | 1 | 1 | 3 | - | - | 07/017 |
| sil | 2 | 2 | 2 | 1 | - | 3 | 2 | - | - | - | 2 | - | 07/014 |
| chin | 3 | 2 | 1 | - | 2 | - | - | 1 | - | - | 2 | 1 | 07/012 |
| nit-ac | 2 | 1 | 1 | 3 | - | - | - | 1 | 1 | - | 3 | - | 07/012 |
| lach | 2 | 1 | 2 | 1 | - | - | - | 2 | - | 1 | 2 | - | 07/011 |
| canth | 1 | 2 | 1 | 1 | - | - | 1 | - | 1 | - | 1 | - | 07/008 |
| phos | 5 | 4 | 2 | - | 3 | - | 2 | - | - | - | 1 | - | 06/01 |

## O TESTE TRIANGULAR DE HERING

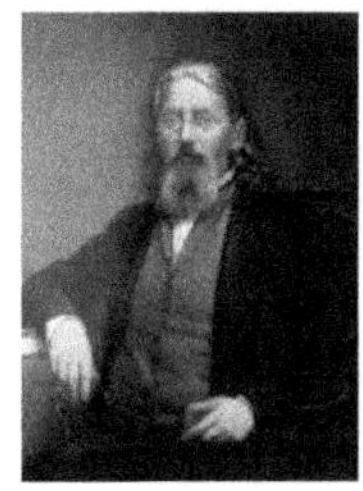

HERING'S THREE LEGGED STOOL

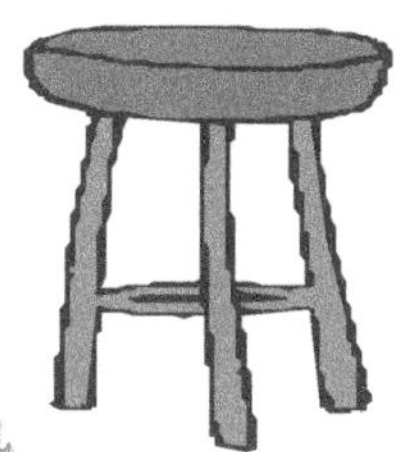

"Apliquemos o teste triangular: se encontrarmos três sintomas característicos importantes apontando para um remédio; permita-me assegurar-lhes que podemos prescrevê-lo com uma certeza quase sem erro. Eu testei sua aplicação em centenas de casos". (Let us apply the triangular test. If we find three important characteristic symptoms pointing to one remedy, let me assure you that we can apply it with almost unerring certainty. I have tested its application in hundreds of cases).

Constantine Hering

De acordo com os conselhos de Hahnemann nossa escola tem se esforçado para encontrar os sintomas característicos dos medicamentos. A definição de característico como pertencente a um único remédio é errônea".

Os sintomas com único remédio devem ser vistos com suspeita. Os característicos foram selecionados por sua Probabilidade, confirmação, corroboração e verificação clínica.

Como três pontos de apoio são suficientes para suportar qualquer objeto podemos afirmar que 3 sintomas característicos devem ser suficientes para tornar provável a cura da enfermidade".

Constantine Hering. Guiding Symptoms – prefácio.

- A conceituação do sintoma característico apresenta dois aspectos:

1. GRAU DE ESPECIFICIDADE: o raro estranho e peculiar: parágrafos 153-154 do Organon. Correspondem às rubricas com poucos medicamentos nos repertórios.
2. GRAU DE INDICAÇÃO: a probabilidade de ocorrência. Pontuação do medicamento nas rubricas dos repertórios. Permite aplicar o Teste Triangular de Hering.

### Aplicação do teste

- Identifique os medicamentos com pontuação 4 em, pelo menos, três rubricas.

```
1-DESEJO_carregado ser -    43r
2-AVERSAO_tocado ser      -  73r
3-TEMPO_frio_umido agg.   - 133r
4-TOSSE_comer             -  85r
5-TOSSE_beber_apos        -  44r
6-RESPIRACAO_abdominal    -  13r
7-INFLAMACAO_pulmao       - 154r
--------------------------------
 Sintomas 1 2 3 4 5 6 7  St/Pts
--------------------------------
 ant-t    4 4 2 2 1 3 4  07/020
 bry      3 3 1 2 3 1 5  07/018
 phos     1 1 2 1 2 2 5  07/014
 ars      3 1 3 2 3 - 4  06/016
 kali-c   2 4 1 1 1 - 3  06/012
 verat    2 1 3 1 1 - 4  06/012
 calc     1 1 4 2 1 - 2  06/011
 lyc      2 1 2 1 1 - 4  06/011
 ferr     - 1 2 2 1 2 2  06/010
```

- O valor desta estratégia vai depender do critério de escolha das rubricas. Os três característicos precisam ser "importantes". Indica maior ou menor probalidade de produzir o resultado curativo. Quanto mais abrangência melhor. Isto é, encontre os característicos entre os fenômenos, modalidades, localização e concomitantes.

## A ESTRATÉGIA ELIMINADORA DE PRAFUL VIJAYAKAR

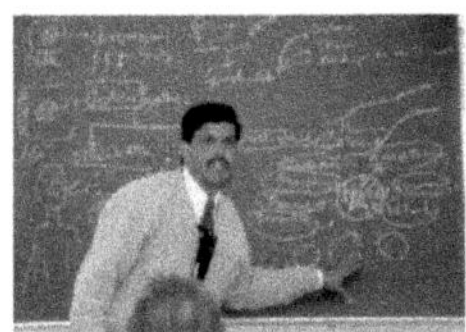
Site na Internet: www.predictivehomeopathy.com

### 1) EIXO DA ATIVIDADE – TOLERÂNCIA TÉRMICA E SEDE

i. ATIVIDADE: I. Diminuída: a) sonolência excessiva b) embotamento II. Aumentada: a) inquietação física b) Ansiedade mental c) verbal: canta; loquacidade; faz versos. III. Nenhuma alteração.

ii. TOLERÂNCIA TÉRMICA: Calorento x Friorento

iii. SEDE: Sem Sede x Sedento.

### 2) EIXO DO ESTADO MENTAL ATUAL. OS DESEJOS E AVERSÕES.

O resultado da repertorização destes elementos é confrontado com os *Ponteiros dos medicamentos:* três características descritas na segunda parte do livro. Enfatiza a importância da rubrica Diligente x Não diligente como eliminadora de grupo de remédios.

- DILIGENTES: ALUM ang Apis Ars Ars-s-f Aur Aur-ar Aur-i BAR-C bar-m Bry Carb-v Carc CHEL CHIN Cocc coch coff Con cycl Dig Ferr Ferr-ar Ferr-i Graph Ign Iod ip Kali-bi Kreos Lyc M-arct mez mur-ac Nat-ar nat-c Nat-sil Nux-v Ph-ac PSOR Puls Rhus-t Sep Sil spig STAPH Stram SULPH Thuj ZINC.
- NÃO-DILIGENTES: Acon agar alco am-c anac arg-m arg-n bufo calc Camph carb-an Caust Cham chlol cub Cupr cupr-a cur dros Fl-ac hep Hyos lac-h Lach Lil-t lyss mag-m Med Merc morph mosch NAT-M nit-ac op petr phos plat plb sarr scor seneg sumb Syph Tarent Tub Verat

#### EXEMPLO: CASO 1. XXX. SEIS ANOS DE IDADE

Febre há dois dias. Condensação pneumônica média direita. A criança está quieta. Queria abrir seus livros e ler durante a febre. Não perturbava a mãe. A mãe trouxe a criança enrolada num sueter, o que indicava que a criança estava friorenta neste estágio. Nenhuma sede. Uma coisa peculiar era que esta criança meiga parecia estar zangada com o pai, mas estava amigável com todos na clínica. O que ocorrera antes da febre? A resposta confirmou a seleção do medicamento. A criança tinha sido repreendida pelo pai por não ter colocado as coisas nos devidos lugares. Ela não ficou com raiva, mas ferida e ficou remoendo sem dar expressão aos seus sentimentos, depois disto apresentou febre. Praful Vijayakar. Theory of acutes.

### 1) EIXO ATIVIDADE – TOLERÂNCIA TÉRMICA – SEDE.

```
1-EMBOTAMENTO_febre, durante (dullness)        56r
2-FRIORENTO medicamentos predominantemente   146r
3-FEBRE_sede_sem (Sem sede during heat)     108r
```

### 2) ESTADO MENTAL

```
4-CONSCIENCIOSO (conscientious about trifles)  - 125r
5-SENSIVEL_repreensoes reprimendas censura     -  70r
----------------------------
 Sintomas 1 2 3 4 5  St/Pts
----------------------------
 ign      3 3 4 5 4  05/019
 sep      4 3 4 4 3  05/018
 ars      4 4 3 5 1  05/017
 calc     1 4 2 4 4  05/015
 chin     1 3 4 3 3  05/014
 sil      1 3 1 5 4  05/014
 kali-c   3 3 3 2 2  05/013
 cham     3 2 1 1 3  05/010
 gels     1 1 4 3 1  05/010
 ph-ac    2 2 4 1 1  05/010
```

## Exemplos

### Caso de pneumonia

- C.V, 04 anos, masculino. Ambulatório. Coordenação Dra. Rebeca Chapermann.

Atendido em 29/06/00 no Ambulatório de Homeopatia com história de febre há cinco dias, falta de ar, dor no estômago. No dia 26/06 foi atendido na Emergência; realizado RX de tórax e diagnosticada pneumonia de base de pulmão esquerdo. Medicado com Despascilina IM por 10 dias e antitérmicos e recomendado procurar o ambulatório de homeopatia, o que foi feito três dias depois.
A mãe relatou piora do estado geral, apesar do antibiótico, cansaço, fraqueza, febre que não baixa, vômitos, intensa sonolência e muita irritabilidade. Está recusando todos os alimentos e bebidas, até o leite que é o seu alimento preferido, diz que fica mais enjoado. Tem ataques de tosse toda vez que tenta comer ou beber alguma coisa e fica mais sonolento. Só quer ficar no colo da mãe, não aceitando qualquer outra pessoa, nem ser tocado. Não deixou ser examinado. O quadro começou na fase de recuperação de varicela, e o tempo frio e úmido, situação a que é sensível.
**Exame físico:** intensa palidez, mucosas desidratadas, lábios rachados, língua coberta com uma capa branca espessa; dispnéico, taquicárdico, respiração abdominal. Não consegue ficar deitado, só quer ficar sentado. Prostrado, irritado, gemendo. TA = 39º. Hemograma mostra 32% de hematócrito e 13.000 leucócitos com importante desvio para a esquerda. RX de tórax mostrou condensação bilateral em bases pulmonares.

| REPERTORIZAÇÃO: MÉTODO DE KENT | REPERTORIZAÇÃO: MÉTODO DE BÖNNINGHAUSEN |
|---|---|

**REPERTORIZAÇÃO: MÉTODO DE KENT**

**MENTAIS**

```
1-DESEJO_carregado ser -        43r
2-AVERSAO_tocado ser -          73r
```

**GERAIS**

```
3-TEMPO_frio_umido agg.       - 133r
```

**PARTICULARES**

```
4-TOSSE_comer                 -  85r
5-TOSSE_beber_apos            -  44r
6-RESPIRACAO_abdominal        -  13r
7-INFLAMACAO_pulmao              54r
```

| Sintomas | 1 | 2 | 3 | 4 | 5 | 6 | 7 | St/Pts |
|---|---|---|---|---|---|---|---|---|
| **ant-t** | **4** | **4** | **2** | **2** | **1** | **3** | **4** | **07/020** |
| bry | 3 | 3 | 1 | 2 | 3 | 1 | 5 | 07/018 |
| phos | 1 | 1 | 2 | 1 | 2 | 2 | 5 | 07/014 |
| ars | 3 | 1 | 3 | 2 | 3 | - | 4 | 06/016 |
| kali-c | 2 | 4 | 1 | 1 | 1 | - | 3 | 06/012 |
| verat | 2 | 1 | 3 | 1 | 1 | - | 4 | 06/012 |
| calc | 1 | 1 | 4 | 2 | 1 | - | 2 | 06/011 |
| lyc | 2 | 1 | 2 | 1 | 1 | - | 4 | 06/011 |
| ferr | - | 1 | 2 | 2 | 1 | 2 | 2 | 06/010 |

**REPERTORIZAÇÃO: MÉTODO DE BÖNNINGHAUSEN**

**MODALIDADES**

```
1-TEMPO_frio_umido agg.            - 133r
2-BEBER_agg.                       -  87r
3-COMER_apos_agg.                  - 195r
4-SENTAR_amel.                     - 117r
```

**DISFUNÇÕES**

```
5-INFLAMACAO (em geral)              680r
6-RESPIRACAO_abdominal                13r
```

**LOCAL**

```
7-LOCAL_pulmao (Pulmões) (rm)         88r
```

**CONCOMITANTE**

```
8-SONOLENCIA_febre_durante            65r
```

**MENTAIS**

```
9-DESEJO_carregado  ser -             43r
10-AVERSAO_tocado ser                 73r
```

| Sintomas | 1 | 2 | 3 | 4 | 5 | 6 | 7 | 8 | 9 | 10 | St/Pts |
|---|---|---|---|---|---|---|---|---|---|---|---|
| **ant-t** | **2** | **1** | **1** | **2** | **4** | **3** | **4** | **4** | **4** | **4** | **10/029** |
| phos | 2 | 3 | 4 | 2 | 4 | 2 | 4 | 4 | 1 | 1 | 10/027 |
| bry | 1 | 3 | 4 | 4 | 4 | 1 | 4 | - | 3 | 3 | 09/027 |
| ars | 3 | 2 | 4 | 1 | 4 | - | 4 | 3 | 3 | 1 | 09/025 |
| calc | 4 | 3 | 4 | 1 | 3 | - | 3 | 1 | 1 | 1 | 09/021 |
| verat | 3 | 1 | 4 | 2 | 3 | - | 2 | 3 | 2 | 1 | 09/021 |
| bell | 1 | 4 | 2 | 2 | 4 | - | 3 | 1 | 1 | 2 | 09/020 |
| kali-c | 1 | 1 | 3 | 1 | 3 | - | 4 | 1 | 2 | 4 | 09/020 |
| sulph | 1 | 1 | 4 | 1 | 4 | - | 1 | 1 | 1 | 1 | 09/015 |
| thuj | 2 | 1 | 2 | 1 | 3 | 1 | 2 | 1 | - | 2 | 09/015 |

### ENCEFALITA AGUDA

Franciso Xavier Eizayaga. Enfermidades agudas febriles. Ed. Merecel, 1978.

Criança de dois anos de idade, na convalescença de sarampo, e logo após a mâe retornar da maternidade com um novo irmão, faz um quadro grave com febre alta de 40,5º ; não reconhece seus pais, entra profundamente em estupor; quando é chamada, responde e logo entra em estupor. Pulso rápido, 180bpm. As pupilas são insensíveis à luz. Faz gestos com as mãos. Diagnóstico clínico: encefalite aguda. Hyosciamus curou quase milagrosamente em poucas horas.

### EIZAYAGA CONSIDERA, NOS CASOS AGUDOS:

1. A causalidade ou fator desencadeante.
2. Os sintomas novos aparecidos e sintomas crônicos modificados.
3. Os sintomas característicos.

- Não incluir os sintomas crônicos inalterados.

### REPERTORIZA NA SEGUINTE ORDEM

1. Diagnóstico clínico e anatomo-patológico.
2. Sintomas patognomônicos, com suas modalidades características, mas estudando apenas os medicamentos que correspondem ao diagnóstico (1).
3. Sintomas mentais, gerais e locais que apareceram com a enfermidade, mas só os que correspondem aos passos anteriores.

- O remédio curativo deve cobrir a sintomatologia patológica e a individualidade característica aguda do indivíduo o mais exatamente possível, embora não cubra o quadro crônico ou o tipo sensível.

### MOTIVOS DE FRACASSO NA PRESCRIÇÃO DE AGUDOS

- Não distinguir os sintomas crônicos dos agudos.
- Não levar em conta os sintomas patológicos orgânicos.
- Usar a mesma hierarquia para repertorizar o agudo e crônico.
- Dar mais importância aos sintomas mentais agudos que aos orgânicos.
- Não fazer um correto diagnóstico clínico patológico.
- Prescrever o remédio constitucional na doença aguda.
- Dar o mesmo valor aos antecedentes biopatográficos e aos sintomas atuais.

**Repertorização**

```
 1-INFLAMACAO_cerebro (brain)  77r
 2-FEBRE_alta (39-40 Celsius   85r
 3-PUPILAS_insensiveis a luz   65r
 4-PULSO_frequente -acelerado,417r
 5-ESTUPEFACAO_febre, durante  24r
 6-RESPONDE_estupor ret. Resp. 21r
 7-GESTOS_agarra coisas =      72r
 8-CIUME_transtornos por       11r
----------------------------------
  Sintomas 1 2 3 4 5 6 7 8  St/Pts
----------------------------------
  hyos     2 1 3 2 4 3 4 4  08/023
  phos     2 2 1 3 2 1 1 2  08/014
  arn      2 3 3 3 3 3 1 -  07/018
  nux-v    1 2 - 3 4 2 1 4  07/017
  op       2 2 3 3 3 1 3 -  07/017
  puls     1 3 1 2 4 - 1 4  07/016
  bell     3 4 3 3 3 - 2 -  06/018
  ph-ac    - 1 - 3 3 3 2 3  06/015
  gels     2 3 1 3 4 - 1 -  06/014
```

## REFLEXÕES

**PARA REFLETIR E APLICAR**

- O medicamento que **ESTÁ NA RUBRICA** de patologia ou patognomônica **PODE NÃO CURAR ESTA CONDIÇÃO, NESTE CASO ESPECÍFICO! OS MEDICAMENTOS COM MAIOR PONTUAÇÃO NA RUBRICA PATOGNOMÔNICA TÊM MAIS PROBALIDADE DE PROMOVER NOVAMENTE A CURA. PORÉM SE O PACIENTE NÃO APRESENTA SENSIBILIDADE OU OUTROS SINTOMAS QUE CONFIRMAM A INDICAÇÃO DE UM DETERMINADO MEDICAMENTO, ESTE PODE FALHAR.**
- O medicamento que **NÃO ESTÁ NA RUBRICA** de patologia ou patognomônica **PODE CURAR ESTA CONDIÇÃO, NESTE CASO ESPECÍFICO! ISTO É, SE O PACIENTE APRESENTA SINTOMAS E PRINCIPALMENTE MODALIDADES CLARAS DE UM DETERMINADO MEDICAMENTO, ESTE PODE CURAR A CONDIÇÃO AGUDA, MESMO QUE ESTE MEDICAMENTO NÃO CONSTE NA RUBRICA DO REPERTÓRIO.**
- As rubricas de **MODALIDADES** são quase sempre muito precisas, principalmente as de melhoria, pois são quase sempre características.
- Os **CONCOMITANTES**, no sentido estrito, são quase sempre característicos.
- Os **KEYNOTES**, ou sintomas sinalizadores, são úteis, mas quase sempre estas rubricas são incompletas.
- Muita atenção para as **RUBRICAS AGREGADAS** de outros repertórios: são seguras, mas quase sempre incompletas.
- Quando uma rubrica, com **POUCOS MEDICAMENTOS**, for útil e decisiva para um determinado caso: consulte sempre as matérias médicas informatizadas para completar a rubrica.
- As rubricas dos **REPERTÓRIOS PUROS** são muito seguras, mas quase sempre incompletas.
- As rubricas de **TEMPERAMENTO E CONSTITUIÇÃO** dos repertórios de Knerr e Murphy são seguras, mas incompletas.
- Assim como a lista dos **FRIORENTOS** e **CALORENTOS** de Gibson Miller, se utilizar como eliminadora pode deixar escapar a indicação do remédio curativo.

**Jahr**

Todas as vezes que os sintomas acidentais estão ausentes ou não são bastante pronunciados, os SINTOMAS PATOGNOMÔNICOS são os únicos índices que podem guiar o praticante; mas esses índices terão sempre algo de vago e de muito incompleto, já que eles jamais indicarão o medicamento preciso que deva ser administrado preferencialmente, mas somente uma SÉRIE mais ou menos grande de substâncias que se apresentam da mesma forma para a escolha racional.

A única coisa que esses sinais poderiam constatar seria que o medicamento verdadeiramente eficaz, muito provavelmente, se encontraria entre essas substâncias; mas saber QUAL dessas seria A MAIS EFICAZ, só restaria ao praticante ensaia-las umas após outras, ao puro azar.

Esta forma de proceder só pode ser considerada racional nos casos em que for impossível determinar a escolha do medicamento de uma forma mais racional ainda.

**Considerações**

Quase sempre nós vemos falhar um medicamento que não é capaz de responder, através de seus sintomas característicos, aos sinais acidentais e individuais de um caso dado, ainda que seja marcante a semelhança de seus sintomas com os sinais patognomônicos da lesão orgânica.

Por outro lado, jamais deixamos de ver o efeito desejado quando conseguimos encontrar uma substância que se relacione exatamente com os sintomas acidentais, mesmo que ela não contenha em sua patogenesia nenhum sintoma semelhante aos sintomas patognomônicos da lesão orgânica.

- Este é o segredo que explica racionalmente por que um medicamento frequentemente cura lesões orgânicas que ele não produz e por que um outro não cura as que ele produz.

- Isto também demonstra por que o mesmo medicamento que cura de forma mais surpreendente num determinado caso, uma lesão orgânica, em outro caso, ele se mostra absolutamente impotente contra ela.
- Isto não é devido, como frequentemente se afirma, devido a pretensas indicações falsas dos repertórios que ocorrem os erros; não, eles são devidos ao fato de não se ver ou não se querer ver, que não é absolutamente aos sinais do produto mórbido, mas sim aos dos dois co-fatores que o causaram, que o medicamento homeopático deve responder através da semelhança de seus sintomas.
- Entretanto, seria querer ir longe demais pretender que os sintomas patognomônicos da lesão orgânica jamais possam ter alguma influência na escolha do medicamento. O que é verdade é que eles nunca poderão nem determiná-lo, nem fornecer qualquer indicação decisiva, enquanto que os sintomas acidentais ou individuais de um determinado caso podem sempre, por si sós e sem a concordância dos sintomas patognomônicos, designar seguramente o medicamento mais apropriado.
- Mas o que é preciso também não esquecer é que frequentemente existem casos que não apresentam nenhum sintoma acidental bem caracterizado, sobretudo nas enfermidades crônicas mais ou menos locais, tais como os cânceres, várias impingens e outras afecções nas quais, por vezes, só está presente a lesão orgânica com seus sintomas essenciais e indispensáveis.
- Nesses casos, como em todas as vezes que os sintomas acidentais estão ausentes ou não são bastante pronunciados, os sintomas patognomônicos são os únicos índices que podem guiar o praticante; mas esses índices terão sempre algo de vago e de muito incompleto, já que eles jamais indicarão o medicamento preciso que deve ser administrado preferencialmente, mas somente uma SÉRIE mais ou menos grande de substâncias que se apresentam da mesma forma para a escolha racional. A única coisa que esses sinais poderiam constatar seria que o medicamento verdadeiramente eficaz, muito provavelmente, se encontraria entre essas substâncias; mas saber QUAL dessas seria a mais eficaz, só restaria ao praticante ensaia-las umas após outras, ao puro azar. Esta forma de proceder só pode ser considerada racional nos casos em que for impossível determinar a escolha do medicamento de uma forma mais racional ainda.

## ADVERTÊNCIA

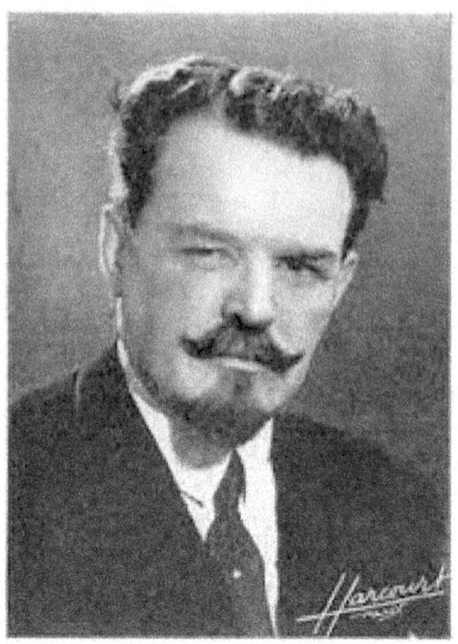


Dr Léon ANNIER

A prática que consiste em PRESCREVER PARA O DOENTE UMA "SALADA" DE REMÉDIOS CONSAGRA A IGNORÂNCIA DO MÉDICO, onde a insuficiência se traduz, infelizmente, por sérios obstáculos que compromete gravemente a situação do paciente e o futuro da homeopatia.

Léon Vannier.

## REPERTORIZAÇÃO E MATÉRIA MÉDICA

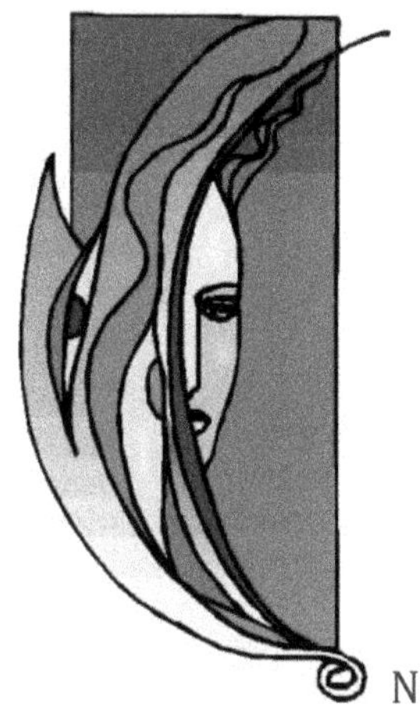

Não existe substituto para a Matéria Médica. **O REPERTÓRIO E A REPERTORIZAÇÃO NÃO RESOLVERÃO O CASO PARA VOCÊ – APENAS INDICARÃO OS MEDICAMENTOS A CONSIDERAR PARA CADA SITUAÇÃO CLÍNICA INDIVIDUALMENTE.** Quanto mais Matéria Médica você souber, mais os resultados das repertorizações e das pesquisas nos Repertórios lhe serão úteis para distinguir os medicamentos entre si e selecionar o mais adequado para o paciente.

- O repertório pode ajudar a orientar o espírito do médico, nada mais. O remédio deve ser estudado em profundidade e compreendido em sua extensão. Léon Vannier.
- "Não existe nada mais absurdo do que tentar praticar a homeopatia apenas com as indicações do repertório. É absolutamente impossível escolher os medicamentos sem um prévio conhecimento geral da patogenesia de cada um deles, para poder realizar milhares de combinações que o repertório, por si só, é incapaz de fornecer. Mesmo as indicações clínicas que registramos não são suficientes. Da mesma forma com os sintomas concomitantes".

**O ESTUDANTE PRECISA VIVIFICAR PELO ESPÍRITO DA PATOGENESIA A LETRA MORTA DO REPERTÓRIO.** Jahr.

## Etapas da repertorização

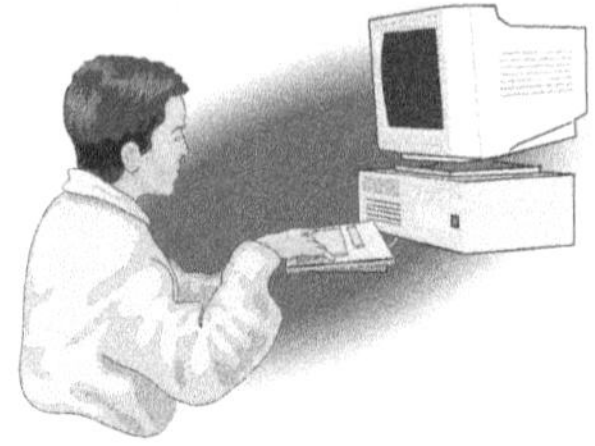

1. Realize uma história clínica completa, fidedigna e biopatográfica.
2. Transforme os sintomas em linguagem repertorial. Lembre: mais de uma rubrica pode corresponder a um determinado sintoma.
3. Identifique as idéias temáticas e os sintomas característicos.
4. Distriba os sintomas na Grade Semiológica.
5. A seleção das rubricas para repertorizar deve ser orientada por uma idéia que harmonize as rubricas tomadas e não um mosaico de sintomas sem uma relação lógica entre eles. No Agudo priorize os sintomas do quadro atual.
6. Realize, sempre que possível, duas repertorizações para cada caso. Uma pelo método de Kent e outra pelo método de Bönninghausen.
7. Desde o início de sua prática, acostume-se a valorizar o resultado das repertorizações como meras indicações de medicamentos a considerar. Não prescreva pelo resultado do número de sintomas e pontos, sem levar em conta a imagem da totalidade e a esfera de ação do medicamento descritas nas Matérias Médica.

# UNIDADE III: TERAPÊUTICA

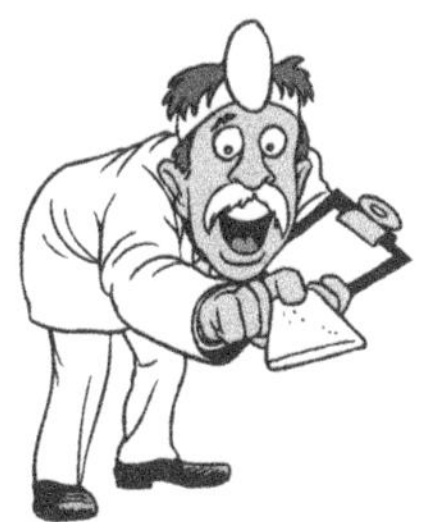

***Homeopatia apsórica. Primeiro nível de cura.***

Conteúdo da Unidade III

Terapêuticas Homeopáticas.

Rubricas clínicas do repertório.

Remédios relacionados com alterações patológicas.

Indicações nos estados agudos mais frequentes:

- **ESTADOS FEBRIS E FENÔMENOS GERAIS:** Estados Infecciosos em Geral; Febre em crianças; Dengue; Doenças infecciosas exantemáticas.
- **OTORRINOLARINGOLOGIA:** Amigdalite aguda; Otite aguda; Resfriado comum; Sinusite
- **RESPIRATÓRIOS:** Asma; Coqueluche; Pneumonia
- **CARDIOVASCULARES:** Angina do peito; Hipertensão arterial
- **DIGESTIVOS:** Cólicas do bebê; Diarréia aguda; Gastroenterite; Hepatite; Regurgitações do recém nascido.
- **URINÁRIOS:** Cistite; Infecção renal aguda.
- **NEUROLÓGICOS:** Apoplexia; Meningite.
- **AFECÇÕES OFTALMOLÓGICAS:** Conjuntivite; Descolamento da retina; Glaucoma; Inflamação; Hemorragias; Terçóis; Traumatismos.
- **DERMATOLÓGICOS:** Crosta láctea; Impetigo; Molusco contagioso; Sarna; Urticária.
- **TRAUMATISMOS:** Mordidas e Picadas; Queimaduras.

## Terapêuticas Homeopáticas

As 'Terapêuticas Homeopáticas' são livros com as indicações dos medicamentos para as diversas enfermidades. Diferem dos repertórios por conterem mais indicações clínicas, registros de casos curados, sintomas verificados por curas clínicas, fragmentos de matéria médica regional e não representam os sintomas puros das patogenesias.

Muitas destas indicações figuram nos repertórios sintéticos e é importante saber distinguir as rubricas patológicas das rubricas patogenéticas.

As primeiras terapêuticas são: os casos clínicos de Ruckert - "Klinischen Erfahrungen". As indicações clínicas de Jahr - "Klinischen Anweisungen". 1849. Jahr pupblica, em 1868, o Guia Terapêutico - 40 anos de prática. O prefácio desta obra é uma aula magistral da prática.

Outras terapêuticas importantes: Samuel Lilienthal; Stauffer; Quilisch; Léon Vannier; Voisin; Vallete.

No Brasil, as obras de Nilo Cairo, Alberto Seabra e Bruckner Costa têm amplo uso.

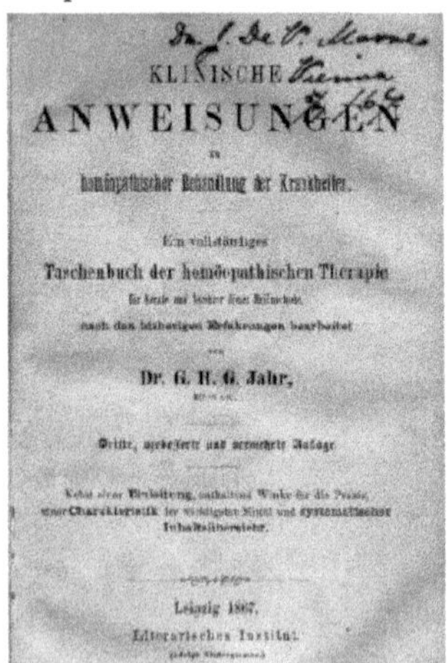

KLINISCHE
ANWEISUNGEN

homöopathischer Behandlung der Krankheiten.

Taschenbuch der homöopathischen Therapie

Dr. G. H. G. Jahr,

Leipzig 1867.
Literarisches Institut

Se não foi Jahr quem iniciou os 'repertórios clínicos', ele foi um dos primeiros a escrevê-los, esse modelo mereceu severas críticas de Hahnemann por não permitir a individualização. Deve-se ressaltar que ainda a clínica homeopática era desconhecida mesmo de muitos homeopatas e havia muita controvérsia sobre em que basear a prescrição; se no diagnóstico, ou nos sintomas individuais.

Nesse contexto, um livro a indicar medicamentos para diagnósticos fazia os homeopatas menos preparados prescrever automaticamente como o faziam com alopatia. Isso tinha a vantagem aparente de tornar a nova escola mais acessível, mas tinha a enorme desvantagem de trazer inúmeros fracassos cuja carga não recaía sobre o prescritor senão sobre o sistema que ele supostamente estava usando. E isso por um raciocínio bem simples: 'se com o antigo sistema eu obtinha sucesso em casos como esse, o fracasso atual não é meu e sim do sistema'. É preciso um pouco mais de reflexão para perceber o erro da lógica aparente.

Como se sabe, esse tipo de livro foi o que mais proliferou.

Elias Carlos Zoby. Breve história dos repertórios. "Repertório Passo a Passo". GEHSH.

### Utilidade das terapêuticas

Consulte-as como orientação, na falta de sintomas característicos bem definidos.

Não devem sem consideradas inclusivas ou exclusivas, mas apenas sugestivas. (Clarke).

## REMÉDIOS RELACIONADOS COM ALTERAÇÕES PATOLÓGICAS

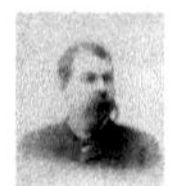

***Remedies related to Pathological Tissue Changes. J. T. Kent.***

***The Homeopathician, Journal for Pure Homeopathy, num 2. Aug, 1912.***

As patogenesias dos medicamentos não foram continuadas até o ponto de produzirem alterações dos tecidos: endurações, infiltrações, supurações, cáries etc. A maioria das indicações para o uso dos remédios nestas condições deve ser aprendida clinicamente; pelo uso dos remédios nos pacientes onde estas alterações ocorreram. Quando estas lesões se modificam pelo uso do remédio selecionado pela imagem sintomática, isto passa a ser considerado como parte do poder curativo deste medicamento de curar lesões semelhantes. Isto se torna sintomas clínicos confiáveis do remédio: demonstrações do poder do remédio sobre as alterações do tecido. Estes remédios são então reconhecidos como adequados para as constituições onde estas alterações patológicas podem desenvolver. Portanto são tão importantes para o prescriptor como se tivessem sido produzidos numa patogenesia.

Algumas vezes a cura da patologia ocorre como uma surpresa agradável para o homeopata, que confirma assim a evidência da eficácia de sua prescrição, que não apenas corrige o distúrbio funcional, mas alterou de tal forma a economia a ponto de remover os *produtos da desordem*.

A dificuldade de prescrever para pacientes com tais alterações tissulares - catarata, hepatização na pneumonia, induração das glândulas, fibróides, câncer, etc. reside no fato de que quando estas alterações ocorrem, os sintomas que deverima indicar a prescrição - os sintomas do paciente - têm desaparecido.

Os sintomas presentes atuais são sintomas da patologia. Se os sintomas que precederam esta condição podem ser evidenciados, e considerados JUNTOS com os resultados posteriores da desordem - o tecido patológico - pode ser possível selecionar um medicamento que seja suficientemente relacionado para AMBOS o Paciente e sua Patologia, para efetuar a cura de ambos, supondo sempre que a REAÇÃO e a VITALIDADE do paciente sejam suficientes para permitir a resolução.

- Caust., Graph., Lyc., Nit.ac., Staph e Thuja e muito outros remédios estão relacionados com Excrescências.
- Indurações da pele estão relacionados com: Ant.c., Calc., Com., Lyc., Phos., Rhus., Sep., Sil., Sulph e remédios similares.

- Glândulas endurada encontram remédios adequados em: Ben.ac., Brom., Calc., Calc.f e outros remédios de profundidade semelhante.
- Remédios tais como Caust., Bry., Com., Kali.c., e Lyc são adequados para as indurações musculares.
- Aconitum, Baptisia, Gelsemium, Ipeca e remédios deste espectro de ação não têm nunca sido demonstrado que possam produzir alguma alteração por induração ou infiltração, portanto o homeopata sábio não irá selecionar estes remédios para pacientes com as patologias antes mencionadas, quando tem estes remédios para selecionar, que são relacionados com a exata condição atual. A Seleção final do remédio, quando estas condições estão presentes, deve ser determinada pelo caráter dos sintomas que as precederam, ou pelo pode estar presente e indicativo do próprio paciente.

No período da hepatização da pneumonia, quando os sintomas apontam para arsenicum, o paciente morrerá, se arsenicum for prescrito, pois este remédio não é profundo o suficiente para incluir esta infiltração: Sulphur, Lycopodium, Phosphorus, Calcarea etc., deve retomar o trabalho do ponto onde arsenicum não pode prosseguir. Um destes remédios limpará os pulmões em poucas horas, com o desaparecimento de todos os sintomas dependentes da infiltração, e o paciente, livre do fardo, será prontamente restabelecido para a saúde, ao invés de sucumbir pela interferência mecânica e consequente falta de ar.

- Na arterio-esclerose, catarata, induração do fígado e outras estruturas glandulares, aplica-se o mesmo princípio. Ars. Bry., Puls e outros remédios de curta ou média ação são insuficientes, porque estes remédios não têm o poder de dar conta desta condição, enquanto Silicea, Calcarea fluorica, Sulfur e tais remédios de ação profunda têm demonstrado serem capazes de remover a alteração do tecido por sua ação profunda, e, portanto mais semelhante, e deve-se selecionar um deles que provará ser curativo.
- Consultando o repertório o homeopata encontrará os medicamentos que foram estabelecidos como adequados para a supuração, os adequados para o câncer, os adequados para a tuberculose, os relacionados com a apoplexia etc. e com um prescriptor inteligente, o médio deve selecionar um remédio para o paciente que seja similar à condição da desordem resultante (*ultimate disorder*).

Isto é totalmente diferente de prescrever para a patologia apenas ou procurar um específico para o nome da doença (for the name of the ultimate), sem considerar o paciente.

## Rubricas clínicas do repertório

Os repertórios contêm muitas rubricas correspondentes a síndromes e entidades clínicas. Os medicamentos que constam nestas rubricas provaram ser eficazes na cura destas condições patológicas. Devem ser utilizadas como sugestões ou confirmações e nunca como indicações definitivas. Porém não contem todos os medicamentos e não significa que um medicamento que não esteja registrado na rubrica não possa ser indicado.

A sintomatologia homeopática característica tem hierarquia superior sobre a indicação clínica. Quando se identificam três sintomas característicos, eles por si só indicam o medicamento, mesmo que não conste na rubrica clínica ou nas referências das Terapêuticas Homeopáticas.

Jahr adverte: "Quando os SINTOMAS PATOGNOMÔNICOS são os únicos índices que podem guiar o praticante; eles jamais indicarão o medicamento preciso que deva ser administrado preferencialmente, mas somente uma SÉRIE mais ou menos grande de substâncias que se apresentam da mesma forma para a escolha racional".

### Estudo para o diagnóstico das indicações diferenciais entre os medicamentos

1. Selecione uma rubrica clínica, como por exemplo – Escarlatina.

FEBRE_exantemática_escarlatina

- acon aeth AIL AM-C am-m APIS Arg-n arn Ars ARUM-T Asim aur bapt bar-c BELL Bry Calc camph canth Carb-ac Carb-v caust Cham chim chim-m chin chin-ar cina coff com con croc Crot-c Crot-h Cupr cupr-a dulc ECHI eucal euph Gels hep hyos iod ip kali-ar kali-chl kali-p kali-s lac-c LACH LYC MERC mur-ac NIT-AC nux-m nux-v op Ph-ac Phos phyt RHUS-T sang sec sil sol-n spig Stram Sulph tab TER thuj verat-v Zinc

2. Estude a Matéria Médica dos medicamentos com maior pontução, 3 ou 4 pontos. Memorize as características diferenciais focalizando as indicações agudas e as caraterísticas gerais mais salientes do medicamento.

## Estados Febris

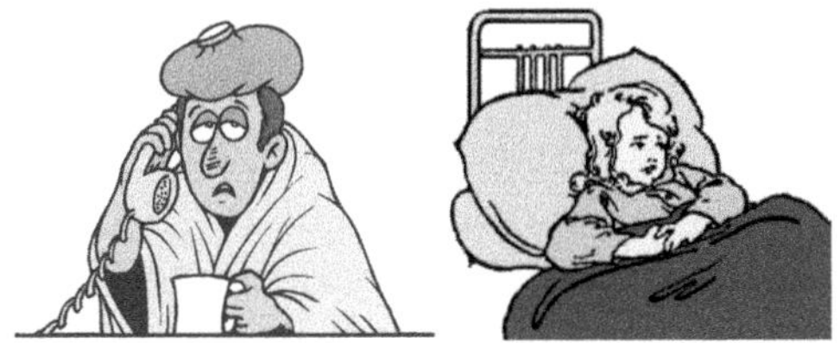

## Estados Infecciosos em Geral

- Rubricas e Matéria Médica.

### Viroses em geral

- Acon ars bapt bry Carc Ferr-p Gels merc nat-m Oscilloc ph-ac rhus-t.

### Remédios homeopáticos de infecção

- Indicações clínicas dos principais remédios dos estados inflamatórios e infecciosos.

### Fase congestiva inicial

- Ferrum-phosphoricum: Início das inflamações (dor, calor, rubor e edema) e estados febris antes de aparecer o exsudato ou supuração, sobretudo em afecções catarrais respiratórias. Febre entre 37 e 39 graus (intermediário entre Acon. e Bell. e o torpor de Gels.) Primeira etapa de todas as afecções inflamatórias agudas, febris ou não, do trato respiratório (resfriados, laringites, traqueítes, bronquites, pneumonias, pleurites.). Etapa congestiva da endo e pericardite, arterite, flebite e linfangite. Quando Ferr-p não consegue resolver uma otite média aguda, merc-sol é o remédio que lhe segue bem. Útil em crianças débeis com anorexia e perda de peso.
- Aconitum: Remédio inicial dos estados febris que sobrevêm à exposição ao vento frio e seco. Corresponde ao estágio transitório de congestão vascular ativa e de eretismo neurovegetativo com a agitação característica, antes de ocorrer a localização. Depois do período de calor surge a transpiração e cessa a agitação e, portanto, a indicação de acon. Quando o paciente está tranquilo não é aconitum.
- Belladona: Inflamações agudas localizadas (abscessos) e síndrome febril com excitação cerebral. Processos agudos de aparecimento brusco e violento, nos quais estão presentes uma série de sintomas objetivos: face avermelhada, de olhar brilhante, midríase, batimentos arteriais visíveis, sobretudo nas carótidas, taquicardia, pulso cheio e

duro. Calor local violento que se irradia intensamente. Pode-se sentir com a mão. Ardência subjetiva e objetiva.

- OSCILLOCOCCINUM 200C. Preventivo das otites nos resfriados comuns.
- EUPATORIUM-PERFOLIATUM: Indicado nos estados febris precedidos de grande calafrio e dores ósseas e musculares. Sede insaciável antes do calafrio e durante todo o processo febril. É o remédio clássico da gripe (Gels.) e Dengue. Ferr-p complementa.

**SEGUNDA FASE**

- KALI-MURIATIUM: Remédio das afecões do nariz, garganta e ouvido, quando a inflamação atinge a trompa de eustáquio. Produz um exsudato branco, leitoso, espesso, fibrinoso.
- BRYONIA: Estados inflamatórios agudos das serosas e mucosas. Bell é o complementar febril de Bry. nas inflamações secas das mucosas e glândulas. Pneumonia direita, derrame pleural.
- PHOSPHORUS: Febre ardente; sede insaciável de bebidas frias. Febre do lado direito. Pneumomia, sobretudo direita.

**TERCEIRA FASE**

- MERCURIUS: No estágio posterior da febre moderada, de vermelhidão menos intensa e menos difusa, de hipersecreção salivar e de comprometimento ganglionar. Inflamações que terminam em supuração.
- HEPAR SULFUR: Segue bem a Merc. quando este deixa de agir. Sil. e Merc. são inimigos, mas se Hep. for usado como remédio intermediário não ocorrerão problemas. Processos supurativos em qualquer parte do organismo.
- SILICEA: Um dos principais remédios da supuração. Dificuldade de resolver o processo infeccioso. O resfriado não termina. Recuperação lenta da pneumonia.
- CALCAREA-SULFURICA: Age como Hepar, porém com mais profundidade. Último estágio da amigdalite supurada, com descarga amarela. Febre héctica causada pela formação de pús.

**FORMAS TOXÊMICAS**

- ECHINACEA AUGUSTIFOLIA: Septicemias e toxemias com estados adinâmicos. Em todas as afecções cutâneas com estado geral grave. Febre tifóide... etc.

- AILANTUS: Escarlatina maligna, septicemias, tifo, estreptococcemias. Estados febris adinâmicos com grande prostração desde o início da enfermidade.
- BAPTISIA: Febres tíficas, gripais. Septicemias. Sensação de estar dividido em partes, de estar em pedaços.
- PYROGENIUM: Septicemias, piemias graves; de origem puerperal ou cirúrgica. Formas tíficas, graves de qualquer enfermidade infecciosa. Quando se produzem recidivas de infecções, depois de uma melhora passageira ou apesar de boa ação dos medicamentos. Toxemias. Efeitos remotos da febre tifóide.
- MURIATIC-ACIDUM: Sequelas de enfermidades infecciosas graves. Adinamia.
- TARENTULA-CUBENSIS: Supurações malignas. Panarícios. Carbúnculos. Antrax.
- LACHESIS: Febres adinâmicas. Febre tifóide.

**FORMAS DELIRANTES**

- BELLADONA. STRAMONIUM. HYOSCIAMUS NIGER.

**OUTRAS INDICACÕES**

PHYTOLACA: gengivite no período de dentição. È mais próximo de Belladona (pela febre elevada e a vermelhidão das mucosas) que de Mercurius (sem salivação e sem tendência supurativa pronunciada).
MYRISTICA: o remédio de origem vegetal mais próximo de hepar sulphur. Suas indicações clínicas são essencialmente: o panarício dos dedos e os abscessos do conduto auditivo (otites externas). Muito eficaz nas supurações e necroses do tecido conjuntivo (tipo panarício), tem o mérito de não provocar as agravações intempestivas de hepar sulphur.

**CONVALESCENÇA: TRANSTORNO DURANTE**

ABROT ail Alet aloe am-c Apoc ars-i aur AVEN BAC bapt BELL-P bry cadm-m cadm-met cadm-s CALC Calc-p CAPS carb-v CARC Cast CHIN Chin-ar coca cocain cocc colch cupr Cur cypr echi Ferr ferr-a fl-ac foll form-ac GELS graph guaj guar ham hell helon hydr KALI-C kali-m KALI-P lac-c lach laur lob LYC mang med meph morg NAT-M nat-p Nux-v okou op paull PH-AC Phos phyt pneu prot PSOR Puls pyrog sang Scut Sel SIL sul-ac Sul-i sulfonam SULPH SYPH tarax Thuj TUB TUB-A vario zinc.

**TÉRMINO**

- SULPHUR: útil para iniciar o tratamento crônico e após o processo infeccioso. Promove a reabsorção do exsudato. Boericke.

### Nunca bem desde

Os pacientes referem que nunca recuperaram a saúde completamente desde que adoeçeram de uma determinada doença. Rubrica do repertório do GEHSH são:

- acon ang arist-cl arn Ars calc-p CARB-V Carc CAUST CHIN eberth gels hyos ign ip KALI-C Lach MED murx Nat-m Ph-ac PSOR puls Pyrog sec sep SIL SULPH THUJ TUB X-ray zing
- Aconitum:desde ter tomado ar frio e seco; Angustura: traumatismos ou quedas; Carbo-vegetabilis: desde doenças em geral; desde malaria; Causticum: desde queimadura; Ignatia: desde que perdeu o filho; Kali-carbonicum: desde a pneumonia.; Lachesis: desde o climatério; Medorrinum: desde gonorréia; Murex: desde tifóide; Natrum-muriaticum: desde vacinação; Psorinum: desde peritonite; Pulsatila: desde anemia, bronquite, tuberculose; Pyrogenium: desde aborto; desde febres sépticas; Secale: desde aborto; Sepia: desde o nascimento do filho; Silicea: supressão de transpiração nos pés; Sulphur: desde problemas respiratórios; Thuja: desde vacinação; Zing: desde a realização de uma patogenesia.

### Febre em crianças

Compilado de G. Jaegerschimidt. Fiévres de l´enfant. Em Homéopathie, le traité.

- Evitar o uso indiscriminado de antitérmico.

#### Os cinco principais medicamentos

1. Belladona: febra alta, de aparecimento brusco, atingindo o máximo antes da meia-noite. Calor febril radiante seco, depois sudorese e pele úmida. Conseqüência de esfriamento ou infecção. A criança alterna fase de agitação e abatimento, com hiperestesia sensorial, delírio e ameaça de convulsão febril. Midríase.
2. Aconitum: início brutal, antes da meia-noite, sem suor, conseqüência de exposição ao frio seco, de sustos. Agitação física intensa e angústia. Miose.
3. Apis: temperatura rapidamente ascendente, por virose, ensolação, retorno da praia. Alterna estupor e excitação, hiperestesia, hiperalgia, cefaléia e fotofobia. Ausência de sede e oligúria. Face congestãoada com edema dos lábios e pálpebras. Agravação pelo toque e melhoria pelo frio em todas as suas formas.

4. Gelsemium: febre remitente, com abatimento, prostração, moleza e sonolência. Conseqüência de estados gripais.
5. Ferrum phosphoricum: temperatura pouco elevada. Estados iniciais dos processos inflamatórios e infecciosos, sem uma localização definida.

- Estes cinco medicamentos cobrem a maioria dos estados agudos febris. Outros que podem ser considerados são: Bryonia - Phosphorus - Arsenicum - Mercurius e Chamomilla. (Ver unidade de Materia Medica para as indicações características).

**Remédios frequentes**

- Eupatorium perfoliatum - Rhus toxicodendron - Stramonium - Antimonium crudum e Arnica.

**Remédios particulares**

- Medicamentos de indicação mais particularizada: Dulcamara - Natrum muriaticum - Sangunaria - Lachesis - Hepar sulphur - Pulsatila e China.
- Medicamentos de indicação mais rara nos estados febris: Camphora - Sépia - Sabadilla - Nux vomica - Carbo vegetabilis - Sulphur - Opium e Baptisia.

- Remédios de supuração: Echinacea e Sigesbeckia.

**Bioterápicos**

- Preventivos: influenzinum - streptococcinum - staphilococcinum.
- Oscillococcinum: utilizado no início dos resfriados comuns, gripes e doenças sasonais.

## DENGUE

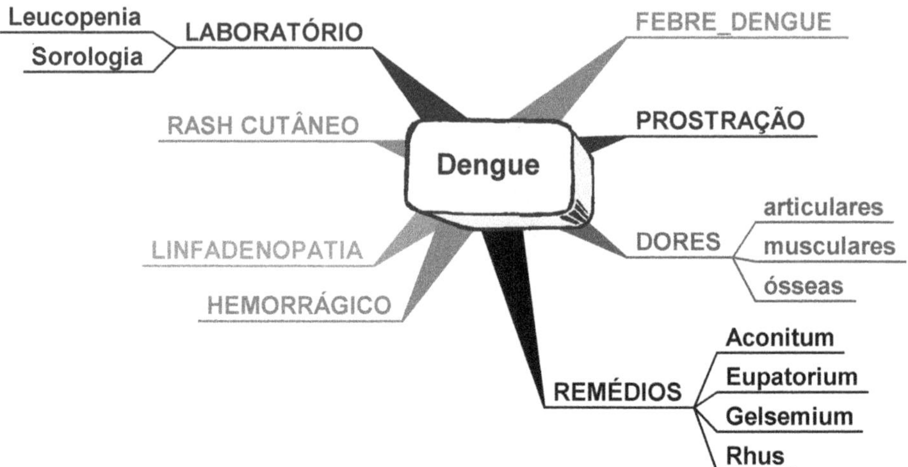


Doença aguda febril de início súbito com cefaléia, febre, prostração, intensas dores articulares e musculares, linfadenopatia e um rash cutâneo que aparece no segundo aparecimento da febre, após um período afebril. Quarta moléstia. Cada período dura três ou quatro dias.

- Quadro clínico: Febre alta de início súbito; mialgia intensa e generalizada; cefaléia e dor retro-orbitária; náuseas e vômitos; exantema máculo-papular e prurido; manifestações hemorrágicas; dor no quadrante superior direito do abdome (formas potencialmente graves); choques (formas graves).A presença de manifestações hemorrágicas não é exclusiva das formas graves ou do dengue "hemorrágico".

- Achados laboratoriais: leucopenia com linfomonicitose.. Pode haver linfócitos atípicos; Hematócrito igual ou discretamente acima dos valores de referência; hematócrito superior a 20% dos valores de referência ou acima de 45% (formas potencialmente graves); plaquetas tendendo aos limites inferiores dos valores de referência; plaquetas abaixo de 100mil/mm$^3$ (formas potencialmente graves); retenção de uréia (formas graves).

- Dengue "hemorrágico": o termo hemorrágico é impreciso, uma vez que o que caracteriza esta forma da doença não é a presença de manifestações hemorrágicas, mas a ocorrência de um súbito aumento da permeabilidade vascular. Este brusco aumento da permeabilidade, geralmente precedido de plaquetopenia, leva ao extravasamento de plasma para os tecidos, o que resulta em homeoconcentraçãoe, nas formas mais graves, em choque hipovolêmico ñao hemorrágico. As manifestações clínicas do dengue hemorrágico são indistinguíveis da forma clássica. A hepatomegalia dolorosa é um indicador da presença de formas graves da doença. O grau de gravidade vai de I a IV (OMS). Dengue: diagnóstico e tratamento. SUDS. RJ

**FEBRE_DENGUE: RUBRICA DO REPERTÓRIO DO GEHSH 25R**

- **ACON** apis aran **ARS** arum-t bapt **BELL BRY** canth Chin coloc **EUP.PER** ferr **GELS** ham ip merc nux-v podo Psor **RHUS-T RHUS-V** sanic sec sul-ac

**SINTOMAS PATOGNOMÔNICOS. DENGUE.**

```
1-FEBRE em geral               442r
2-FEBRE_dengue                  24r
3-DOR_cabeca_febre_durante82r
4-FEBRE_com_dor_membros         33r
5-FEBRE_com_fraqueza,           47r
6-FEBRE_com_dor_ossos     -      6r
------------------------------
 Sintomas  1 2 3 4 5 6  St/Pts
------------------------------
 eup-per   3 4 3 2 2 2  06/016
 chin      3 1 3 3 3 1  06/014
 ars       5 1 3 2 5 -  05/016
 rhus-t    3 3 2 4 4 -  05/016
 bry       4 3 1 4 3 -  05/015
 nux-v     4 1 3 3 4 -  05/015
 bell      5 1 3 1 2 -  05/012
 apis      3 1 3 1 3 -  05/011
 acon      5 3 3 3 - -  04/014
 ferr      4 1 - 1 3 -  04/009
 gels      5 1 1 - - -  03/007
```

**DENGUE CLÁSSICO**

```
 1-FEBRE_alta (intense heat (39-40)- 85r
 2-DOR_cabeca_febre_durante       -  82r
 3-FEBRE_com_dor_membros             33r
 4-FEBRE_com_dor_ossos               29r
 5-FEBRE_com_fraqueza, exaustao      48r
 6-FEBRE_com_nausea               -  36r
 7-FEBRE_com_vomito               -  59r
 8-FEBRE_dengue (dengue Febre)    -  25r
 9-ERUPCOES_exantema (skin rash)  - 116r
10-ERUPCOES_petequias (petechiae)-   54r
11-HIPERTROFIA_figado             -  84r
----------------------------------------
 Sintomas  1 2 3 4 5 6 7 8 9 1011 St/Pts
----------------------------------------
  ars      3 3 2 1 5 2 4 2 3 3 2  11/030
  bry      3 1 4 1 3 2 2 3 3 3 2  11/027
  nux-v    2 3 3 1 4 3 3 1 1 1 3  11/025
  eup-per  1 3 2 2 3 2 4 4 - 1 1  10/023
  chin     1 3 3 1 3 1 2 1 - 1 3  10/019
  rhus-t   3 2 4 1 4 2 - 4 3 3 -  09/026
  nat-m    3 4 - 2 3 3 4 - 2 1 2  09/024
  bell     4 3 1 1 2 - 3 1 3 1 -  09/019
  puls     3 3 2 3 3 1 4 - 3 - -  08/022
  lyc      2 2 3 - 4 1 4 - 1 - 3  08/020
  phos     2 1 - - 4 1 1 - 1 3 2  08/015
```

## Dengue Hemorrágico

1-DOR_abdome (aching, dull) - 386r
2-VOMITO_incessante - 47r
3-HIPERTROFIA_figado (enlarged) - 84r
4-DOR_figado (Fígado dor) - 128r
5-HEMORRAGIA em geral - 462r
6-HIPOTENSAO - 42r
7-URINA_escassa (urine scanty) - 253r
8-TRANSPIRACAO_profusa - 215r
9-FRIO_extremidades - 353r
10-CIANOSE (cyanosis - 115r
11-ESTUPOR letargia stupor, - 166r

| Sintomas | 1 | 2 | 3 | 4 | 5 | 6 | 7 | 8 | 9 | 10 | 11 | St/Pts |
|---|---|---|---|---|---|---|---|---|---|---|---|---|
| phos | 3 | 2 | 2 | 3 | 4 | 2 | 2 | 2 | 2 | 2 | 4 | 11/028 |
| carb-v | 2 | 1 | 2 | 1 | 4 | 2 | 3 | 3 | 3 | 3 | 3 | 11/027 |
| ars | 3 | 3 | 2 | 2 | 3 | - | 3 | 3 | 3 | 3 | 4 | 10/029 |
| nux-v | 3 | 1 | 3 | 4 | 4 | - | 4 | 2 | 2 | 2 | 3 | 10/028 |
| merc | 1 | 3 | 2 | 4 | 4 | - | 3 | 3 | 2 | 2 | 1 | 10/025 |
| sec | 3 | 1 | 1 | 1 | 4 | - | 4 | 2 | 3 | 3 | 3 | 10/025 |
| lyc | 1 | - | 3 | 3 | 3 | 1 | 4 | 3 | 2 | 1 | 2 | 10/023 |
| acon | 1 | 1 | - | 3 | 4 | 1 | 3 | 2 | 2 | 3 | 2 | 10/022 |
| lach | 1 | - | 1 | 3 | 4 | 1 | 2 | 2 | 2 | 4 | 2 | 10/022 |
| dig | 1 | 1 | 2 | 1 | 1 | - | 4 | 2 | 3 | 4 | 2 | 10/021 |
| kali-c | 3 | - | 2 | 2 | 2 | 2 | 2 | 3 | 2 | 1 | 2 | 10/021 |
| ferr | 1 | - | 2 | 1 | 4 | 1 | 2 | 3 | 2 | 1 | 2 | 10/019 |
| iod | 1 | 2 | 2 | 2 | 2 | - | 4 | 2 | 2 | 1 | 1 | 10/019 |
| nit-ac | 1 | 2 | 2 | 3 | 3 | - | 3 | 2 | 1 | 1 | 1 | 10/019 |
| agar | 1 | - | 1 | 1 | 3 | 1 | 1 | 1 | 2 | 1 | 2 | 10/014 |
| verat | 3 | 1 | - | - | 1 | 1 | 4 | 3 | 3 | 4 | 2 | 09/022 |
| bry | 3 | - | 2 | 3 | 3 | - | 2 | 3 | 1 | 2 | 2 | 09/021 |
| calc | 3 | - | 2 | 2 | 4 | - | 1 | 2 | 3 | 1 | 3 | 09/021 |
| chin | 2 | - | 3 | 3 | 4 | - | 2 | 3 | 1 | 1 | 2 | 09/021 |

#### Indicações das terapêuticas

- No começo alterna-se Aconitum 3CH com Eupatorium perf. 1CH, e no segundo período Gelsemium 1CH com Rhus venenata 3CH. (Bruckner Costa. O médico homeopata da família).
- Psorinum 30CH, é uma boa indicação. (Nilo Cairo).

#### Eupatorium perfoliatum

- Intensas dores ósseas agudas, piores pelo menor movimento, melhor em repouso (Bry). Gripe e influenza. Dolorimento dos músculos e ossos. Dengue. Sensação de estar golpeado e de estar dolorido o corpo todo. Sente os ossos como quebrados. Sensíveis e doloridos. (gripe, paludismo). Cefaléia. Como se um chapéu de chumbo pressionasse toda a cabeça. Grande prostração nas gripes e resfriados.
- Sede insaciável mesmo antes do calafrio e continua em todo o processo febril.

### Doenças infecciosas exantemáticas

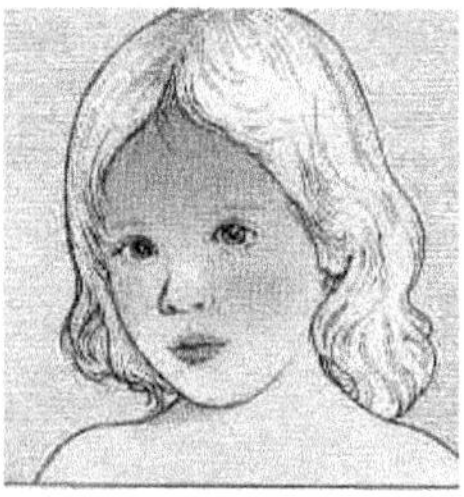

Compilado de "Pratique Homéopathique en médicine infantile". Les entretiens du CEDH, 1975.

O tratamento tradicional das doenças infecciosas é função do agente causal bacteriológico. O medicamentto homeopático, pelo contrário, não é especifico de um diagnóstico nosológico ou de um agressor bacteriano ou virótico. O medicamento é específico de um estado inflamatório ou de um modo particular reacional do organismo.

Desta forma faz sentido estudar em conjunto o tratamanto da escarlatina, rubéola, sarampo, varicela, eritema infeccioso (5ª moléstia).

As doenças eruptivas da criança evoluem de uma forma semelhante:

- Período de incubação: mais ou menos silencioso. Geralmente a criança não é vista nesta fase. A menos que haja contato com outra criança doente. Poderia usar o profilático, neste caso.
- Período de invasão: aparecimento do estado febril, onde os medicamentos gerais da febre podem estar indicados. Pode ser um início brutal, como na escarlatina: aconitum; belladona; apis. Ou início

mais insidioso: ferrum phosphoricum; gelsemium; rhus toxicodendron e bryonia. No Sarampo, no início dos sintomas catarrais óculo-nasais: euphrasia; allium cepa.

- Período de erupção: Sulphur é o medicamento comum que pode facilitar o aparecimento do exantema. Pulsatila é o medicamento sintomático do sarampo, na fase de erupção. Para a rubéola: pulsatila se morbiloforme ou Belladona se escarlatiniforme. Para a escaratina: belladona. Para a catapora: rhus toxicodendron. Mezereum. Se persistem cicatrizes: antimonium tartaricum. No período de descamação furfurácea da escarlatina e da rubéola: arsenicum album. Se fazem placas: arsenicum iodatum.
- Periodo de resolução: com o tratamento homeopático as doenças exantemáticas evoluem sem complicações. Se persiste uma astenia após a doença: sulphur iodatum. Se ocorrem complicações, estas devem ser individualizadas. Porém algumas possibilidades - nas otites: belladona; capsicum; ferrum phosphoricum; pyrogenium; arsenicum album. Nas nefrites: phosphorus; arsenicum album; mercurius solubilis ou corrosivus; china; apis (nefrites edematosas). Nas afecções bronco-pulmonares: phosphorus; belladona; bryonia; ferrum phosphoricum; ipeca; drosera; antimonium tartaricum; pulsatila; sulfur iodatum.

**FEBRE_EXANTEMÁTICA_ESCARLATINA**

acon aeth AIL AM-C am-m APIS Arg-n arn Ars ARUM-T Asim aur bapt bar-c BELL Bry Calc camph canth Carb-ac Carb-v caust Cham chim chim-m chin chin-ar cina coff com con croc Crot-c Crot-h Cupr cupr-a dulc ECHI eucal euph Gels hep hyos iod ip kali-ar kali-chl kali-p kali-s lac-c LACH LYC MERC mur-ac NIT-AC nux-m nux-v op Ph-ac Phos phyt RHUS-T sang sec sil sol-n spig Stram Sulph tab TER thuj verat-v Zinc

**RUBÉOLA**

ACON ail bad Bell BRY carb-v Coff cop cub Hyos iod ip kali-i Merc merc-c merc-i-r nit-ac nux-v phos phyt PULS rhus-t sars sulph

**FEBRE_EXANTEMÁTICA_SARAMPO**

ACON Am-c Ant-c APIS ars BRY camph Carb-v cham Chel chin Chlor Coff cop Crot-h Dros EUPHR Gels hep hyos ign ip Kali-bi Phos PULS Rhus-t Squil Stram SULPH verat zinc

**FEBRE_EXANTEMÁTICA _VARICELA (CATAPORA)**

Acon Ant-c apis bry Dulc kali-m led Merc Rhus-t urt-u vario

## Otorrinolaringologia

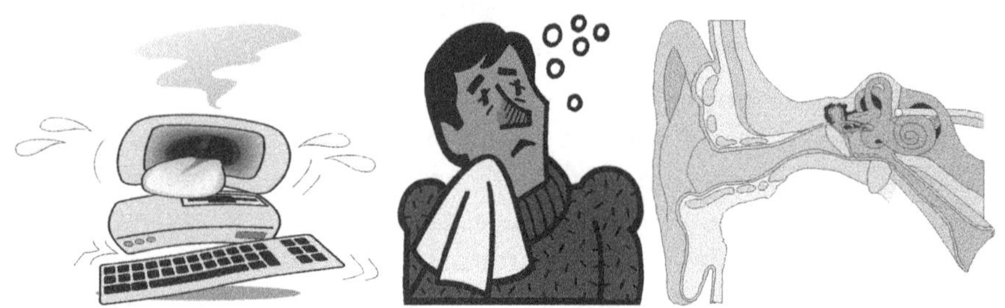

### Amigdalite aguda

**INFLAMAÇÃO_AMÍGDALA_AGUDA 26R**

- Acon apis ARS bar.c bar.i BELL Canth caps cinnb guaj Hell HEP LAC-C LACH Lyc MERC MERC.I.F MERC.I.R PHYT PSOR sang Sil Tarent-c verat verat.v vesp

**SUPURAÇÃO_AMÍGDALA 53R**

- aesc Alumn am-m Anac Anan Apis arg-n Ars aur aur-s bapt Bar.c BAR-M bar-s BELL calc CALC.S Canth Cham cist cub cupr cur daph Echi Guaj HEP hydr Ign iod Kali-bi Lac-c LACH LYC Manc MERC merc.c Merc.i.f Merc.i.r nat.m nit.ac Phyt Plb psor rob Sabad Sang Sep SIL Sulph syc tarent tub

**INFLAMAÇÃO_AMÍGDALA_RECIDIVANTE 35R**

- ALUMN BAR.C BAR.M brom Calc-p carc diph diphtox dys graph Guaj Hep ign kali.i kali.m lach Lyc mez morg nat.m Nit.ac phyt PSOR Sang sep Sil sul.i Sulph syc syph thal THUJ TUB ust vesp.

am, fago, ham, iris, macrin, rhus.v,

ACON aesc ail amyg Apis ars Aur bad Bapt BELL brom caps Carb-ac CHAM Con cop diph Ferr-p fl-ac gels gymno iris Kali-bi Lach Merc Merc-i-f NIT-AC Phyt PULS staph Sulph

**Repertorização**

```
1-INFLAMACAO_amigdala_aguda 26r
2-COR_vermelha_amigdalas    41r
3-DOR_amigdalas      -      36r
4-SUPURACAO_amigdalas       53r
5-FEBRE_alta         -      85r
----------------------------
 Sintomas 1 2 3 4 5  St/Pts
----------------------------
 bell     4 4 2 4 4  05/018
 lach     4 2 1 4 2  05/013
 merc     4 2 2 4 -  04/012
 hep      4 - 2 4 1  04/011
 ars      3 1 - 2 3  04/009
 merc-i-f 3 2 2 2 -  04/009
 phyt     4 2 1 2 -  04/009
 apis     2 2 - 2 2  04/008
 acon     2 4 - - 4  03/010
 lyc      2 - - 3 2  03/007
 sil      2 - - 3 2  03/007
 canth    2 - - 2 1  03/005
 psor     3 - - 1 1  03/005
 caps     1 1 - - 2  03/004
 sang     1 - - 2 1  03/004
 merc-i-r 3 - - 2 -  02/005
 bar-c    1 - - 2 -  02/003
 guaj     1 - - 2 -  02/003
 verat-v  1 - - - 1  02/002
```

**Indicações das terapêuticas**

**Bruckner**

1. **Aconitum:** para iniciar o tratamento, principalmente se a causa tiver sido um resfriamento, uma contrariedade, susto ou pancada, haja ou não febre. Este medicamento por si só é muitas vezes suficiente para sustar o desenvolvimento completo da angina e deve-se dar no método plus. Se aconitum não sustar o desenvolvimento da angina e a doença se agravar ou não houver alívio no espaço de 24 horas, prescreva-se então Belladona alternada com Mercurius iodatus rub. Que são os mais indicados ou então qualquer um dos seguintes.
1. **Apis:** se o doente tem febre sem sede. Sensação de ardor, picadas e grêtas.

2. Baryta carbonica: foi muito gabada por Hughes para ser dada no começo da amigdalite, como abortivo.
3. Belladona: forte inflamação, inchação exterior da garganta. Câimbras e espasmos na garganta ao engolir.
4. Hepar sulfur: convém depois de Mercurius e Belladona, quando a supuração começou.
5. Lachesis: Mercurius corrosivus; Bryonia... quando os sintomas concordam.
6. Rhus tox: dores de garganta com muitos pontos esbranquiçados nas amígdalas, dores urentes e picadas ou grêtas nas partes enfêrmas e às vezes inchação edematosa do véu do paladar (como na Escarlatina, gripe etc.) (Dunham).
7. Phytolaca, Capsicum e Lycopodium são também bons remédios da amigdalite aguda, conforme as suas características.

- Se Mercurius e Hepar não apressam a supuração da amígdala, dê Silicea de 4/4 h.
- Para combater as predisposições às crises de amigadilite recomendan-se: Baryta carbonica; Psorinum e Guajacum

**Vannier**

Dois modos de início podem ocorrer, corresponentes a dois medicamentos bem diferentes: Belladona e Apis. Todos os dois têm uma característica comum: a extrema violência dos sintomas.

- Belladona: apresenta a vermelhidão característica. Tem um sinal objetivo interessante: o doente abre a boca com dificuldade, pois o lábio superior está inchado.
- Apis: distingue de Belladona por 3 características importantes: o edema; a ausência de sede e a dor. O edama aparece bruscamente e é logo muito pronunciado: edema da amígdala, do véu palatino, da úvula. A ausência de sede é completa. Quando a amigdalite evolui, a tendência supurativa se manifesta. Neste período dois medicamentos são indicados: Hepar sulphur e Mercurius.
- Indicações: Apis 6CH; Belladona 6CH; Ferrum phosphoricum 6CH; Hepar sulphur 6CH; Kali muriaticum 6CH; Mercurius 6CH; Phytolaca 6CH e Silicea 30CH.
- Amigdalite crônica: o primeiro medicamento a se pensar é Baryta carbonica. Outros medicamentos: Agraphis; Bromium; Calcarea iodata; Calcarea phosphorica; Phytolaca; Sulphur iodatum; Syphilinum e Thuya.

### REPERTÓRIO DO GEHSH

**INFLAMAÇÃO_amígdala_aguda**

ACON apis ARS bar-i BELL Canth caps cinnb guaj Hell HEP LAC.C LACH Lyc MERC MERC.I.F MERC.I.R PHYT PSOR sang Sil Tarent-c verat verat-v vesp

**INFLAMAÇÃO_amígdala_crônica**

alum ALUMN BAR.C BAR-I BAR-M Bar-s Brom Calc calc-i CALC-P calc-sil carb-v carc chin con fuc guaj Hep Ign iod kali-bi Kali-i LACH LYC mag-f mang Merc mez Nat-m NIT-AC nux-v phos PSOR puls sabad Sang seneg sep Sil Staph Sul.i Sulph teucr THUJ TUB v.a.b

**INFLAMAÇÃO_amígdala_recidivante**

ALUMN BAR.C BAR.M brom Calc.p carc diph diphtox dulc dys graph Guaj Hep ign kali.i kali.m lach Lyc mez morg nat.m Nit.ac phyt PSOR Sang sep Sil streptoc sul.i Sulph syc thal thuj TUB ust vesp

### OTITE AGUDA

### INFLAMAÇÃO_OUVIDO_MÉDIO 125R

ACON aethi.m agar all.c alum am.c APIS arist.cl Arn ARS ars.i arund Asaf asar asim aur bapt Bar.c Bar.m bar.s BELL Bor bov bry CALC calc.f Calc.i CALC.S calc.sil cann.s CAPS carb.an Carb.v carbn.s carc Caust CHAM Chen.a chin Cic cocc colch con Crot.h cur DULC elaps ery.a FERR.P gels graph guaj ham HEP hydr Iod jab kali.ar KALI.BI Kali.c Kali.chl Kali.i KALI.M kali.p KALI.S kali.sil kino kreos Lach lap.a LYC mag.m maland meningoc MERC Merc.c MERC.D Merc.i.r methyl mill mosch mur.ac MYRIS naja Nat.c Nat.m nit.ac Nux.m nux.v olnd onos OSCILLOC Petr ph.ac Phos phyt Pic.ac Plan pneu PSOR PULS PYROG rhus.t sang sep SIL skook Spong stann stram sul.ac SULPH Tell Ter teucr thiosin Thuj tub tub.a tub.m verat.v verb viol.o zinc zinc.p

### INFLAMAÇÃO_OUVIDO_MÉDIO_AGUDA_CATARRAL (BOERICKE) 12R

Acon BELL cham FERR.P gels HEP KALI.M MERC PULS rhus.t SIL tub.a

### INFLAMAÇÃO_OUVIDO_MÉDIO_AGUDA_SUPURATIVA (BOERICKE) 23R

Acon ars ars.i Bell Bor bov CALC.S Caps Cham Ferr.p gels guaj HEP kali.bi kali.m kali.s MERC MYRIS Plan Puls SIL thiosin tub.a

### SUPURAÇÃO_OUVIDO MÉDIO 50R

Acon aethi.a agar am.c ango ars ars.i asim bar.c bar.m bell Calc Calc.f CALC.S Caps carb.an Carb.v Caust cham chin ferr.p gels graph HEP hydr iod KALI.BI kali.i Kali.m Kali.p lyc MERC merc.d myris nat.m nit.ac olnd phos phyt pilo Psor Puls sang SIL skook Spong stann sulph teucr verb

**REPERTORIZAÇÃO DOS SINTOMAS PATOGNOMÔNICOS**

1-LOCAL_ouvido (internal ear - ear remedies) - 117r
2-INFLAMACAO_ouvido_medio (otitis media, mid- 124r
3-FEBRE_inflamatoria (inflammatory Febre) - 86r
4-DESCARGA_ouvido (ear discharges) - 166r
5-DESCARGA_purulenta_ouvido (ear,discharge puru- 91r
6-DESCARGA_sanguinolenta_ouvido (discharge bloo- 57r
7-DOR_ouvido (ear dor) - 349r

| Sintomas | 1 | 2 | 3 | 4 | 5 | 6 | 7 | St/Pts |
|---|---|---|---|---|---|---|---|---|
| merc | 4 | 4 | 3 | 4 | 4 | 3 | 4 | 07/026 |
| puls | 4 | 4 | 3 | 4 | 4 | 3 | 4 | 07/026 |
| hep | 4 | 4 | 2 | 4 | 4 | 2 | 4 | 07/024 |
| sil | 4 | 3 | 1 | 4 | 4 | 3 | 2 | 07/021 |
| bell | 4 | 4 | 4 | 2 | 1 | 1 | 4 | 07/020 |
| sulph | 3 | 3 | 2 | 4 | 1 | 3 | 4 | 07/020 |
| lyc | 4 | 3 | 1 | 4 | 3 | 1 | 3 | 07/019 |
| calc | 4 | 3 | 1 | 3 | 3 | 2 | 2 | 07/018 |
| caust | 4 | 2 | 1 | 3 | 2 | 1 | 3 | 07/016 |
| kali-c | 3 | 2 | 1 | 3 | 3 | 1 | 3 | 07/016 |
| nit-ac | 2 | 1 | 1 | 3 | 2 | 3 | 4 | 07/016 |
| con | 2 | 1 | 1 | 4 | 2 | 2 | 3 | 07/015 |
| ferr-p | 2 | 3 | 3 | 1 | 1 | 1 | 4 | 07/015 |
| lach | 2 | 2 | 2 | 2 | 2 | 2 | 3 | 07/015 |
| carb-v | 2 | 2 | 1 | 3 | 2 | 2 | 2 | 07/014 |
| phos | 2 | 1 | 3 | 2 | 1 | 1 | 4 | 07/014 |
| ars | 3 | 1 | 2 | 2 | 1 | 1 | 3 | 07/013 |
| sep | 3 | 1 | 1 | 2 | 2 | 2 | 2 | 07/013 |
| chin | 2 | 1 | 1 | 1 | 2 | 2 | 3 | 07/012 |
| rhus-t | 1 | 1 | 3 | 2 | 1 | 1 | 2 | 07/011 |
| bar-c | 2 | 2 | 1 | 1 | 1 | 1 | 2 | 07/010 |
| cann-s | 1 | 1 | 1 | 1 | 1 | 1 | 1 | 07/007 |
| calc-s | 3 | 3 | - | 4 | 4 | 3 | 2 | 06/019 |
| cham | 4 | 3 | 2 | 2 | 1 | - | 4 | 06/016 |
| psor | 1 | 2 | - | 3 | 4 | 3 | 2 | 06/015 |
| kali-bi | 1 | 3 | 1 | 3 | 3 | - | 3 | 06/014 |
| acon | 2 | 1 | 4 | 1 | 1 | - | 4 | 06/013 |
| petr | 2 | 2 | - | 3 | 2 | 2 | 2 | 06/013 |
| bry | 2 | 1 | 3 | 2 | - | 3 | 1 | 06/012 |

### INDICAÇÕES DAS TERAPÊUTICAS

#### BRUCKNER

- Os principais medicamentos contra as dores de ouvido são: Arnica, Belladona, Chamomilla, Mercurius, Nux vomica, Pulsatila, Rhus e Sulphur.
- Contra a Otite Média aguda o melhor medicamento é Pulsatila, que deve ser dado com frequência. Se o cérebro está também atacado e há dor de cabeça, angústia, vômitos, dê-se Belladona.
- Se Pulsatila e Belladona não produzem efeito ou se não fazem terminar a doença e o pus se formar consulte-se: Hepar, Calcarea iodata ou Sulphur que a debelarão e ajudarão o pus a sair.
- Otorréia: quer se trate de um caso agudo ou crônico, Silicea ou Calcara sulphurica. Se falharem Kali muriaticum alternando com Calcarea carbonica ou Calcarea phosphorica.

#### RODWICK: OTITES MÉDIAS - HOMEOPATHIE: LE TRAITÉ.

Os medicamentos devem ser prescritos segundo o ESTÁGIO EVOLUTIVO da otite:

- Início: Pyrogenium 6CH deve ser prescrito sistematicamente no início e em todos os estágios da otite. Dulcamara - início brutal pelo tempo frio e úmido. Aparecimento noturno de uma otalgia que fazem a criança gritar e gemer. Aconitum 12CH; Kali-muriaticum 6CH.
- Fase congestiva: Chamomila; Capsicum; Hepar; Belladona; Ferum phosphoricum; Apis; Arsenicum
- Estágio de otorréia purulenta: Kali-muriaticum 6CH - otorréia mucosa, filamentosa; Pulsatila - otorréia espessa, não irritante, sem sede durante a febre. Kali sulfuricum - a supuração é intermitente, mais ou menos espessa, amarela ou amarelo-esverdeada. Calcarea sulfurica - a otorréia é espessa.
- Otite média aguda necrosante: caracterizadas por dores e um processo necrosante com perfurações. As lesões destrutivas se curam por cicratização. Os medicamentos são: Arsenicum; Hepar e Mercurius.

### RESFRIADO COMUM

- Allium cepa cobre mais sintomas do resfriado comum do que qualquer outro medicamento. Clarke. Resfriado por tomar chuva. Secreção aquosa irritante e lacrimejamento não irritante. Euphrasia é quase o inverso: secreção nasal branda e ocular irritante e intenso.
- Nat-s: medicamento bioquímico do resfriado e gripe.
- Ferr.p: na primeira etapa da coriza aguda.

- Gelsemium: coriza aguda. Febre sem sede, com sonolência, desejo de solidão e prostração.
- Mercurius sol.: coriza aguda, com febre, laringite.
- Sulphur: quando o medicamento selecionado não atua ou durante a convalescença é prolongada. Ver a rubrica

**RESFRIAR_TENDÊNCIA A**

- ACON aesc agar AGRA All.c ALUM alum.p alum.sil alumn am.c am.m Am.p anac Ant.c ant.t ARAL Aran Arg.n arn ARS ARS.I ars.s.f BAC BAR.C BAR.I Bar.m bar.s BCG BELL benz.ac bor BRY calad CALC Calc.i CALC.P Calc.s Calc.sil Calen camph caps carb.an CARB.V Carbn.s carc Caust CHAM chin chin.ar choc cimic cinnb cist clem coc.c cocc coff colch coloc Con croc crot.h cupr cycl dig dros DULC elaps eup.per euphr Ferr ferr.ar ferr.i Ferr.p Form gast Gels goss GRAPH ham hed HEP hydr hydrog HYOS hyper ign iod ip kali.ar Kali.bi KALI.C KALI.I KALI.P kali.s kali.sil Lac.d lach led LYC m.arct m.aust mag.c mag.m MED MERC mez naja NAT.AR NAT.C NAT.M nat.p nat.sil NIT.AC Nux.m NUX.V ol.j op osm PETR Ph.ac PHOS plat PSOR PULS rhod RHUS.T RUMX ruta sabad sabin Samb sang sars sel senec SEP SIL solid spig stach stann staph Sul.ac SUL.I SULPH THUJ TUB Tub.k valer Verat verb zinc

## SINUSITE

**INFLAMAÇÃO_SEIOS DA FACE = SINUSITE 116R**

abies.c Acon aesc all.c alum AM.M ambr ammc ant.c aran.ix ARS Ars.i arum.t asaf aur aur.m bell berb brom bry cact CALC calc.f Calc.p CALC.S Calc.sil camph carb.v carbn.s Carc caul cham chin chin.ar chlor cic cimic cimx cina cinnb cist coch cori.r Cupr cycl Dulc eucal euphr ferr ferr.ar Ferr.p fl.ac gels graph gymno hecla hed hell HEP HYDR ign iod kali.ar KALI.BI Kali.c Kali.chl Kali.i Kali.m kali.n Kali.s kalm Kreos lac.c LACH laur LYC mag.c mag.f mag.m mang MED MERC merc.i.f MEZ nat.ar Nat.m Nat.s Nit.ac NUX.V penic ph.ac Phos pitu PULS pyrog ran.b Rumx sabad samb Sang sep SIL spig stann staph Stict still Sulph syc syph teucr THUJ til Tub verb zinc

**INFLAMAÇÃO_SEIOS_CATARRO = CATARRO EM SINUSITE (RM)**

Ars Asaf aur.m bell berb bry cact Calc calc.p camph cimx cinnb cist coch cori.r EUCAL ferr Hep HYDR Iod KALI.BI kali.c kali.chl Kali.i kali.m LYC MED MERC Merc.i.f mez Nux.v ph.ac Phos Puls pyrog Sang SIL spig Stict teucr THUJ verb

## INFLAMAÇÃO_SEIOS_FRONTAL (RM) 41R

Ars ars.i asaf aur Bell berb bry Calc calc.p calc.s cinnb Cupr Eucal ferr hep HYDR iod KALI.BI Kali.chl KALI.I LACH LYC MED MERC merc.i.f Mez nat.m Nat.s nit.ac Nux.v phos PULS sabad Sang SIL stict sulph syph teucr THUJ verb

### PATOGNOMONÔNICOS

- Inflamação dos seios da face; Cefaléia; Dor na face; Catarro nasal muco-purulento. Descarga nasal; Edema; Febre.

#### REPERTORIZAÇÃO DOS SINTOMAS PATOGNOMÔNICOS

```
1-INFLAMACAO_seios da face = sinusite (sinusiti- 116r
2-INFLAMACAO_seios_catarro = catarro em sinusit-  42r
3-INFLAMACAO_seios_cefaleia = (dor_cabeca_por_s-  68r
4-INFLAMACAO_seios_frontal = sinusite frontal (-  32r
5-CATARRO_nariz_post nasal (Catarro post-nasal)-  78r
6-CATARRO_nariz_seios frontais (extending to fr-  58r
7-DESCARGA_nariz_posterior (discharge nose post-  95r
8-FEBRE em geral (Febre in general)             - 442r
```

| Sintomas | 1 | 2 | 3 | 4 | 5 | 6 | 7 | 8 | St/Pts |
|---|---|---|---|---|---|---|---|---|---|
| hydr | 4 | 4 | 3 | 3 | 3 | 4 | 1 | 2 | 08/024 |
| kali-bi | 4 | 4 | 3 | 3 | 3 | 3 | 3 | 1 | 08/024 |
| thuj | 4 | 3 | 3 | 3 | 3 | 3 | 1 | 2 | 08/022 |
| calc | 3 | 2 | 2 | 2 | 2 | 2 | 2 | 4 | 08/019 |
| hep | 1 | 2 | 3 | 1 | 3 | 3 | 1 | 5 | 08/019 |
| ferr | 1 | 1 | 2 | 1 | 2 | 1 | 2 | 4 | 08/014 |
| bry | 1 | 1 | 2 | 1 | 1 | 1 | 1 | 4 | 08/012 |
| iod | 1 | 2 | 2 | 1 | 2 | 1 | 1 | 2 | 08/012 |
| merc | 4 | 4 | 3 | 3 | - | 4 | 2 | 4 | 07/024 |
| sil | 4 | 4 | 1 | 3 | 2 | 4 | - | 5 | 07/023 |
| lyc | 3 | 3 | 2 | 3 | 2 | 3 | - | 4 | 07/020 |
| ars | 3 | 2 | 2 | 2 | - | 2 | 1 | 5 | 07/017 |
| nux-v | 3 | 2 | 3 | 2 | - | 2 | 1 | 4 | 07/017 |
| kali-i | 2 | 2 | 3 | 2 | 2 | 2 | - | 3 | 07/016 |
| nat-m | 2 | - | 2 | 1 | 3 | 1 | 3 | 4 | 07/016 |
| phos | 2 | 2 | 2 | 1 | 1 | - | 2 | 5 | 07/015 |
| sang | 2 | 2 | 1 | 2 | 1 | 2 | - | 3 | 07/013 |
| kali-chl | 2 | 1 | - | 2 | 2 | 2 | 2 | 1 | 07/012 |
| bell | 1 | 1 | 1 | 1 | - | 1 | 1 | 5 | 07/011 |
| stict | 2 | 2 | 2 | 1 | - | 1 | 2 | 1 | 07/011 |
| mez | 1 | 1 | 1 | - | 2 | 1 | 1 | 3 | 07/010 |
| merc-i-f | 1 | 2 | 1 | 1 | 2 | 1 | 1 | - | 07/009 |

```
puls      3 2 2 3 - 2 - 5  06/017
med       3 3 3 - 3 - 1 1  06/014
calc-s    1 - 3 - 2 2 2 2  06/012
spig      1 1 - - 1 1 2 4  06/010
aur       1 - 2 1 2 1 - 2  06/009
cinnb     1 1 - 1 1 - 1 1  06/006
sabad     1 - 1 1 - 1 1 1  06/006
teucr     1 1 1 1 - 1 - 1  06/006
ferr-p    1 - 1 - 3 - 1 5  05/011
nat-s     2 - - - 2 2 2 3  05/011
dulc      2 - 3 - 1 - 1 2  05/009
nit-ac    2 - - 1 2 - 2 2  05/009
sep       1 - - - 3 1 1 3  05/009
alum      1 - 2 - 2 - 1 2  05/008
graph     1 - 3 - 1 - 1 2  05/008
mang      1 - 2 - 2 - 2 1  05/008
asaf      1 2 - 1 - 2 - 1  05/007
euphr     1 - 3 - 1 - 1 1  05/007
kali-c    1 1 2 - 2 - - 1  05/007
```

### Indicações das terapêuticas

#### Bruckner

- Quando a sinusite é aguda o melhor remédio é Hydrastis; se o corrimento for purulento dê-se Silicea, Hepar ou Pulsatila. Quando crônica dê-se calcarea sulfúrica nos adultos e Calcarea carbônica nas crianças. Bruckner.

#### Vijnosky

- Kali bicromicum; silicea; corallium rubrum; mercurius; bryonia; hydrastis; cuprum; hepar; kali muriaticum; pulsatila.

## Respiratórios

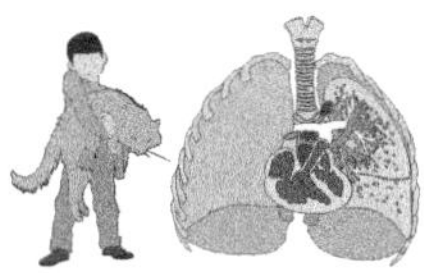

- Dispnéia. Dor. Tosse. Expectoração. Hemoptise. Rouquidão. "Chiado". Asma. Tosse. Infecção das Vias Áreas Superiores. IVAS. Resfriados. Laringite. Bronquite. Pneumonia. Laringite. Laringo-traqueíte.

## Asma

### Repertorização do perfil Psicosomático do Asmático

```
1-ASMA em geral -              351r
2-ABANDONO sensacao -          167r
3-DESAMPARO sentimento de;     102r
4-CONSIGO_antagonismo           49r
5-ANTECIPACAO  transtornos     163r
6-SUPRESSAO repressao emocoes  71r
7-SENSIVEL_repreensoes censur  75r
8-INDEPENDENTE (independent)   28r
----------------------------------
  Sintomas 1 2 3 4 5 6 7 8  St/Pts
----------------------------------
  sep      5 4 2 5 1 1 3 4  08/025
  lyc      5 2 4 1 5 2 4 1  08/024
  plat     1 4 1 4 1 1 4 4  08/020
  kali-c   5 4 3 5 3 - 2 4  07/026
  calc     4 4 4 - 5 2 4 2  07/025
  puls     5 4 4 1 4 3 3 -  07/024
  anac     1 3 4 5 4 1 2 -  07/020
  nux-v    5 2 1 - 3 1 4 3  07/019
  lach     4 4 1 3 2 - 2 2  07/018
  nat-m    2 3 - 1 4 3 4 1  07/018
  chin     3 4 - 1 2 2 3 1  07/016
  ign      2 2 1 1 3 3 4 -  07/016
  gels     2 1 3 1 5 2 1 -  07/015
  thuj     4 4 3 3 4 - 4 -  06/022
  carc     3 2 2 - 5 3 4 -  06/019
  ars      5 4 3 - 4 1 1 -  06/018
  aur      2 4 - 5 3 3 - 1  06/018
  bar-c    2 4 3 1 4 - 4 -  06/018
  sil      4 1 3 1 5 - 4 -  06/018
  med      4 2 1 - 5 - 3 1  06/016
  phos     4 1 4 2 4 1 - -  06/016
  stram    3 4 4 - 2 1 2 -  06/016
```

## Rubricas agudas do repertório do GEHSH

### ASMA_alérgica (hayfever with asthmatic breathing) 54r

ail ALL.C Ambr ambro apis Aral ARS ARS.I arum.t Bad camph Carb.v CARC caust chin.ar cycl Dulc eucal euph Euphr gels grin hydr.ac IOD Ip kali.bi kali.fcy Kali.i kali.p Lach linu.u lob mosch Naja nat.m Nat.s nuph NUX.V Ol.an Op plb psor Puls Sabad sang sep Sil Sin.n stict sul.i sulph ter THUJ Tub

### ASMA_brônquica (Boger) 45r

acon ANT.T ARS bar.c bell BLATTA blatta.a BRY calad CALC caps Cham CHIN con CUPR cupr.a DULC Erio eucal FERR GRAPH grin Hep hippoz Ip kali.i kali.m LACH Lob merc nat.s nux.v onis PHOS podo PULS sabal SENEG SEP Sil STANN SULPH syc syph zinc

### ASMA_cardíaca 18r

acon.f ADON AML.NS arn ars.i Cact crot.h DIG digin Eucal Grin kali.n Lob NAJA QUEB Spong stroph.h sumb

### ASMA_constituição (RM) 29r

Ambr Arg.n ARS Ars.i asaf Aur blatta calc Carc Colch eucal grin iod Ip kali.ar KALI.C Kali.i kali.n LOB MERC Mosch NAT.S phos Puls samb sil spong Sulph TUB

### ASMA_Crianças em 53r

Acon AMBR ANT.T ARS bcg BELL BLATTA Calc calc.p camph carb.v CARC CHAM chin cist COFF Cupr form.ac graph HED hep ign IP kali.br KALI.C kali.i KALI.N KALI.S Lach lob LYC MED merc.sul Mosch nat.m NAT.S NUX.M Nux.v OP PHOS PSOR PULS SAMB sanic Sil stram Sulph syc THUJ thymu TUB tub.a vib

### ASMA_crises, durante as 22r

ACON ANT.T ARS bell BLATTA bry CAMPH Cham chin CUPR Grin hydr.ac IP KALI.C LACH lob MOSCH nux.m Nux.v OP Puls SAMB

### ASMA_espasmódica, convulsiva 73r

agar am.c ambr ang ant.c ANT.T arg.n ARS Asaf bapt BELL brom bry Cact camph cann.i caust cham chin cic Cocc coff coff.t con CUPR Dros Ferr ferr.p Gels Graph guaj Hydr.ac HYOS Ictod ign IP Kali.br KALI.C LACH laur led lil.t LOB lyc MAG.P Meph merc Mez MOSCH nat.s nux.m NUX.V Op ph.ac phos plat Plb puls raph rumx SAMB Sars Sep Spong stann STRAM SULPH Sumb Tab VALER verat ZINC zinc.p

**ASMA_HISTÉRICA 29R**

acon Ambr Anac apis ars ASAF aur bell caul caust cham cocc coff con cupr ign ip Lach lil.t lob MOSCH NUX.M nux.v phos PULS stann stram sulph sumb

**ASMA_NERVOSA 55R**

acon Ambr Aml.ns ant.t arg.n ars ASAF aur bar.c Bell blatta carc caust cham chin.s cina cist coca Cocc coff con Cupr form gels grin Hydr.ac ign Ip kali.br Kali.p Kreos lach levo Lob LYC MAG.P merc Mosch nat.m Nux.m Nux.v OL.AN pall plat puls sil spong stram Sumb syph tela tet thymu Valer verat

**ASMA_PERIÓDICA 20R**

All.s Alum Ant.t ARS Asaf Carb.v Chel Chin chin.ar ferr Hydr.ac ign ip nux.v Phos Plb Seneg sulph tab thuj

**ASMA_PREVENÇÃO DA RECIDIVA (BOGER) 28R**

Am.c ANT.C ARS bac CALC carb.v Caust chin chin.ar Cupr ferr Graph ip KALI.C Lach LYC Med NAT.S NIT.AC NUX.V Phos sep Sil Stann SULPH Thuj tub zinc

**ASMA_TÍMICA = LARINGISMO ESTRIDULOSO 85R**

acet.ac ACON Agar alum Am.c am.caust ambr Ant.c ANT.T Ars ars.i arum.d arum.t arund Asaf aur aur.i BELL Brom calc calc.f calc.i calc.p carb.v cham Chel chin Chlor cic Coff CON Cor.r crot.h Cupr dig dros ferr GELS gran guaj guare HEP hydr.ac hyos ictod IGN Iod IP kali.br lac.ac Lach laur lob Mag.p Mang med meny MEPH MERC merc.c MOSCH naja PHOS phyt plat.m puls SAMB sang sars SENEG Sil SPONG stram stry sul.i sulph syc Tab Tarent ter thuj VERAT vesp visc Zinc

**ASMA_UMIDA (HUMID, PITUITOUS) 58R**

acon Ant.i ANT.T ARS arum.t Asc.t Bac bar.c bell BLATTA blatta.a Bry calad Calc cann.i caps CHIN con Cupr cupr.a dig DULC Erio eucal euph Ferr Graph Grin hep hyper iod Ip Kali.bi Kali.br kali.i Kali.m Kali.s Lach Lob merc Nat.s nux.v onis Phos podo PULS sabal Samb sang SENEG SEP sil STANN Sulph syc Thuj Zinc zing

## INDICAÇÕES DAS TERAPÊUTICAS

### BRUCKNER

- Deve-se primeiro investigar a causa ocasional, em especial nos casos agudos.
- Se a asma depende de uma congestão sanguinea pulmonar dê-se Aconitum, Belladona, Glonoinum, Nux vomica, Phosphorus ou Sulphur.
- Se o peito está cheio de mucosidades viscosas e há estertor mucoso dê-se: Antimonium tartaricum, China, Cuprum, Hepar, Ipeca, Lycopodium ou Stannun.
- Se não se descobrir causa alguma dê-se Ipeca em doses repetidas. Se não aliviar escolha-se dentre os seguintes remédios: Sambucus, Lobelia, Senega, Passiflora, Viscum album ou Aconitum. todos em Tintura mãe ou então iodoformiu na 2CH ou Cuprum na 12CH. Às crianças dê-se moschus.

### AULA DO PROFESSOR ALFREDO EUGÊNIO

**Crises com broncoespasmo predominante**

- REINO VEGETAL: Lobelia; Bryonia; Drosera; Cactus; Amni visnaga; Sambucus; Valeriana.
- REINO MINERAL: Cuprum; Cuprum arsenicosum; Cuprum aceticum; Hydrocianic ac.; Mag.p; Naphtalinum; [am.c; ant.t; carb.v; nat.s].
- REINO ANIMAL: Spongia; moschus.

**Crises com elemento catarral dominante**

- REINO VEGETAL: Eriodictyion; Ipeca; Pulsatila; Senega; Squilla; Grindelia.
- REINO MINERAL: Antimonium arsenicosum; Antimonium tartaricum; Kali carbonicum

### VANNIER

- Antimonium tartaricum 6CH e 30CH; Aralia racemosa 6CH; Arsenicum album 30CH; Kali carbonicum 30CH; Lachesis 30CH e 20)CH; Lobelia 6CH; Senega 6CH; Sulphur 30CH e 200CH; Thuja 200CH. Natrum sulfuricum; Lycopodium; Tuberculinum.

## Coqueluche

Acon agar ALL-C alum am-br Am-c am-pic Ambr ambro Anac Anan ang ant-c Ant-t Arg-n Arn Ars ars-i ars-s-f arum-t Asaf asar asc-c bad Bar-c bar-m BELL Brom Bry Calc Calc-p caps Carb-ac Carb-an CARB-V Carbn-s carc cast CAST-V Caust Cham chel Chin chlol Chlor CINA COC-C con Cor-r Crot-h CUPR cupr-a cupr-ar dig dios DIRC DROS Dulc euph Euphr Ferr ferr-ar Ferr-p Graph grin guare Hep Hippoz hydr-ac Hyos hyper ictod IGN ind indg iod IP just Kali-bi kali-br KALI-C kali-chl kali-i kali-m Kali-p KALI-S kali-sil Kreos Lact laur Led Lob Lyc Mag-m mag-p MEPH merc Mez mosch mur-ac napht Naphtin nat-c Nat-m nicc Nit-ac NUX-V op osm oxyg par passi ph-ac phel PHOS podo PULS rhus-t Rumx ruta Samb SANG sec senec Seneg Sep Sil spig Spong Squil Stann stict stram sul-ac Sulph syph Tab thymu Tong trif-p tub urt-u vac VERAT verat-v viol-o Visc zinc zinc-p.

- Início: a criança pode iniciar com um resfriado comum, com corrimento nasal claro, lacrimejamento não irritante, justificando Allium cepa. Ou por tosse seca, violenta, noturna, com vermelhidão da face tipo Belladona. Ou por estado náuseoso jutificando Ipeca.
- Período de estado: veja as indicações de Drosera ou Coccus cacti.
- Final: veja as indicações de Corallium rubrum ou Kali bichromicum.

Quando persistem sintomas após a coqueluche: considere Pertussin 200CH.

Vijnosvky indica: Carbo vetabilis (um dos melhores medicamentos no início da coqueluche). Castanea vesca (no início). Drosera (dose única). Coccus cacti. Corallium rubrum. Cuprum. Ipeca. Mephitis. Naphtalinum. Pertussin. Veja na unidade de Materia Medica as caracteristicas de cada um.

## Pneumonia

- Memorize a matéria médica regional aguda dos medicamentos em caixa alta. Veja nos repertórios: a lateralidade, as modalidades e os concomitantes.

### INFLAMAÇÃO_PULMÃO = PNEUMONIA 155R

ACON aegl Aesc Agar All.c am.c Am.i ammc Ant.ar Ant.c Ant.i ant.s.aur ANT.T Apis apom Arg.n Arn ARS ARS.I ars.s.f ARUM.T asaf asc.t aur aur.m Bac Bad bar.c Bar.i BELL Benz.ac beryl both Brom BRY Cact cadm.m Calc Calc.i Calc.s calc.sil camph CANN.S canth Caps Carb.ac Carb.an CARB.V Carbn.s carc Cham CHEL CHIN chin.b Chlor cina coff Con cop corn crot.h Cupr Dig dros dulc Elaps eup.per Ferr Ferr.ar Ferr.i FERR.P Gels glyc grin

HEP Hippoz Hyos hyper ign Iod IP kali.ar Kali.bi Kali.br KALI.C Kali.chl Kali.i kali.m Kali.n Kali.p Kali.s Kreos Lach Lachn Laur led LOB LYC lycps MERC merc.cy Mill morg mur.ac myos.s myrt.c nat.ar Nat.m Nat.s Nit.ac Nux.v Op ox.ac Ph.ac PHOS Phos.ti phys plb pneu podo Psor PULS pyrog ran.b RHUS.T rumx Sabad samb Sang sec senec SENEG SEP Sil solin spig spong Squil stann stann.i Stram stroph.h stry sul.ac sul.i SULPH syc Ter Tub Tub.a Tub.k urt.u VERAT VERAT.V x.ray

**INFLAMAÇÃO_PULMÃO_FASE CONGESTIVA E DE INVASÃO 17R**

ACON Aesc BELL both BRY Chin FERR.P gels Iod kali.i Lach Lyc PHOS sang sil SULPH verat.v

**INFLAMAÇÃO_PULMÃO_FASE CONSOLIDAÇÃO 10R**

ANT.T BRY Iod kali.i kali.m lach lyc PHOS sang SULPH

**INFLAMAÇÃO_PULMÃO_HEPATIZAÇÃO 29R**

ant.s.aur ant.t bac Brom Bry Cact calc calc.s Camph CHEL ferr Iod Kali.c Kali.chl Kali.i kali.m kali.p Lach Lob Lyc merc Myrt.c Nux.v op PHOS Sang SULPH Ter Tub

**INFLAMAÇÃO_PULMÃO_FASE RESOLUÇÃO 21R**

Ant.t ars Ars.i bar.c carb.v CHEL Hep iod ip kali.c Kali.i Kali.s Lyc nat.s Phos Sang sil spong squil stann.i Sulph

**INFLAMAÇÃO_PULMÃO_FASE CONVALESCENÇA 13R**

ars bry calc carb.v carc KALI.C Lyc morg PHOS pneu sang Sil SULPH

**INFLAMAÇÃO_PULMÃO_BRONCO.PNEUMONIA (BOERICKE) 21R**

Acon Am.i Ant.ar Ant.t ars Ars.i Bell BRY CHEL ferr.p glyc iod Ip kali.c kreos Phos phos.ti puls squil Tub Tub.a

**INFLAMAÇÃO_PULMÃO_PLEURO.PNEUMONIA 19R**

ANT.T Asaf BRY Calc Camph Caps Chin Dulc Ferr Hep Iod Kali.i Lach PHOS ran.b Rhus.t Seneg Sulph tub

**INFLAMAÇÃO_PULMÃO_CRIANÇAS PEQUENAS 20R**

Acon ANT.T bell BRY calc carc Ferr.p hep IP Kali.c kreos Lob Lyc Merc Nux.v op PHOS SULPH tub Tub.a

**INFLAMAÇÃO_PULMÃO_VELHICE 27R**

ACON Ant.ar Ant.t ars BELL BRY Carb.v Cham CHEL Dig Ferr FERR.P Gels Hyos Ip Kali.c lach lyc MERC Nat.s Nit.ac Nux.v op phos Seneg Sulph verat

### INFLAMAÇÃO_PULMÃO_DESCUIDADA, PROLONGADA 32R

AM.C Ant.i ant.s.aur Ant.t Ars ARS.I aur Bry Calc Calc.s carb.v carc chin hep KALI.C kali.i Kali.n LACH Lob LYC morg nit.ac PHOS plb pyrog Sang Sep SIL stann sul.ac sul.i SULPH

### INFLAMAÇÃO_PULMÃO_TIFÓIDE 30R

acon ANT.T ARN ARS ARUM.T Bad bell Benz.ac BRY cann.s chin Hyos lach lachn Laur LYC merc merc.cy nat.m Nit.ac nux.v OP PHOS puls Rhus.t Sang STRAM SULPH Ter VERAT

#### REPERTORIZACAO DOS SINTOMAS PATOGNOMÔNICOS

```
1-INFLAMACAO_pulmao = pneumonia (Pulmões)           154r
2-INFLAMACAO_pleura = pleurisy                   -   94r
3-INFLAMACAO_pulmao_pleuro-pneumonia (pleurapne-   19r
4-INFLAMACAO_pulmao_bronco-pneumonia (8)         -   20r
5-HIDROPSIA_pleura (hidropsia)                   -   53r
6-SUPURACAO_pleura (empiema) (empyema)           -   35r
7-ABSCESSO_pulmao (Pulmões abscess)              -   38r
8-EXPECTORACAO_purulenta (expectoration purulen-  128r
9-FEBRE em geral (Febre in general)              -  442r
```

| Sintomas | 1 | 2 | 3 | 4 | 5 | 6 | 7 | 8 | 9 | St/Pts |
|---|---|---|---|---|---|---|---|---|---|---|
| **phos** | **5** | **3** | **3** | **2** | **1** | **2** | **3** | **4** | **5** | **09/028** |
| tub | 2 | 1 | 1 | 2 | 2 | 1 | 2 | 1 | 3 | 09/015 |
| iod | 2 | 1 | 2 | 1 | 2 | 1 | 1 | 1 | 2 | 09/013 |
| sulph | 4 | 3 | 2 | - | 2 | 3 | 2 | 4 | 4 | 08/024 |
| calc | 2 | 2 | 2 | - | 1 | 2 | 3 | 4 | 4 | 08/020 |
| kali-c | 3 | 3 | - | 1 | 3 | 2 | 2 | 4 | 1 | 08/019 |
| chin | 3 | 2 | 2 | - | 1 | 2 | 1 | 4 | 3 | 08/018 |
| lach | 2 | 3 | 2 | - | 2 | 2 | 2 | 2 | 3 | 08/018 |
| ars-i | 3 | 2 | - | 2 | 1 | 2 | 1 | 2 | 3 | 08/016 |
| bry | 5 | 5 | 4 | 4 | 3 | - | - | 1 | 4 | 07/026 |
| ars | 4 | 2 | - | 1 | 3 | 3 | - | 2 | 5 | 07/020 |
| hep | 3 | 2 | 2 | - | - | 2 | 3 | 3 | 5 | 07/020 |
| sil | 2 | 1 | - | - | 2 | 3 | 3 | 4 | 5 | 07/020 |
| lyc | 4 | 1 | - | - | 3 | 1 | 2 | 4 | 4 | 07/019 |
| merc | 3 | 2 | - | - | 2 | 3 | 2 | 3 | 4 | 07/019 |
| ant-t | 4 | 1 | 3 | 2 | 2 | - | - | 2 | 4 | 07/018 |
| bell | 3 | 2 | - | 2 | - | 1 | 1 | 1 | 5 | 07/015 |
| carb-v | 3 | 2 | - | - | 2 | 2 | 1 | 3 | 1 | 07/014 |
| acon | 4 | 4 | - | 2 | - | - | 1 | 1 | 5 | 06/017 |
| puls | 3 | 2 | - | 1 | - | - | 2 | 3 | 5 | 06/016 |
| sep | 3 | 1 | - | - | - | 2 | 1 | 4 | 3 | 06/014 |
| nit-ac | 2 | 2 | - | - | - | 2 | 1 | 4 | 2 | 06/013 |
| squil | 2 | 3 | - | 1 | 2 | - | - | 1 | 4 | 06/013 |
| carbn-s | 2 | 2 | - | - | 2 | 2 | - | 2 | 2 | 06/012 |

| | | | | | | | | | |
|---|---|---|---|---|---|---|---|---|---|
| dig | 2 | 2 | - | - | 2 | 1 | - | 2 | 3 06/012 |
| ferr | 2 | 1 | 2 | - | - | 1 | - | 2 | 4 06/012 |
| kali-i | 2 | 2 | 2 | - | 2 | - | - | 1 | 3 06/012 |
| ip | 3 | 1 | - | 2 | - | 1 | - | 1 | 3 06/011 |
| sang | 2 | 2 | - | - | 2 | - | 1 | 1 | 3 06/011 |
| dulc | 1 | 2 | 2 | - | 2 | - | - | 1 | 2 06/010 |
| apis | 2 | 3 | - | - | 3 | 1 | - | - | 3 05/012 |
| ferr-p | 3 | 2 | - | 1 | - | - | - | 1 | 5 05/012 |
| kali-s | 2 | 2 | - | - | - | 3 | - | 2 | 3 05/012 |
| arn | 2 | 3 | - | - | - | 1 | - | 2 | 3 05/011 |
| carb-an | 2 | 3 | - | - | - | 1 | - | 2 | 3 05/011 |
| rhus-t | 3 | 1 | 2 | - | - | - | - | 2 | 3 05/011 |
| seneg | 3 | 3 | 2 | - | 2 | - | - | - | 1 05/011 |
| calc-s | 2 | - | - | - | - | 3 | 1 | 2 | 2 05/010 |
| nat-m | 2 | 1 | - | - | 2 | - | - | 1 | 4 05/010 |
| kali-p | 2 | 1 | - | - | - | - | 1 | 2 | 3 05/009 |
| psor | 2 | - | - | - | 2 | - | 2 | 1 | 2 05/009 |
| pyrog | 1 | - | - | - | - | 1 | 1 | 1 | 5 05/009 |
| bac | 2 | 1 | - | - | - | - | 1 | 2 | 2 05/008 |
| nat-s | 2 | 1 | - | - | - | 1 | - | 1 | 3 05/008 |
| op | 2 | 1 | - | - | 1 | - | - | 1 | 3 05/008 |
| asaf | 1 | - | 2 | - | 2 | - | - | 1 | 1 05/007 |
| kali-ar | 1 | 2 | - | - | 2 | - | - | 1 | 1 05/007 |
| led | 1 | 1 | - | - | - | - | 2 | 1 | 2 05/007 |

**MATÉRIA MÉDICA REGIONAL**

- ACONITUM - No início de toda inflamação pulmonar ou pleural. Dor aguda, seguida a exposição ao frio. Paciente agitado, inquieto, com medo da morte. Febre intensa e pele seca. A indicação de aconitum cessa quando vem a transpiração. Depois de Aconitum vem a indicação de Bryonia.
- ANTIMONIUM TARTARICUM - Respiração acelerada, abdominal, ruidosa, dispnéica. Estertores que se escutam à distância, grande acumulo de muco com incapacidade para expectorá-lo, pela diminuição do poder expulsivo.
- ARSENICUM ALBUM - Casos graves com derrame pleural abundante, que se instala rapidamente, com dispnéia intensa, pior entre 1 e 3 hs. Paciente agitado e ansioso. Pneumonia dos lóbulos posteriores.
- BRYONIA - Estágios iniciais da pneumonia. Segue imediatamente a Aconitum. Febre alta, dores agudas, melhor pelo repouso e deitado sobre o lado doente. sede para grandes quantidades. Grande indicação no derrame pleural.
- KALI CARBONICUM - Pneumonia crônica. Tropismo pela base do pulmão direito. Útil na fase de hepatização ou quando termina a pneumonia.

- LYCOPODIUM - Pneumonias negligenciadas, com grande Dispnéia, batimento das asas do nariz e presença de estertores.
- PHOSPHORUS - Um dos mais destacados medicamentos da pneumonia, principalmente do lado direito.
- SULPHUR - Valioso nos estágios posteriores da pneumonia, quando o processo infeccioso não se resolve. Segue bem a Bryonia no derrame pleural.

### INDICAÇÕES DAS TERAPÊUTICAS

### BRUCKNER

Os medicamentos mais indicados na pneumonia são:

- Aconitum; Belladona - depois de aconitum e quando predominam os sintomas cerebrais.
- Bryonia - Dr. Hughes diz que Bryonia na 1x, dada logo no comêço aborta a pneumonia. Durante o curso da moléstia pode-se dar Bryonia 12CH de dia e Phosphorus 12CH à noite.
- Mercurius - emprega-se geralmente depois de Bryonia.
- Phosphorus - quando a prostração de forças vem com grande rapidez.
- Sulphur - depois de mercurius ou phosphorus, quando estes medicamentos minorarem os sintomas mais agudos.
- Na pleuropneumonia alterne-se Bryonia com Antimonium tartaricum.
- Além destes remédios alguns autores preconizam a alternância de Ferrum phosphoricum e Kali muriaticum ou então Iodium só. Dr. Hughes alterna Aconitum e Phosphorus.
- Com estes medicamentos cura-se geralmente a pneumonia que segue um curso normal, ainda que seja lento e insidioso. Contra os desvios do curso normal e suas complicações estão indicados os seguintes medicamentos: Arsenicum; Carbo vegetabilis; China; Lachesis; Lycopodium Rhus-t; Stramonium; Antimonium tartaricum.

### LEON VANNIER – REMÉDIOS DOS ESTADOS AGUDOS

descreve a utilização de nove medicamentos nas diversas fases do processo pneumônico:

- Acon; Bell; Ferr-p — Fase inicial.
- Bry; Ip; Sulph — Período de estado.
- Arum- t; Phos; Ant- t. — Formas graves.

## Cardiovasculares

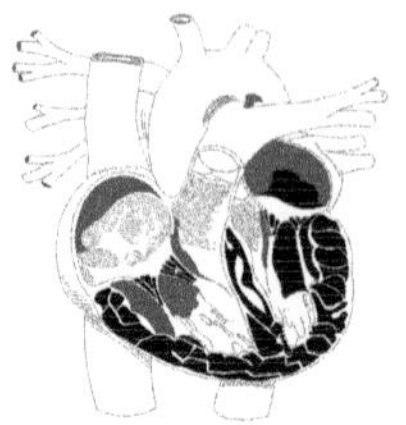

- Dispnéia. Dor. Cianose. Palpitação. Edema. Hemoptise. Tosse. Cansaço. Anorexia. Manifestações encefálicas: lipotimias e síncope. Raynauld. Claudicação intermitente.
- Insuficiência coronária aguda. Crise hipertensiva. Edema agudo do pulmão. Arritmias. Doença pericárdica aguda.

### Angina do peito

Nas grandes crises de angina do peito, mais ainda quando ocorre Infarto do miocárdio ou quando há insuficiência cardíaca é indispensável recorrer à terapêutica tradicional, seja isoladamente ou combinada progressivamente com o tratamento homeopático. Roger Pernot. En *Traitment Homéopathique des troubles et afecções du Coeur.*

### Angina Pectoris

acet.ac Acon aconin Adren agar Am.c Aml.ns anac ang Apis apoc arg.cy Arg.n Arn ARS Ars.i asaf asar asim Aur Aur.m bell bism bry CACT calc.f calc.hp camph carb.an Carb.v caust Cere.b Chel chim.m chin Chin.ar Chin.s chlol chlor chr.ac Cimic coca cocain coff conv crat crot.h crot.t Cupr Cupr.a Cupr.ar Cupr.m Dig Dios foll gels Glon haem Hep Hydr.ac iod ip Jug.c Kali.c kali.i kali.p Kalm Lach lact LAT.M Laur lil.t lith.c lob Lyc Mag.p magn.gr mand Med merc mez morg morph Mosch NAJA Nat.i nat.n nit.s.d Nux.v olnd Ox.ac petr Phos phyt pip.n plb prot prun Rhus.t Samb samb.c saroth Sec sep Spig Spong Squil staph stict Stram stront.c stront.i stry sulph syph Tab Tarent thea Ther thyr valer Verat verat.v vib wies zinc zinc.val

#### Indicações das terapêuticas

#### Vijnovsky

- Arsenicum album; Cactus grandiflorus; Lactrodectus mactans; spigelia; Tabacum. Dioscorea; Lilium tigrinum; Naja; Oxalic acidum; Spongia.

### Roger Pernot

1. Dor no peito: Cact; Cere.b; Lact.m; Naja. Arg.n; Crat; Tab. Ther.
2. Estado pre-cordial: Cact; Naja. Ars; Crat; Lach; Lil.t
3. Irradiação dolorosa para o braço esquerdo: Acon; Cact; Kalm; Lact.m; Naja; Ox.ac; Rhus.t; Spig; Sumbul. Cimic; Crat; Lach; Tab; Ther.
4. Irradiação dolorosa para o braço direito: Lil.t; Phyt.
5. Irradiação dolorosa para os dois braços: Dios; Glon.
6. Com dormência (engourdissement) do braço esquerdo: Acon; Cact; Ox.ac; Sumbul.
7. Irradiação dolorosa para as costas (transfixante): Cupr; Kalm; Spig. Cere.b; Ther.
8. Com predominância de angústia: Acon; Ars; Lact.m; Naja. Aur; Camph; Spong; Ther.
9. Com predominância de insuficiência cardíaca: Camph; Lact.m; Verat. Acon; Ars; Aur; Glon; Lach; Spong.
10. Falsa angina do peito: Cact; Gels; Ign; Spig; Sumbul; Tab.

### Hipertensão arterial

- Distinguir entre o tratamento da doença hipertensiva crônica e as crises hipertensivas.

### HIPERTENSÃO (7) 103R

ACON Adon Adren agar Aml.ns anh ant.ar aran aran.ix arg.n ars asar aster AUR aur.br Aur.i Aur.m Aur.m.n Bar.c BAR.M cal.ren Calc calc.f calc.p caust Cere.b chin.s chlor chloram chlorpr choc coff con convo.s cortico cortiso CRAT cupr cupr.a cupr.ar cyna cyt.l Dig ergot esp.g fl.ac gels Glon Grat ign iod iris kali.c kali.m kali.p kali.sal kres Lach lat.m lyc lycps mag.c mand methys naja Nat.m nit.ac Nux.v onop ph.ac phos pic.ac pitu Plb plb.i psor pulm.a puls rad.br Rauw Reser rhus.t sang scop Sec sep sil squil staph Stront.c Stront.i Sulph Sumb Tab thal thlas thuj uran.n valer vanad Verat verat.v Visc

**MATERIA MEDICA**

- Glonoinum: crises hipertensivas. Hipertensão arterial dos idosos. Apoplexia iminente. Intensa congestão cerebral. Cefaléias intensas, pulsáteis, pior com movimento e sacudida. As dores vêm e vão com o sol.
- Aconitum: hipertensão, sem lesão. Age depressa e rapidamente em casos de hipertensão aguda. Mostra-se igualmente eficaz no início da endocardite, pericardite e da arterite com hipertensão.
- Belladona: crise hipertensiva de início brusco, com estado congestivo, eretismo vascular; cefaléia congestiva, pulsátil.
- Lycopus: eretismo cardíaco. Palpitações violentas audíveis e visíveis, com excessiva taquicardia. Piora com os esforços, por subir escadas, depois de excitação. Estes sintomas estão associados a cardiopatias e bócio exoftálmico.
- Strontium carbonicum: Hipertensión arterial con eretismo circulatorio (manifestado a través de violentas pulsaciones en las arterias) y con congestión cefálica, producto de oleadas de sangre a la cabeza y que se exterioriza por una cara roja y caliente con pulsaciones (peor por cualquier esfuerzo), y por cefalea pulsátiles (peor al anochecer y con la cabeza baja) o tensivas, como si el cuero cabelludo estuviera apretado o la cabeza se expandiera de dentro afuera; a veces con vértigo y náuseas. Este cuadro, indicativo de una crisis hipertensiva con un cuadro de apoplejia inminente, tiene como característica fundamental y paradojal la mejoría por el calor en todas sus formas, local y general, ya por abrigarse mucho o por el calor del sol o por baños calientes de inmersión o por poner las manos en agua caliente; en cambio, se agrava por el aire frío, por cualquier corriente de aire en la cabeza (no las tolera), o al destaparse o por esfuerzos. Arterioesclerosis. (Vijnovsky)
- Spigelia: Cardiopatias orgânicas. Miocardite, pericardites, endocardites, reumáticas; com sopros em lesões valvulares. Infarto do miocárdio com dores anginosas violentas. Dores tóraxicas como por agulhas, sincrônicas com o pulso, agravadas pelo movimento, no tempo frio e úmido. Nevralgias intercostais. Dispnéia, pior deitado do lado esquerdo, melhor do lado direito com a cabeça levantada.
- Iodium: hipertensão associada com congestão nasal aguda.
- Serum anguile: hipertensão com oligúria, sem edema.
- Tabacum: crise hipertensiva com prostração ou desfalecimento; com náuseas, palidez facial, vertigem, suores frios.

- Uranium nitricum: hipertensão com edema.
- Veratrum viride: Crises agudas de hipertensão arterial com congestão cerebral violenta e brusca, com cefaléia intensa, cabeça quente e pesada, olhos hiperemiados e batimentos arteriais vísiveis no pescoço e no corpo. Útil para pessoas pletóricas e sanguíneas. Cefaléias e enxaquecas com as característica acima.
- Viscum album: insuficiência valvular . Hipertrofia do coração . Hipertensão arterial com albuminúria.Os transtornos apontam principalmente para perturbações nervosas, cardíacas e circulátorias, acompanhando-se de reumatismo

## DIGESTIVOS

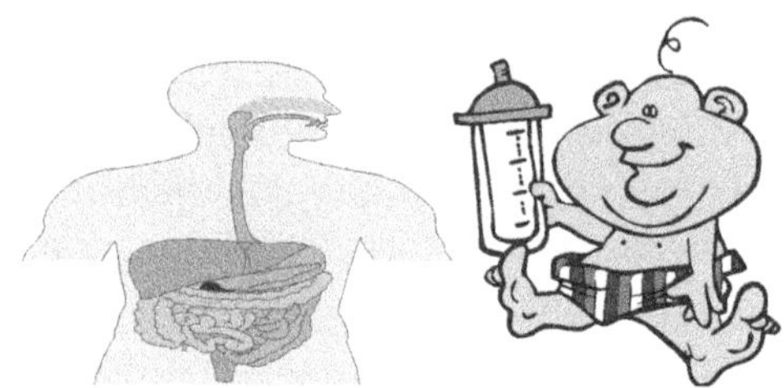

### CÓLICAS DO BEBÊ

**DOR_CÓLICA_BEBÊS (CRIANÇAS) 44R**

acon aeth ALL.C ANIS ARG.N asaf asim Aur BAR.C bell bov bry calc.p Carb.ac carb.v Catar caust CHAM Chin cina COLOC Cupr DIOS Ign ip Jal kali.br Kali.c LYC Mag.c Mag.m MAG.P menth Nat.s nepet nux.m NUX.V plb rheum SENN stann staph SULPH verat

- **TRATAMENTO HOMEOPÁTICO DAS AFECÇÕES E ENFERMIDADES AGUDAS . VIJNOVSKY**

- Aethusa cynapium: Cólicas em bebês que apresentam total intolerância ao leite, que vomitam em jorro com esforços bruscos, às vezes líquido ou em grandes coágulos ácidos amarelos ou verdes, ficando suados e sonolentos, como debilitado. Tem também diarréia esverdeada.

- Allium cepa: Cólicas em bebês com flatulência, ruídos no ventre, que está distendido, aliviado ao eliminar flatos. Segundo Kent, "é maravilhoso".

- Belladonna: Cólicas em bebês que vem e vão repentinamente; o bebê se retorce e se dobra, parecendo aliviar-se assim; tem o ventre tenso e distendido. Apresenta o rosto muito corado e quente e pulsações acentuadas nas carótidas e temporais. As cólicas melhoram deitando de bruços.

- Cataria nepeta: Cólicas em bebês com flexão das coxas, com contorções do corpo e gritos. Aconselha-se a dar em TM, 5 a 10 gotas/x.

- Chamomilla: Cólicas em bebês que gritam, se dobram, com distensão timpânica do ventre; com flatos que melhoram; com grande irritabilidade e choro, com verdadeiros acessos de cólera; mas que melhoram bastante quando carregados nos braços.

- Cina: Cólicas em bebês com ventre abaulado e duro, com umbigo muito sensível ao tato; com grande irritabilidade, gritos, intolerância ao toque ou às carícias; chora se o levam nos braços; coça continuamente o nariz ou coça-o no travesseiro ou no ombro da babá. Pode estar em relação com oxiuríase.
- Colocynthis: Cólicas em bebês que são aliviadas deitando sobre o ventre ou apoiando sobre algo duro ou dobrando-se; quando saem de qualquer uma destas posições, voltam a gritar e a chorar pela dor, com grande inquietação; com o ventre timpânico com borborigmos; com expulsão de gases que melhoram.
- Illicium: O anis estrelado é um dos bons medicamentos nas cólicas de bebês, especialmente nas cólicas flatulentas do 3o mês, com muito borborigmo e que aparece a intervalos regulares.
- Magnesia phosphorica: Com modalidades muito semelhantes a Colocynthis, as cólicas de bebês que são intensas e paroxísticas e faz com que ele dobre em dois para aliviar a dor, que também melhora pelo calor local, pela pressão e por fricções; com grande timpanismo, mas sem que a expulsão dos gases melhore.
- Senna: Muito útil nas cólicas de bebês quando a criança parece estar cheia de gases, com acúmulo de flatulência em distintas partes do ventre com dificuldade para expulsá-los; com choro, inquietação e insônia.

#### Homeopatia e Pediatria. Dr. Waltencir Linhares

"Quando alopata, usei todos os antiespasmódicos lançados na praça, sem êxito. Como homeopata, fiado nos clássicos, insisti com Colocynthis (que dobram para frente) e com Dioscorea (se dobram para trás). Resultados inconstantes. Procurei tentar meu caminho. Não estou totalmente satisfeito, mas recomendo Lycopodium 6CH ou Chamomila 6CH, 4 gotas 4 vezes por dia, com evidente melhora de muitos pacientes. Prefira chamomila quando a irritação, os gritos e o choro melhoram quando a criança for carregada no colo. Adote Lycopodium quando houver muitos gases que dão alívio ao serem expulsos. Kent afirmava que allium cepa é maravilhoso. Nunca experimentei. Vale a pena aconselhar tranquilidade aos pais, não chacoalhar, segurar a criança de bruços e afrouxar-lhe as roupas." Pg. 53. da quarta edição.

#### Homeopathie Infantile. Vallette. Ed. Masionneuve, 1974. vol I. Pag. 116

"Para Nash Colocynthis é a primeira indicação. Magnesia phosphorica é o medicamento mais próximo de colocynthis. Staphisagria, quando o bebê é colérico e não melhora por aplicações quentes. Bovista, quando se acalma pela compressão. Veratrum quando há transpiração fria. Stannun melhora dobrando em dois, mas é sobretudo acalmado pela compressão do abdômen. Jalapa quando as cólicas são noturnas predomiantemente. Plumbum quando o abdomen é retraído (Kent indica também Natrum sulfuricum). Quando há muito meteorismo: nux moschata, nux-vomica ou china. Para Kent os 3 medicamentos principais do meteorismo abdominal doloroso são sulphur, baryta carbônica e causticum."

### Homeopathie infantile pratique. Valette

- Nux vomica. Chamomila. Se diarréia: Cuprum; colocynthis; Dioscorea; Jalapa. Se constipação ou pelo menos, sem diarréia: Mag-p; Bry; Plumbum (vetnre retraído); Kali-c (Ventre abaulado)

## Diarréia aguda

### Diarréia em crianças 92r

acet.ac Acon AETH Agar agn Ammc ant.c apis Arg.n Ars ARUND asc.t Bac bapt bar.c Benz.ac BISM bor bry CALC calc.a calc.ar calc.br Calc.p CALC.S camph camph.br carb.v carc CHAM chin Cina Coloc crot.t Dulc elat Ferr Form gamb graph grat guar hell hep iod IP Iris Jal kali.br kali.p kreos lach laur lyc lyss Mag.c MAG.M med MERC merc.c merc.d Mez moni Nat.m nit.ac nux.m nux.v olnd op paull ph.ac Phos PODO PSOR Puls RHEUM rhus.t sabad samb sec senn sep SIL stann Staph STRAM sul.ac SULPH Tub Valer verat zinc

### Diarréia dentição, durante a 53r

ACET.AC Acon AETH Apis apoc Arg.n Ars ARUND Bell benz.ac Bor CALC calc.a Calc.p canth carb.v CHAM chin Cina Coff colch Coloc corn cund cupr DULC FERR ferr.ar ferr.p Gels graph hell Hep ign Ip jal Kreos Mag.c Mag.p Merc nux.m olnd ph.ac phos Phyt Podo Psor RHEUM Sep SIL sul.ac Sulph zinc

### Diarréia após ficar resfriado 45r

acon Agra Aloe ant.t ars bar.c bar.s Bell Bry Calc camph Caust Cham chin chin.ar coff con cop DULC elat gamb graph Ip jatr lil.t merc Nat.ar Nat.c nat.s nit.ac NUX.M Nux.v op Ph.ac podo puls rhus.t rumx sang sel sep Sulph tub verat zing

### Diarréia após doença aguda

Carb.v Chin Psor Sulph

### DIARRÉIA NERVOSA – EM ANSIOSOS POR ANTECIPAÇÃO 65R

acon aeth ALOE Ant.c ant.t Apis arg.n arist.cl Arn Ars asar BRY calc.p camph carb.v carc Caust Cham chin cina cloth Cocc coch coff Coloc Crot.h crot.t dys ferr Gamb gels gnaph hydrog hyos ign ip Kali.p lac.mat lach lil.t lyc mag.m merc nat.s OP PETR Ph.ac phos pitu podo prot Puls pyrog raph Rob sep sil Staph Sul.ac sulph syc tab Thuj verat zinc

### DIARRÉIA VERÃO 54R

Acon Aeth Aloe ambro Ammc Ant.c Ars bapt Bell benz.ac bor BRY calc CAMPH caps Carb.v CHIN chin.ar cina coff colch Crot.h CROT.T Cuph Cupr Cupr.ar Ferr ferr.p GAMB Hyper Iod Ip iris Kali.bi kreos lach mag.c mag.s merc Mez mur.ac Nat.m nat.p NUX.M OLND Ph.ac Phos PODO Psor RHEUM Sec sil Sul.ac verat

### DIARRÉIA VELHOS 34R

ALOE ANT.C ant.t ARS ars.i bapt bar.c bov bry calc Carb.v Chin coff coff.t con crot.h Fl.ac GAMB indg iod kreos lach nat.m nat.s NIT.AC nux.v op phos rhus.t rumx ruta sec sul.i sulph

## GASTROENTERITE

### INFLAMAÇÃO_ESTÔMAGO_AGUDA 31R

Acon agar alum Ant.t Arg.n ARS Bapt Bell BISM Bry canth Cupr Ferr.p hed Hydr hyos Ip iris Kali.bi kali.chl merc merc.c NUX.V Ox.ac PHOS puls Rhus.t santin sin.a Verat zinc

### INFLAMAÇÃO_ESTÔMAGO_INTESTINO = GASTROENTERITE 18R

aloe alum alumn Arg.n ARS Bapt BISM BRY CACT chin Cupr merc merc.c cupr.m Phyt RHUS.T santin zinc

### INFLAMAÇÃO_INTESTINOS (INTESTINES) (RM) 54R

ACET.AC ACON alco aloe ang ANT.T APIS ARS asar asc.t BELL BRY Cact canth Cham chin Colch cop crot.h Cupr.a cupr.m cupr.s euph.c gamb gels grat Hydr hydr.ac hyos iris jal jug.c kali.i Kali.p kali.s kali.t Lach lol lyc lycps MERC MERC.C mez nuph Ox.ac phos phyt plb RHUS.T sabin Sulph TER urt.u verat.v

## REPERTORIZACAO DOS SINTOMAS PATOGNOMÔNICOS

```
1-INFLAMACAO_estomago_aguda (acute gastritis)  -  31r
2-INFLAMACAO_estomago_intestino (gastroenterite-  13r
3-INFLAMACAO_intestinos (intestines) (rm)      -  54r
4-APETITE_falta (appetite wanting)             - 287r
5-NAUSEA (Estômago nausea)                     - 461r
6-VOMITO (Vomitando in general)                - 444r
7-BORBORIGMO  (gurgling) (GN) (GH)             - 117r
8-DOR_colica_abdome (colic, cramping, griping) - 254r
 ------------------------------------------------------
 Sintomas 1 2 3 4 5 6 7 8  St/Pts
 ------------------------------------------------------
 ars      3 2 3 3 3 4 2 2  08/022
 merc     1 1 3 4 3 4 1 3  08/020
 bry      2 1 3 4 3 4 1 1  08/019
 rhus-t   2 2 3 3 4 1 1 1  08/017
 acon     2 - 3 2 2 3 3 3  07/018
 phos     3 - 1 3 3 4 2 2  07/018
 ant-t    2 - 3 1 4 4 1 1  07/016
 cupr     2 2 - 1 3 3 2 3  07/016
 arg-n    2 2 - 2 3 3 1 2  07/015
 merc-c   1 1 3 2 1 3 - 1  07/012
 zinc     1 1 - 1 3 2 1 1  07/010
 hyos     1 - 1 1 1 2 1 2  07/009
 canth    1 - 1 1 1 2 1 1  07/008
 nux-v    3 - - 4 4 4 3 4  06/022
 bell     2 - 3 3 3 4 - 4  06/019
 puls     1 - - 4 3 4 3 4  06/019
 bism     3 3 - 1 3 3 - 2  06/015
 iris     1 - 1 2 3 3 - 2  06/012
 bapt     2 2 - 2 2 1 - 2  06/011
 kali-bi  2 - - 3 2 2 1 1  06/011
 agar     1 - - 2 2 2 2 1  06/010
 alum     1 1 - 2 3 1 - 2  06/010
 hydr     2 - 2 2 2 1 - 1  06/010
 ox-ac    2 - 2 1 2 2 - 1  06/010
```

INDICAÇÕES DAS TERAPÊUTICAS

## HEPATITE

### INFLAMAÇÃO_FÍGADO 104R

ACON act.sp adlu alco aloe alum am.c ambr anag anan ant.c ant.t apis arn ARS ars.i asaf ASTAC aur Aur.m bapt BELL BRY Calc calc.f Camph canth CAPS carc CARD.M CHAM CHEL chelo chim CHIN cic COCC coloc Corn crot.h cub cupr dig Diosm eup.per fl.ac Graph Hep Hippoz hydr IGN iod kali.ar Kali.c kali.chl kali.i kali.n kali.p LACH LAUR lept LYC mag.c MAG.M mand mang med MERC merc.c merc.d nat.ar NAT.C Nat.m NAT.S Nit.ac nux.m NUX.V Ost petr ph.ac PHOS phyt plb Podo Psor ptel PULS ran.b ran.s rob sang sarr Sec sel sep sil STANN staph SULPH tab verat.v vip vip.a Wies

### INFLAMAÇÃO_FÍGADO_CRÔNICA 33R

adlu Arn ars aur bell Carc CARD.M chelo Corn crot.h iod kali.c LACH LYC Mag.m mand nat.c Nat.m NAT.S Nit.ac NUX.V PHOS Phyt Podo Psor Ptel puls ran.s sel Sil Stann SULPH vip.a

### SUPURAÇÃO_FÍGADO 24R

ars bell bry bufo chin.ar fl.ac HEP Kali.c Lach laur Lyc Med MERC MERC.C nux.v phos puls raph rhus.t ruta sep sil ther vip

### Repertorização dos sintomas patognomônicos

1-LOCAL_figado (Fígado and region)- 213r
2-APETITE_falta (wanting) - 286r
3-TABACO_aversao (to tobacco) - 89r
4-NAUSEA - 461r
5-VOMITO - 444r
6-FEBRE em geral - 442r
7-ERUPCOES_urticaria - 206r
8-DOR_articulacoes - 257r
9-URINA_escura - 160r
10-COR_amarela_pele = ICTERICIA 166r
11-INFLAMACAO_figado = hepatite - 103r

| Sintoma | 1 | 2 | 3 | 4 | 5 | 6 | 7 | 8 | 9 | 10 | 11 | st/pts. |
|---|---|---|---|---|---|---|---|---|---|---|---|---|
| nux-v | 4 | 4 | 3 | 4 | 4 | 4 | 2 | 3 | 2 | 3 | 4 | 11/037 |
| sulph | 4 | 4 | 2 | 4 | 3 | 4 | 3 | 2 | 4 | 2 | 4 | 11/036 |
| phos | 4 | 3 | 2 | 3 | 4 | 5 | 2 | 2 | 2 | 3 | 4 | 11/034 |
| puls | 3 | 4 | 2 | 3 | 4 | 5 | 2 | 3 | 2 | 2 | 4 | 11/034 |
| bry | 3 | 4 | 1 | 3 | 4 | 4 | 2 | 3 | 3 | 2 | 4 | 11/033 |
| lyc | 4 | 3 | 2 | 3 | 4 | 4 | 2 | 2 | 2 | 3 | 4 | 11/033 |
| lach | 4 | 3 | 2 | 3 | 3 | 3 | 1 | 2 | 4 | 3 | 4 | 11/032 |
| acon | 4 | 2 | 1 | 2 | 3 | 5 | 2 | 1 | 4 | 3 | 4 | 11/031 |
| bell | 3 | 3 | 1 | 3 | 4 | 5 | 1 | 2 | 3 | 1 | 4 | 11/030 |
| calc | 3 | 3 | 3 | 2 | 3 | 4 | 3 | 2 | 3 | 2 | 2 | 11/030 |
| chin | 3 | 4 | 1 | 3 | 3 | 3 | 1 | 2 | 2 | 3 | 4 | 11/029 |
| sep | 4 | 3 | 1 | 3 | 3 | 3 | 2 | 2 | 4 | 3 | 1 | 11/029 |
| nat-m | 2 | 3 | 2 | 4 | 3 | 4 | 3 | 1 | 2 | 2 | 2 | 11/028 |
| ant-t | 1 | 1 | 1 | 4 | 4 | 4 | 1 | 2 | 3 | 2 | 1 | 11/024 |
| arn | 2 | 2 | 1 | 3 | 4 | 3 | 1 | 3 | 2 | 1 | 1 | 11/023 |
| nat-s | 4 | 1 | 1 | 1 | 1 | 3 | 1 | 2 | 1 | 3 | 4 | 11/022 |
| crot-h | 2 | 1 | 1 | 2 | 1 | 3 | 2 | 2 | 3 | 3 | 1 | 11/021 |
| stann | 1 | 1 | 1 | 2 | 3 | 4 | 1 | 2 | 1 | 1 | 1 | 11/018 |
| alum | 2 | 2 | 1 | 3 | 1 | 2 | 1 | 2 | 1 | 1 | 1 | 11/017 |
| canth | 1 | 1 | 2 | 1 | 2 | 1 | 1 | 1 | 2 | 2 | 1 | 11/015 |
| nat-ar | 1 | 1 | 1 | 2 | 1 | 1 | 1 | 2 | 2 | 1 | 1 | 11/014 |
| merc | 4 | 4 | - | 3 | 4 | 4 | 1 | 2 | 4 | 3 | 4 | 10/033 |
| ars | 3 | 3 | - | 3 | 4 | 5 | 3 | 2 | 2 | 2 | 3 | 10/030 |
| chel | 5 | 4 | - | 1 | 3 | 2 | 1 | 2 | 4 | 4 | 4 | 10/030 |
| hep | 2 | 4 | - | 4 | 2 | 5 | 3 | 1 | 2 | 2 | 2 | 10/027 |
| dig | 3 | 2 | - | 3 | 3 | 3 | 1 | 2 | 2 | 2 | 1 | 10/022 |
| ant-c | 1 | 4 | - | 3 | 3 | 3 | 2 | 1 | 2 | 1 | 1 | 10/021 |

| | | | | | | | | | | | | |
|---|---|---|---|---|---|---|---|---|---|---|---|---|
| ign | 2 | 3 | 2 | 3 | 2 | 2 | 1 | 1 | - | 2 | 3 | 10/021 |
| iod | 3 | 2 | - | 3 | 2 | 2 | 1 | 2 | 2 | 3 | 1 | 10/021 |
| cocc | 2 | 3 | 1 | 3 | 2 | 2 | 1 | 2 | - | 1 | 3 | 10/020 |
| sang | 2 | 3 | - | 3 | 2 | 3 | 1 | 2 | 1 | 2 | 1 | 10/020 |
| graph | 2 | 1 | - | 3 | 2 | 2 | 2 | 2 | 1 | 2 | 2 | 10/019 |
| kali-c | 4 | 1 | - | 3 | 2 | 1 | 2 | 2 | 1 | 1 | 2 | 10/019 |
| nit-ac | 3 | 1 | - | 3 | 2 | 2 | 1 | 1 | 1 | 3 | 2 | 10/019 |
| petr | 1 | 3 | - | 3 | 3 | 2 | 2 | 1 | 1 | 1 | 1 | 10/018 |
| cupr | 2 | 1 | - | 3 | 3 | 2 | 2 | 1 | 1 | 1 | 1 | 10/017 |
| psor | 2 | 2 | 1 | 2 | 2 | 2 | 2 | 1 | - | 1 | 2 | 10/017 |
| sec | 1 | 1 | - | 2 | 1 | 4 | 1 | 1 | 2 | 2 | 2 | 10/017 |
| sel | 3 | 1 | - | 1 | 1 | 1 | 1 | 2 | 3 | 3 | 1 | 10/017 |
| hydr | 2 | 2 | - | 2 | 1 | 2 | 1 | 1 | 2 | 2 | 1 | 10/016 |
| nat-c | 1 | 1 | - | 2 | 1 | 3 | 1 | 1 | 2 | 1 | 3 | 10/016 |
| ph-ac | 2 | 2 | - | 3 | 1 | 2 | 1 | 2 | 1 | 1 | 1 | 10/016 |
| ars-i | 1 | 1 | - | 1 | 1 | 3 | 2 | 2 | 2 | 1 | 1 | 10/015 |
| kali-i | 1 | 2 | - | 1 | 1 | 3 | 1 | 1 | 2 | 1 | 1 | 10/014 |
| staph | 1 | 1 | 1 | 1 | 1 | 2 | 1 | 2 | 2 | - | 1 | 10/013 |

#### DICAÇÕES DAS TERAPÊUTICAS

### BRUCKNER

- Os melhores medicamentos contra a hepatite aguda são: Aconitum; Belladona; Bryonia; Mercurius e Nux vomica. Com estes medicamentos curar-se-á na maioria dos casos a inflamação aguda do fígado e, se não forem suficientes, podemos consultar Arsenicum, Chamomila (nas crianças), China, Pulsatila e Sulphur.

### VANNIER

- Icterícia: Nux-v; Merc; Bry; Mag-m; Chel; Cardus marianus; Podo; Myrica; Digitalis e Phosphorus.
- Outros remédios secundários: Chenopodium; Chionanthus e Leptandra.

## REGURGITAÇÕES DO RECÉM NASCIDO

Origanum TM. Uma gota quinze minutos antes das mamadas. Dificuldade de arrotar: Nux vomica. Com soluços: stramonium. Cuprum (com contraturas). Gelsemium (com tremores). Com distenção abdominal: China (com diarréira). Kali carbonicum (com constipação).

Vallete. Homéopathie Infantile pratique.

## Urinários

Dor lombar. Micção: anúria; disúria; polaciúria; tenesmo; estrangúria. Volume urinário: poliúria; oligúria. Hematúria. Urina Turva. Sedimento. Infecções urinárias. Glomerulonefrite.

## Cistite

**INFLAMAÇÃO_BEXIGA 139R**

ACON all-c alth alum am-c anan ant-c Ant-t APIS aq-mar Arg-n arist-cl Arn Ars ars-s-f asaf aspar Bac bals-p Bar-m Baros BELL benz-ac BERB bism Bor-ac cact calad Calc calc-p Calc-s camph Cann-i CANN-S CANTH Caps carb-ac carb-v Caust cham Chim Chin-s cinnb clem coc-c colch coloc Con Cop Cub Dig Dulc elat epig EQUIS erig Ery-a eucal Eup-pur fab ferr-p foll Gels graph grin guaj Hell Hep Hydr hydrang Hyos ign iod kali-ar kali-bi Kali-c kali-chl Kali-m LACH lil-t lith-c LYC MED Merc Merc-c Merc-i-r mez mill mut nat-c Nit-ac NUX-V Ol-sant op pareir petr petros ph-ac phos pip-m plb polyg-h pop prot prun PULS rheum Rhus-t ruta sabal Sabin santa SARS saur senec seneg SEP silphu solid squil STAPH Stigm stram sul-ac Sulph syc tarent tax TER thal THLAS thuj TRITIC TUB UVA verat-v vesi xanth zea-i

**INFLAMAÇÃO_BEXIGA_COLO DA 30R**

ACON Apis aspar camph CANN-S CANTH Caps cham Chim Clem con Cop DIG elat guaj hyos ign Lyc Merc-c Merc-i-r NUX-V Petros plb PULS ruta Sars Senec staph sul-ac sulph

**INFLAMAÇÃO_BEXIGA_POR_RESFRIADO 18R**

acon alum ant-t Apis arist-cl Calc calc-p canth cop DULC hep lyc op PULS rhus-t SARS Sulph Ter

**INFLAMAÇÃO_BEXIGA_ RECORRENTE – RECIDIVANTE 10R**

aq-mar asaf caps foll LYC Med Puls SEP Staph TUB

## Infecção renal aguda

**INFLAMAÇÃO_RIM_PARENQUIMATOSA AGUDA 38R**

Acon ant-t APIS apoc ars Aur-m Bell Berb Cann-s Canth carb-ac chel Chim Chin-s coc-c Colch Con Fab Glon Hell helon hep Kali-chl Kali-m kali-s lach med merc NAT-S Ol-sant Phos sil Squil Stram TER tub uran Verat

## Neurológicos

Cefaléia. Vertigem. Convulsões. Tremores. Paralisias. Parestesias. Alterações da consciência. Coma. Enxaqueca. Convulsão. Epilepsia. Meningite. Encefalite. Edema cerebral. Acidente vascular cerebral.

## Apoplexia

### APOPLEXIA 117R

ACON agar ail alco am.c Anac ant.c ant.t apis arg.n ARN Ars ars.s.f asar Aster Aur bapt Bar.c BELL brom Bry bufo Cact cadm.br cadm.s Calc calc.f Camph carb.v Carbn.h carbn.s Caust Chen.a Chin chin.s chlol cinnm COCC Coff con croc Crot.h Cupr cupr.a cur Dig erig Ferr fl.ac Form form.ac gast Gels GLON guaj guare hell hep hydr.ac Hyos hyper ign iod Ip juni kali.br kali.cy kali.i kali.m kali.n kreos LACH laur lim lith.br lol Lyc Merc Mill morph nat.m nat.n nat.ns nit.ac Nux.m Nux.v Oena olnd OP ox.ac ph.ac Phos Plb prim.v Puls ran.g Rhus.t sabad Samb sang sars sec Sep Sil sin.n sol.a Stram stront.c sulph tab tanac ter thuj Verat Verat.v viol.o vip

### APOPLEXIA_AMEAÇA 31R

Acon arn ars Aster bar.c Bell bry cact cadm.br Coff Fl.ac Gels Glon guaj guare hydr.ac hyos ign kali.i kali.n Lach Laur morph Nux.v Op Phos prim.v sep Stront.c ter verat.v

### APOPLEXIA_HEMORRÁGICA (BOGER) 32R

Acon ant.c ant.t ars Aur Bell bry Calc camph chin cocc Coff Ferr ign Ip Kreos Lach lyc merc nux.v olnd ph.ac puls Rhus.t sabad Samb sep stram sulph thuj verat viol.o

### APOPLEXIA_TRANSTORNO POR

Anac bell hell hyos lach Plb

## Meningite

### LOCAL_CEREBRO_MENINGES (BRAIN MENINGES) (BOGER) 13R

Apis Bell Bry calc cryp cupr ferr hell hydr.ac hyos merc.c stram Zinc

**INFLAMAÇÃO_CÉREBRO – ENCEFALITE 77R**

Acon aeth agar ail Apis apoc arg.n Arn ars arum.t bac Bapt Bell bor bry cadm.met calc calc.br calc.p Camph canth carb.ac cedr cham chin chin.s cic cimic cina cocc Con crot.h Cupr cupr.ar cypr cyt.l dig echi Gels glon Hell Hep hydr.ac Hyos hyper ign iod iodof ip kali.i kreos lach Merc merc.c merc.d mosch nat.s nux.v Op ox.ac par Phos Phys plb puls rhus.t ruta sec Sil sol.n staph stram sulph Tub verat.v vip Zinc

**INFLAMAÇÃO_MENINGES = MENINGITE 98R**

Acon Aeth agar ail ant.t aphis Apis apisin apoc arg.n Arn ars atro Bac bapt BELL BRY cadm.s Calc calc.br Calc.p Camph canth carb.ac cham chin chin.s chlol Chr.ac cic cimic Cina Cocc con cor.r Crot.h Cupr Cupr.a cyt.l daph Dig dor echi ferr ferr.p flav Gels Glon Hell hep Hippoz Hydr.ac Hyos hyper Iod iodof ip Kali.br kali.i kreos Lach lachn lyc med Merc merc.c merc.d mosch Nat.m nat.s nux.v Op oreo ox.ac Phos phys Plb prot Puls Rhus.t Sil sol.n spong Stram SULPH syc tarent thuj Tub verat Verat.v vip Zinc Zinc.c zinc.cy Zinc.m zinc.o zinc.val

**INFLAMAÇÃO_MENINGES_COM_CONVULSÕES**

Ant.t Apis Arg.n Crot.h Glon Hell Tarent Verat

**INFLAMAÇÃO_MENINGES_CRIANÇA 20R**

Acon Apis apisin apoc arn Bell calc.p con cor.r ferr flav gels Glon Hell Hep med prot Stram thuj zinc

## AFECÇÕES OFTALMOLÓGICAS

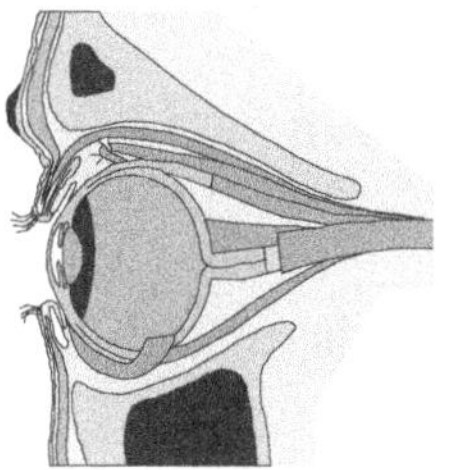

Traumatismo. Conjuntivite. Hemorragias. Descolamento da retina.

### CONJUNTIVITE

**INFLAMAÇÃO_CONJUNTIVA = CONJUNTIVITE 132R**

abr acet.ac Acon act.sp aeth agar ail All.c Alum alum.p am.c ant.c ant.t Apis arg.m Arg.n arn Ars ars.i ars.s.f asaf asc.t aur aur.i aur.m Bar.c Bar.i bar.s Bell bor.ac brom bry Calc Calc.f calc.i Calc.p Calc.s calen camph cann.i cann.s Canth Carbn.s Caust cedr Cham chin chin.m Chlol chlor cinnb Clem coc.c con cor.r crat crot.h Crot.t Dig EUPHR ferr.i Ferr.p gels Graph grin guare Ham Hep Hydr ign Iod Ip Kali.bi kali.c kali.chl kali.i kali.m kali.p kali.s kali.sil Lach led lil.t Lyc med Merc Merc.c merc.d merc.i.f Merc.i.r merl mez Nat.ar Nat.c nat.m nat.p Nat.s nit.ac Nux.v op osm Petr phys pic.ac psor Puls Rhus.t sec sep sil spig squil Staph stict sul.ac sul.i Sulph sumb syc symph syph tarent tela tell tep ter thal Thuj tub Upa vesp Zinc

- Vijnosvky indica: acon; arg-n; bell; calc-s; EUPHR; hep; merc sol; puls e sulph.

### DESCOLAMENTO DA RETINA

**DESCOLAMENTO_RETINA 13R**

abel apis aur Aur.m dig Gels jab napht naphtin nuph phos pilo ruta

### GLAUCOMA

**GLAUCOMA 52R**

abel acon adren allox arec arg.n asar atro aur Bell berb bry camph caust cedr cinnb cob.n cocain Cocc colch coloc com croc crot.h euphr Gels grin hed jab kali.i lac.c lach lyc mag.c mag.p mez Nit.ac nux.v op Osm Phos Phys plb prun Puls rhod Rhus.t saroth seneg sil Spig sulph

## INFLAMAÇÃO

### INFLAMAÇÃO_CÓRNEA (KERATITIS) 61R

acon Alumn am.m Apis arg.n Ars ars.i ars.s.f aur aur.ar Aur.m bar.i bar.m Bell Calc Calc.p Cann.s carbn.s caust Chel Cinnb clem Con Crot.h crot.t Euphr Graph Hep ilx.a ip Kali.bi kali.chl Kali.m kali.s kalm lach lyc Merc Merc.c Merc.i.f nat.c Nit.ac nux.v phos phys plat plb Psor Puls ran.b Rhus.t sang Sep sil spig Sulph syph tell Thuj vac vario

### INFLAMAÇÃO_CÓRNEA_ONYX (ABSCESS)

acon Hep kali.m Merc rhus.t

### INFLAMAÇÃO_CÓRNEA_STAPHYLOMA 19R

Alumn Apis arg.n Aur.m bar.m calc carbn.s Caust Chel Euphr Hep ilx.a Lyc Nit.ac phys puls sil Sulph Thuj

### INFLAMAÇÃO_CORÓIDE 43R

agar arg.m Ars asaf asar Aur aur.s Bell Bry Cedr Coloc Gels Hep Ip jab Kali.chl Kali.i kali.m Merc Merc.c Merc.d merc.i.r Nux.v phos Phyt pilo Prun psor puls rhod rhus.t ruta santin saroth Sil Spig Sulph tab tell thiop Thuj verat.v viol.o

### INFLAMAÇÃO_ÍRIS = IRITE 69R

acon Ant.s.aur Apis Arg.n Arn Ars ars.i ars.s.f Asaf Aur aur.ar Aur.i Aur.m aur.s Bar.i Bell bry calc Cedr Chin chin.m Cinnb Clem Colch Coloc Com con crot.h crot.t dub Dulc Euphr ferr.p form gels grin ham Hep iod Kali.bi Kali.i kalm led Merc Merc.c merc.i.f merc.sul mez Nat.m Nit.ac nux.v petr plb Puls Rhus.t sabal Seneg sep Sil spig Staph sul.i Sulph Syph tell Ter thuj tub zinc

### INFLAMAÇÃO_ÍRIS_COM HIPOPION

ant.s.aur grin Hep Merc Merc.c Sil sulph Thuj

### INFLAMAÇÃO_ÍRIS_REUMÁTICA 15R

Arn Ars Bry Colch coloc Dulc Euphr grin Kali.bi kali.i Kalm Rhus.t Spig syph Ter

### INFLAMAÇÃO_OLHO_POR_RESFRIADO 56R

Acon Act.sp All.c alum alum.sil alumn ant.t Apis Arg.m Ars ars.i Arund Aur aur.ar aur.i aur.s bapt Bell Bry cadm.s Calc Calc.p Carbn.s Cham chel Chlol com con Dig Dulc Euphr gamb Graph Hep Hydr iod ip Iris kali.ar Kali.bi kali.c Lyc Merc Merc.c Mez Nux.v Petr Phyt Psor Puls Sang Sep Staph sul.i Sulph Thuj

### INFLAMAÇÃO_OLHO_POR_CORPO ESTRANHO

Acon Arn Calc Hep Puls Sil sulph

### INFLAMAÇÃO_OLHO_PÁLPEBRAS 98R

Acon act.sp aeth alum am.c anac Ant.c Apis Arg.m Arg.n Ars ars.s.f arund bac bar.c bar.s bell berb bor bov bry calc.i Calc.s canth Carb.an carb.v Carbn.s caust cham Cinnb Clem Cocc com con crot.t Dig dulc euph euphr gels Graph Hep Hydr hyos ign Iris kali.ar kali.bi Kali.c kali.s kali.sil kreos lach lil.t Lyc mag.c mag.m Med meph Merc Mez nat.ar Nat.c Nat.m nat.s Nit.ac nux.v Petr phos podo Psor puls Rhus.t sabad Sang Sanic sarr sars scor Seneg Sep Sil Spig squil stann Staph stram Sulph Tell Ter Thuj tub Uran vac vario verat zinc zinc.p

### INFLAMAÇÃO_OLHO_RETINA 40R

acon apis Ars asaf aur bell ben.d bry Calc con crot.h crot.t dubin Gels glon iod kali.i kali.p Kalm Lach Merc Merc.c merc.i.r napht, naphtin, nat.s nat.sal nux.v Phos pic.ac Plb Prun puls rhus.t ruta sal.ac santin sec sil Sulph thuj

## HEMORRAGIAS

### HEMORRAGIA_OLHOS 38R

acon ail aloe alumn am.c am.caust apis Arn bell BOTH Calc calen camph Carb.v Cham coff cor.r CROT.H dig elaps euphr ham kali.bi Kali.chl kali.i kreos LACH led merc nit.ac Nux.v PHOS plb raph ruta seneg Sul.ac Sulph

### HEMORRAGIA_RETINA 20R

acon arn Bell Both carbn.o carbn.s croc Crot.h glon ham Lach led Merc.c nux.v Phos Prun sal.ac sul.ac Sulph symph

## TERÇÓIS

### TERÇOL (STYES) 83R

agar allox alum alum.p alum.sil am.c ambr ant.t Apis ars Aur aur.ar aur.m.n aur.s bar.c bell bry cain calc Calc.f calc.pic Carbn.s carc caust Chel colch Con cortiso cupr cypr dys elaps euphr ferr ferr.p gaert Graph hep hip.ac hydr hydr.ac hyper Jug.c Jug.r kali.c kali.p kreos lac.f lach Lappa Lyc m.aust mag.m mand med meny Merc morg mygal nat.m petr Ph.ac phos pic.ac Psor PULS Pyrog Rhus.t sabad seneg SEP Sil skook stann STAPH sulfa SULPH Thuj tub uran.n valer zinc ziz

### TERÇOL_RECORRENTE 15R

alum apis Calc.f carbn.s carc Con Graph lyc Psor puls Sil skook STAPH Sulph tub

## TRAUMATISMOS

### TRAUMATISMO_OLHO

ACON ARN ars asar bell bry CALC calc-s Calen canth cic coc-c con croc EUPHR ham hep hyper lach Led merc nit-ac nux-v PHYS Puls rhus-t Ruta seneg sil Staph Sul-ac SULPH SYMPH

## DERMATOLÓGICOS

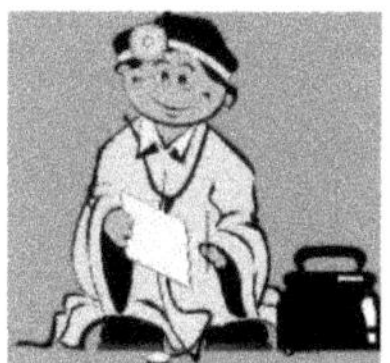

### CROSTA LÁCTEA

**ERUPÇÕES_CROSTA LÁCTEA - CABEÇA 61R**

acon Alum Ambr Ant.c ant.t ars astac aur Bar.c brom bry Calc calc.i calc.s dulc euph graph hell Hep iris kali.c kali.chl Kali.m kreos led lyc Mag.c melit Merc merc.i.f Mez mur.ac nat.m nat.p Nit.ac ol.j Olnd par Petr ph.ac Phos plb.i psor rhus.t ruta sars scroph.n seneg sep Sil Staph sul.ac Sulph Trif.p tub ust verat Vinc viol.o Viol.t Zinc

- Waltencir Linhares refere bons resultados com Viola tricolor. 6CH por 6 dias.

### IMPETIGO

**ERUPÇÕES_IMPETIGO 51R**

alum am-c ANT-C ANT-T Ars Ars.i ARUM.T bac bar.c bor.ac calc calc.m calc.p carb.ac carb.v caust Cic clem con crot.t DULC GRAPH HEP Iris Jug-c Kali-bi kreos lact led lyc maland merc mez nat-c nat-m Nit-ac olnd petr Ph-ac phos RHUS.T rhus-v sars sep sil staph sulph tarent ust vinc VIOL.T

- Antimonium tartaricum: Margareth Tyler recomendava 1 dose de 1M.

### MOLUSCO CONTAGIOSO (RM) 14R

Brom bry calc Calc-ar kali-i lyc Med merc merc-sul Nat-m Sil Sulph teucr Thuj

### SARNA

**ERUPÇÕES_ESCABIOSE = SARNA (SCABIES) 71R**

agn aloe alum ambr Ant.c Ant.t apis Ars arund Aster Bar.m bell bry Calc Canth Carb.ac carb.an CARB.V Carbn.s CAUST chaul chin Clem coloc Con cop crot.t Cupr Dulc elaps ferr.ma Graph Guaj Hep iod Kali.s Kreos Lach Led Lyc Mang Merc merc.i.f Mez Nat.c nat.m nat.s nit.ac nux.v olnd petr Ph.ac PSOR puls rhus.t rhus.v rumx sabad sars SEL SEP Sil squil staph Sul.ac SULPH tarax thuj Valer VERAT Zinc

## Urticária

### ERUPÇÕES_URTICÁRIA (URTICARIA, HIVES) 207R

Acon agar all.c alum alum.p alum.sil am.c am.m amyg anac anan Ant.c ant.t anthraco antip ap.g APIS aran arn ARS Ars.i ARS.S.F arum.d ASTAC aur aur.ar aur.s bar.c bar.m bar.s bell bell.p benz.ac berb Bomb.pr Bov Bry bufo Calad CALC calc.lac calc.p CALC.S calc.sil camph cann.s canth caps CARB.AC carb.an Carb.v CARBN.S CAUST cham chel chin chin.ar Chin.s CHLOL chlor choc cic cimic cina clem cob.n coca cocc Con COP Corn crot.c Crot.h CROT.T cub cund Cupr cupr.o cypr dig dol dros DULC Elat fago ferr.i gaert gal.ac gels Graph guar hell HEP hist hydr hydrc hyper ign indg iod ip jug.c Kali.ar Kali.br Kali.c kali.chl kali.i kali.m kali.n kali.p kali.s kali.sil Kreos lac.ac lach LED lob Lyc lycps mag.c mag.m mand mang med medus merc Mez morph mur.ac myric nat.ar nat.c nat.f NAT.M Nat.p nat.s nat.sal nit.ac Nux.v olnd op ox.ac pall paull Petr ph.ac Phos physal phyt pic.ac pin.s pip.n pitu plan podo prim.o Psor ptel Puls rheum RHUS.T rhus.v rob rumx ruta sabin Sal.ac sang sanic saroth sars sec sel Sep sil skook spig spong squil stann staph stram Sul.ac Sul.i sulfa SULPH tarax tarent.c ter tet thiosin thuj Til trios tub URT.U ust uva valer vario Verat verb vesp viol.t voes zinc zinc.p

- Waltencir Linhares indica: Apis e Arsenicum. Distinguir pela melhoria por aplicações frias (apis) ou por aplicações quentes (ars). Também Urtica urens (por mariscos).
- Vijnosvky indica: apis; ars; astac; bov; chlor; cop; dulc; histaminum; rhus.t e urt.u.

## Traumatismos

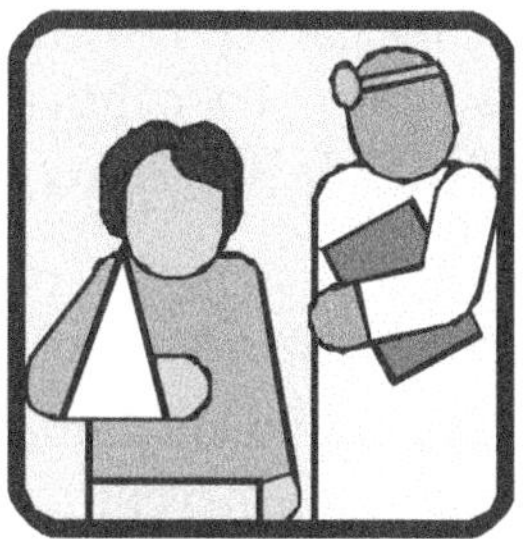

### Mordidas e Picadas

**MORDIDA EFEITOS DE (BITES) 73R**

Abel acet.ac acon all.s Am.c am.caust am.m anag ant.c Anthraci Apis arist.cl Arn Ars aur bapt BELL bry bufo calad calc Camph canth Carb.ac Caust Cedr Chr.ac coloc Crot.h Culx Echi graph grin gua gymne Hep hippoz hydr.ac hyos HYPER iod ip kreos LACH lat.m LED Lob.p lycps LYSS merc mez mosch nat.m Plan puls Pulx Pyrog scor Seneg sep Sil sisy spirae Staph stram Sul.ac Sulph tab Tarent Ter thuj Urt.u Vip

**MORDIDA_ANIMAIS VENENOSOS, DE 27R**

acet.ac Am.c APIS arn Ars aur bell calad Caust CEDR Echi Hep hyper LACH lat.m LED Lob.p lycps Lyss nat.m puls Seneg stram sul.ac Tarent thuj Urt.u

**MORDIDA_INSETOS, PICADAS DE 49R**

Abel acet.ac acon am.c am.caust am.m ant.c Anthraci Apis Arn ars Bell bry bufo Calad camph Carb.ac caust Cedr coloc crot.h Culx Echi graph Grin gua hippoz hydr.ac hyper ip kreos Lach lat.m LED merc mosch Nat.m pulx scor seneg sep sil spirae staph sul.ac sulph tab tarent URT.U

### Queimaduras

**QUEIMADURAS (BURNS AND SCALDS) 82R**

acet.ac Acon agar aloe alum alumn anac Ant.c arist.cl arn ARS Bar.c Bell Bry Calc calc.f calc.p calc.s Calen camph Canth Carb.ac Carb.v Carbn.s CAUST chin cic crot.h Cycl des.ac echi eucal euph ferr gaul grin Ham hed Hep hoit hyos Hyper Ign jab Kali.bi kali.c kali.m Kreos Lach Mag.c Mag.m Merc Nat.c Nux.v op par paraf passi Petr phos pic.ac Plan plat plb Puls rad.br ran.b Rhus.t ruta sabad Sec sep sieg Sil spira Stram Sul.ac Ter thuj Urt.u verat X.ray

## TRAUMATISMOS

- Estude na unidade IV – Materia Médica, as indicações características dos medicamentos que estão registrados com 4 pontos na rubrica geral: ARN; BELL.P; CALC; COM; HYPER; NAT.S; RHUS.T; RUTA. Veja também as sub-rubricas no repertório do GEHSH.

**TRAUMATISMO QUEDAS, CHOQUES, CONTUSÕES, MACHUCADOS 249R**

abrot absin acet.ac Acon aeth agar Agn all.c all.s aloe alum alum.sil alumn Am.c am.m am.p ambr amyg anac anemps ang ant.c ant.t anthraci apis Arg.m arg.n arist.cl ARN ars ars.i asaf asar aster atro aur Aur.m Bad bar.c bar.m bell BELL.P benz.ac berb bism bor both bov brom Bry bufo cact calad CALC Calc.f Calc.p calc.s calc.sil Calen Camph Cann.i Cann.s canth caps carb.ac Carb.an Carb.v carbn.s carc carl Caust cedr cham chel chin chin.s chion chlol Cic cina coc.c coca cocc coff coloc CON cortico cortiso croc crot.h crot.t cupr cur cycl dam der des.ac dig Dros Dulc echi erig eucal eug eup.per euph euph.pi euphr ferr Ferr.p ferr.s fl.ac Form gal.ac gamb gels glon Graph guaj ham hecla helia hell Hep hydr.ac hyos HYPER Ign Iod ip kali.bi Kali.c kali.i kali.m Kali.n kali.p kali.s kali.sil kalm kreos lac.c lac.d Lach laur led Lith.c lob Lyc lyss m.arct m.aust mag.c mag.m mag.p mang meli meny merc mez Mill mosch mur.ac Naja Nat.c Nat.m NAT.S Nit.ac Nux.m Nux.v oena Olnd onos op paeon Par pareir Petr ph.ac Phos phys pilo plan plat plb podo polyg.a polyg.h pop prun psor Puls pyrar pyrog rad.br ran.b raph rheum Rhod RHUS.T rhus.v RUTA sabin samb sang sanic sars sec seneg sep sieg Sil sol.n spig spong stann Staph stict stram stront.c stroph.h stry succ Sul.ac sul.i Sulph sumb Symph tab tarent tell ter tetox teucr ther thuj thyr trinit uran.n urt.u vac valer vario verat verat.v Verb viol.t vit xan zinc.

# UNIDADE IV: MATÉRIA MÉDICA DOS ESTADOS AGUDOS

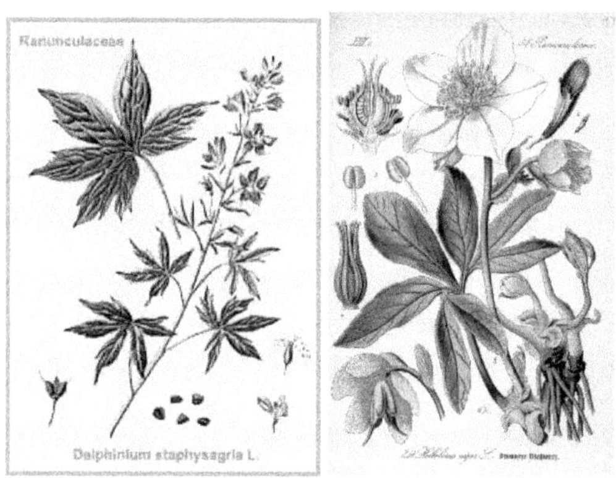


## SINOPSE DAS INDICAÇÔES NOS ESTADOS AGUDOS DE 172 MEDICAMENTOS

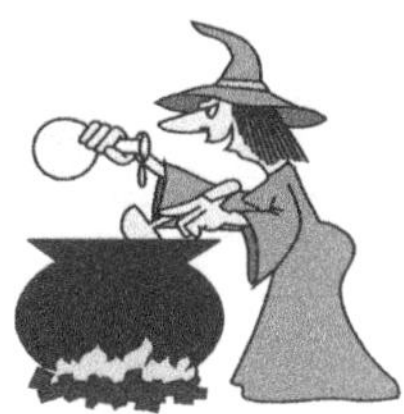

ACON AETH AIL ALL.C All.s aml.ns Ant.c ANT.T ANTHRACI APIS apoc arg.n ARN ARS ARUM.T BAPT BELL bell.p BERB bism BLATTA bor both brom BRY Cact Calc CALEN Camph CANTH CAPS CARB.V Caust CHAM CHEL CHIN cic Cimic Cina Coc.c Cocc Coff Colch COLOC cop COR.R Croc Crot.h cub cupr dig DIOS DROS DULC Echi eucal EUP.PER Euph Euphr FERR.P fl.ac form GELS GLON GRAPH guaj Ham hecla hell HEP HYDR Hydr.ac HYOS HYPER Ign iod IP Iris Jal KALI.BI Kali.c KALI.M kali.n KALI.P Kalm Kreos Lac.c LACH lact Laur LED lept liat lob Lyc Lycps MAG.P meph MERC Merc.c merc.d Mez MILL mosch Mur.ac myris Naja napht Nat.m nat.s Nit.ac nux.m NUX.V oena OP pareir passi Petros Ph.ac PHOS Phos.ti PHYT plan plat Plb PODO Pop.c prun PULS PYROG queb querc Ran.b Raph Rat rheum Rhod RHUS.T ros.d RUMX Ruta SABIN sal.ac Samb SANG SARS Sec Seneg Senn Sep ser.ang SIL solid SPIG Spong squil stann Staph STRAM SUL.AC SULPH sumb Symph syzyg TAB TARENT.C Ter Tril URT.U VERAT VERAT.V VERB.

## MATERIA MEDICA HOMEOPATHICA

Os diversos textos de Matéria Médica disponíveis podem ser classficados em três categorias:

1. **LISTA DE SINTOMAS - MATÉRIA MEDICA PURA:** lista compilada dos sintomas das patogenesias.
2. **COMPILAÇÕES:** apresentam os sintomas da Materia Medica Pura e Clínicos distribuidos de acordo com um schema próprio de cada autor.
3. **ESTUDOS DE MATÉRIA MÉDICA:** textos com enfâse nas indicações clínicas ou quadros dos sintomas característicos dos medicamentos.

### 1. LISTAS DE SINTOMAS – MATERIA MEDICA PURA

### FONTES DA MATÉRIA MÉDICA PURA – ENCICLOPEDIA DE T. F. ALLEN

1. Experimentações feitas sobre indivíduos com boa saúde com o objetivo de registrar os efeitos da droga;
2. os efeitos observados após doses tóxicas (acidentais ou com intenção criminosa);
3. os sintomas (admitidos com cautela, observados nos doentes após o uso da droga;
4. a estes, são acrescentados alguns sintomas raros que não foram nunca observados como efeitos da ação do remédio, mas que foram verificados clinicamente várias vezes, indicando claramente o remédio; estes sintomas são marcados por um zero $^{0}$.

### DISTRIBUIÇÃO DOS SINTOMAS

Os sintomas da matéria médica pura estão arranjados na *ordem anatômica* e não na ordem do aparecimento dos sintomas na patogenesia. Apenas o livro de registro das experimentações ou a *Cyclopedia* de Hughes estão na ordem cronológica. Esta disposição do material patogenético no esquema anatômico é criticada por Benoit Mure, Dudgeon, Hughes.

Os medicamentos são valorizados por sua importância relativa em cada sintoma: ou por intensidade ou por incidência em maior ou menor número de experimentadores. Além disto devemos considerar em que potência o sintoma foi produzido.

Ao construir-se uma matéria médica a partir do material das experimentações, todos os sintomas das diferentes experimentações de uma mesma substância são reunidos sob o nome da substância. O segundo passo é distribuir os sintomas assim reunidos pelo nome das várias partes, órgãos e funções corporais afetados pela substância. Isto localiza os fenômenos de cada substância e dá à matéria médica sua estrutura anatômica e fisiológica.

"Quando todos os sintomas estiverem reunidos e organizados dessa forma sob o nome do medicamento, tem-se a representação de um enfermo, cuja imagem pode ser encontrada quase diariamente no mundo real. Os sintomas da substância são na verdade sintomas da enfermidade artificialmente produzidos. Em outros termos, eles são sintomas de uma enfermidade medicamentosa. O importante é que a enfermidade medicamentosa ou envenenamentos ocorridos acidental ou intencionalmente são similares às doenças naturais - tão similares que por vezes é difícil diferenciá-los. Um indivíduo intoxicado até certo grau por arsênico, ou cânfora, ou veratrum album, por exemplo, apresenta um quadro tão similar a de um que padece de cólera, que qualquer um, exceto um especialista, pode confudir-se. Se isto é tão evidentemente verdadeiro em relação aos fenômenos grosseiros e violentos, é igualmente verdadeiro quanto aos sintomas mais suaves, sutis e menos óbvios que resultam das experimentações medicamentosas com pequenas ou moderadas doses". Stuart Close.

**Lista dos sintomas das Patogenesias no arranjo anatômico. Compilações "Mãe"!**

1. **Materia Medica Pura & Chronic Diseases. Samuel Hahnemann. 1811-1828.** Materia Medica Pura. 64 medicamentos. 52 do reino vegetal. 11 do mineral. 1 animal. Tradução de Dudgeon. Chronic Diseases. 46 medicamentos. 32 do reino mineral. 13 do vegetal. 1 do animal. Tradução de. Tafel.
2. **Special Symptomatology of the new remedies. Edwin Moses Hale. 1864-1875**. Patogenesias e indicações terapêuticas dos novos medicamentos.
3. **Enciclopedia of Pure Materia Medica. Timothy Field Allen. 1874-1879.** Patogenesias de 827 medicamentos. Contém as Matérias Médicas de Hahnemann. Tradução. de Allen. **Handbook of Materia Medica and Homeopathic Therapeutics. 1889. Timothy Field Allen.**
4. **The Guiding Symptoms of the Materia Medica. Constantine Hering. 1880-1891**. 408 medicamentos.

5. **Cyclopedia of Drug Pathogenesy. Richard Hughes. 1886-1891.** 412 medicamentos.
6. **New, Old and Forgotten Remedies. Edward Pollack Anshutz. 1900-1917.** Patogenesias de novos medicamentos, compilados de revistas e jornais.
7. **The New Remedies. James Tyler Kent.** 28 medicamentos experimentados por Kent.
8. **The Materia Medica of the Nosodes. Henry C. Allen. 1910.** Materia Medica dos nosódios.
9. **Hahnemannian provings. James Stephenson. 1924-1959.** Patogenesias no período.
10. **The twelve tissues remedies. William Heinrich Schueslller.** Compilado por Boericke.
11. **Materia Medica of New Homeopathic remedies. Othon A. Julian. 1981.** Patogenesias de novos medicamentos.
12. **Patogenesias dos novos medicamentos. Jeremy Sherr e outros. 1980-2002.** Novas patogenesias por diversos grupos de estudo em todo o mundo.

**2. Compilações**

Antigas

- **A new Manual of Homeopathic Practice. Gottlieb Jahr. 1854-1874.** Separa os sintomas patogenéticos e clínicos. Oito edições francesas.
- **The homeopathic materia medica. Alphonse Teste. 1853.** Classificados em 20 grupos.
- **Tratado de Materia Medica e Terapêutica. A. Espanet. 1858.** Enfoque fisiopatológico e clínico.
- **Kleinert. 1863. Bradford. 1902.** Patogenesias referenciadas de 1.170 medicamentos.

## Compilações para o uso cotidiano

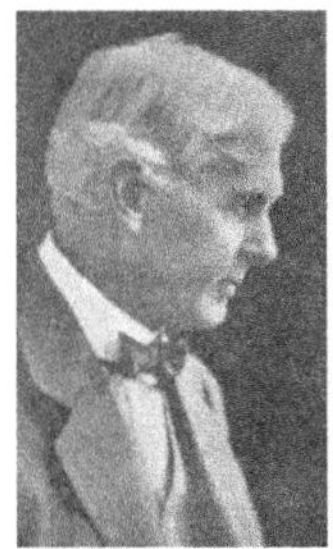
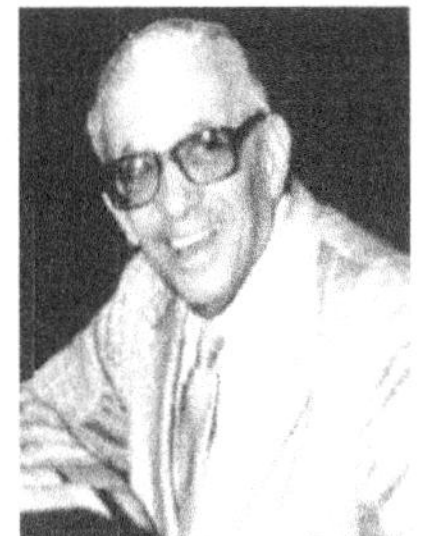
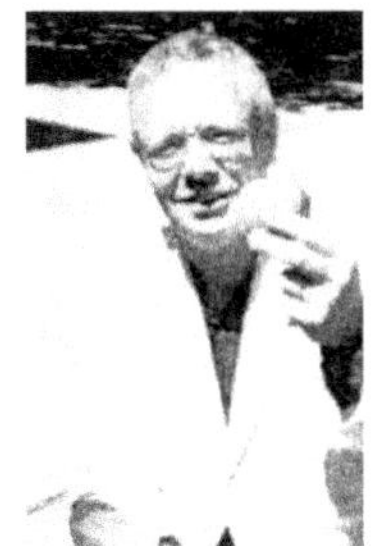

1. **Dictionary of Practical Materia Medica. John Henry Clarke. 1900.** 1.024 medicamentos.
2. **Tratado de Materia Medica. Bernardo Vijnovsky. 1978.**
3. **Concordant Materia Medica. Frans Vermeulen. 1997-2001.** Do mesmo autor: **Sinoptic Materia Medica** I. II. **Prisma.** 2002.

As Matérias Médicas estão disponíveis em **publicações eletrônicas**, permitindo a busca de palavras, sinônimos, frases ou combinação de palavras.

## 3. Estudos de Matéria Médica - Primeiro, Segundo, Terceiro e Quarto nível

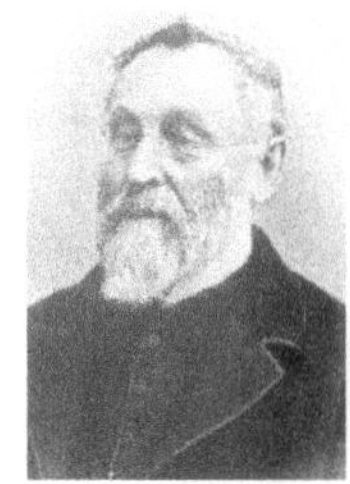
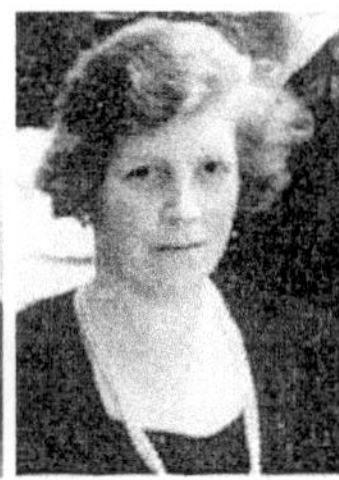
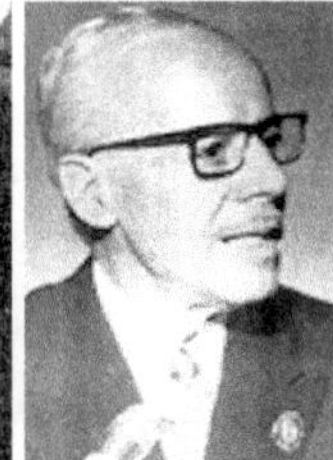
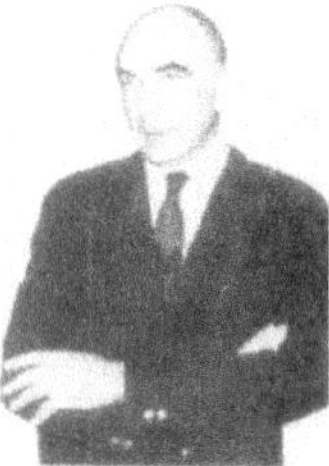
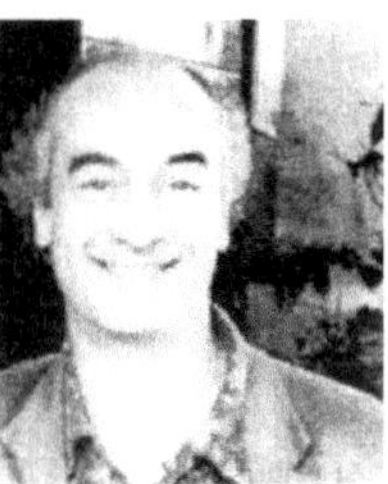

Lippe, Margareth Tyler, Paschero, Masi Elizalde, Scholten.

### Primeiro nível: clínica e terapêutica – ênfase nas indicações clínicas

- Lippe; Alphonse Teste: Materia Medica; Vannier: terapêutica.; Nash: testimony of the clinics.; Samuel Lilienthal: therapeutics; Clarke´s the prescriber etc.; Voisin: Materia Medica. Etc.

### Segundo nível: mosaico de sintomas característicos

- Margareth Tyler: Homeopathic drug pictures; James Tyler Kent: Lectures on Materia Medica (1900); Dunham: Materia Medica; Lathoud (1923); Duprat (1947); Guernsey (1880); Hodiamont (1949); Voisin (1949); Zissu (1959) etc.

**TERCEIRO NÍVEL: COMPREENSÃO DINÂMICA**

- PASCHERO: Tomas Pablo Paschero foi um dos pioneiros a compreender os sintomas em sua dinâmica de sentido e intencionalidade. Ver estudo de KALI CARBONICUM em Homeopatia. (protótipo dos estudos dinâmicos).
- SANKARAN e SCHOLTEN. Estudo das características dos grupos de medicamentos.

**QUARTO NÍVEL: INDIVIDUALIDADE**

Cada medicamento apresenta ações peculiares no organismo humano, que não são produzidas exatamente da mesma maneira por qualquer outra substância medicinal de espécie diferente. §118 do Organon. Sexta edição.

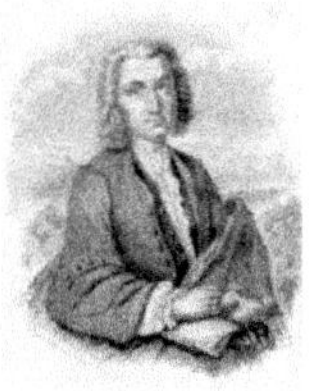

Este fato foi também percebido pelo estimável von Haller, que diz: *"Latet immensa virium diversitas in iis ipsis plantis, quarum facies externas dudum novimus, animas quasi et quodcunque caelestius habent, nondum perspeximus"*. Uma grande diversidade de força permanece escondida nestas plantas, cujos aspectos externos nós os conhecemos e longa data, mas **CUJAS ALMAS, POR ASSIM DIZER, E O ELEMENTO DIVINO QUE ELAS POSSUEM, NÃO TEMOS PERCEBIDO AINDA.**

- §119:... Cada uma dessas substâncias produz alterações na saúde dos indivíduos de forma peculiar, diferente, contudo determinada, de modo que **IMPEÇA A POSSIBILIDADE DE CONFUNDIR UMA COM A OUTRA**. §120: Portanto, os medicamentos..., devem ser radical e cuidadosamente distinguidos uns dos outros...

Neste nível de estudo procura-se ver os sintomas mais indicativos do medicamento e suas relações medicamentosas objetivando destacar o que o diferencia e o que o assemelha às demais substâncias. Todo o trabalho do Homeopata consiste em perceber as semelhanças e destacar as diferenças para identificar a individualidade própria de cada substância e de cada indivíduo.

- "A diversidade das características de um medicamento representa diferentes fases de expressão de uma única e mesma entidade funcional formativa (formative functional entity)". Whitmont.

## SINOPSE DAS INDICAÇÕES AGUDAS

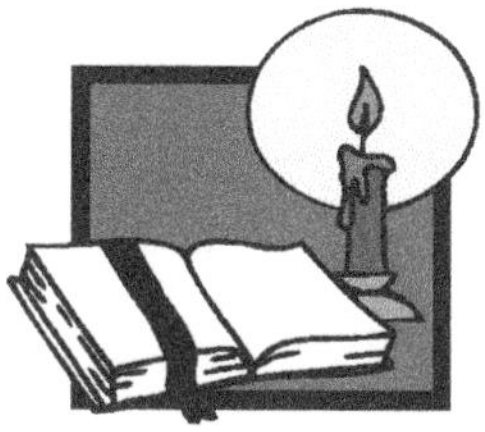

Esta unidade apresenta a sinopse das principais indicações de 172 medicamamentos nos estados agudos e um resumo dos 12 remédios dos tecidos de Schussler. Conhecendo bem as indicações destes doze medicamentos bioquímicos você pode prescrever com segurança para quase 80% dos episódios agudos no primeiro ano da vida do bebê.

- Esta sinopse ajuda a reconhecer a esfera de ação dos medicamentos. Para o estudo mais abrangente, consulte os textos de Matéria Médica Pura e Compiladas.
- Releia-a com frequência, para deixar sempre viva na mente a lembrança da imagem dos medicamentos. Facilita o uso inteligente dos resultados repertoriais. A causa maior dos insucessos das repertorizações consiste em prescrever, sem crítica, os medicamentos que surgem com maior cobertura de sintomas e maior pontuação. Os resultados repertoriais variam muito dependendo de como se montam os quadros das rubricas. Uma repertorização será mais útil quanto mais atender aos dois princípios gerais da Abrangência e Proporcionalidade, supondo, é claro, que as rubricas representem com fidelidade os sintomas do paciente e do quadro clíinico.

Estude as suas indicações agudas, elabore um resumo para uso próprio e você estará capacitado a prescrever com eficácia nos casos agudos. Realize extrações das rubricas de um determinado medicamento e reconheça as indicações agudas, o tipo, as modalidades e os concomitantes da Febre etc.

## Metodologia de Estudo da Matéria Médica

### Como estudar a matéria Médica?

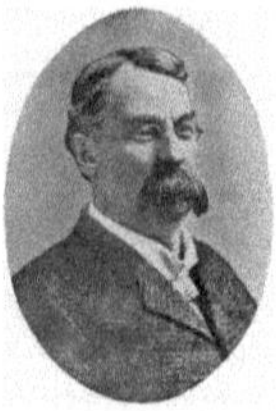

Freqüentemente se pergunta "como devo estudar a matéria médica? O ensinamento do mestre foi que o dever do médico é dar atenção ao paciente e não à doença ou aos resultados da doença. Kent.

Os sintomas do paciente são:

- Estado de sua mente; suas sensações; as funções de seus órgãos; os órgãos em si; as modalidades.

Primeiro os sintomas que são gerais e depois os particulares. Todo remédio deve ser estudado deste modo. O sistema de *keynotes* tem feito mais dano do que qualquer outro, embora os *keynotes* não devam ser ignorados; mas até que a relação entre os gerais e os particulares seja entendida, não importa quanto vocês memorizam sobre eles. Kent, em *Como estudar a matéria médica.*

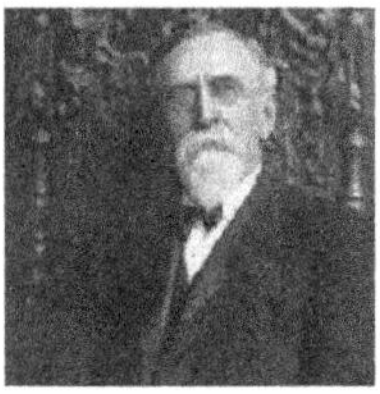

"Eu acredito na Homeopatia que Hahnemann ensinou e que eu quero propagar. Este é um tempo de muitas especulações teóricas e muitas novidades andam por aí, de todos os tipos, mas a desilusão e o fracasso serão inevitáveis". *Nash*

### O Corpo da Matéria Médica

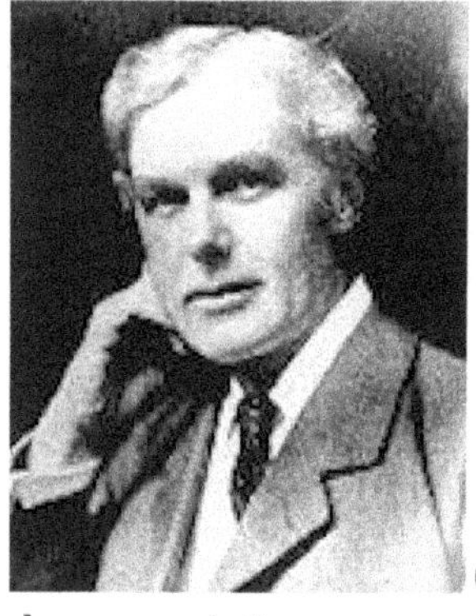

O corpo de qualquer Matéria Médica Homeopática deve consistir eum uma lista esquematizada dos sintomas pertencentes a cada medicamento. Isto é conhecido como o "*Schema*". John Henry Clarke.

Uma das razões que torna difícil a fixação na memória da imagem e esfera de ação dos medicamentos é que estudar em diversas matérias médicas pode confundir a compreensão.

Portanto, cada estudante de Matéria Médica deve adotar um *Schema* para si e referencial todo e qualquer estudo dos medicamentos a este *Schema*.

Exemplos de Schema adotados por diversos autores:

### Espanet – Tratado Metódico e Prático de Matéria Médica e Terapêutica

1. estado prodrômico e de invasão, sobre a esfera nervosa;
2. estado agudo, sobre a esfera sanguínea;
3. estado hiperagudo, nervoso grave, onde o comprometimento nervoso é secundário à alteração das constantes vitais;
4. estado crônico, sobre os órgãos e tecidos.

### Léon Vannier – Matéria Médica dos Remédios Agudos

- Características dominantes.
- Causas habituais.
- Estudo clínico.
- Aplicações terapêuticas.
- O psiquismo.

### Henry Duprat – Traité de Matiére Médicale Homéopatique

- I. Ação geral.
- II.Quadro individual característico: A: tipologia. B: modalidades e reações. C: sintomas guias.

- III. Correspondências clínicas.
- IV. O essencial para a prescrição: 1) Gênio do remédio. 2) Síndromes dominantes. 3) O doente de... 4) Características gerais e modalidades principais. 5) Sintomas sinalizadores (*Keynotes*). 6) Ponto de Weihe.
- V. Relações medicamentosas.

**Voisin – Manual de Matéria Médica para o Clínico Homeopata**

- Toxicologia. Síndromes clínicas. Os sintomas indispensáveis - frequentes - possíveis.

**Lathoud – Estudos de Matéria Médica**

- Ação geral.
- Características: constituição e tipo, sensações, modalidades, sintomas mentais, das partes.

## MODELO DE SCHEMA PARA O ESTUDO DAS INDICAÇÕES AGUDAS

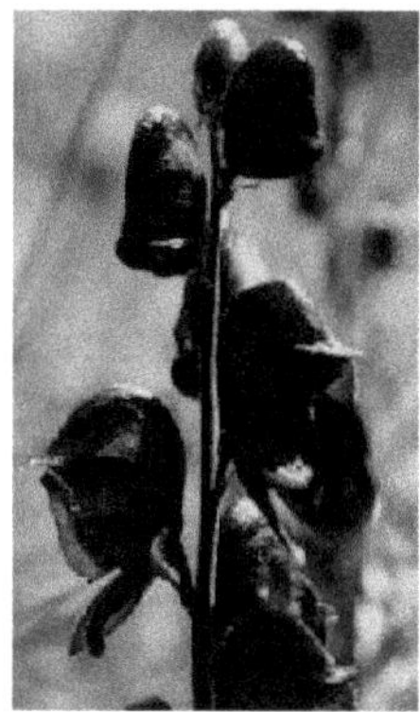
ACONITUM NAPELLUS

### 1 CAUSALIDADE

- Frio: vento frio e seco, ao passar bruscamente do calor para o frio. Deixar aberto o parabrisa do carrro, tem uma sensação de frio imediata e posteriormente tem febre. Exposição ao frio seco: ventos, correntes de ar ou mudanças bruscas de temperatura. Calor, especialmente do sol. Medo. A segunda causa é o pavor, que pode ser recente ou antigo. Susto. Traumatismos. Cirurgias. Shock.

### 2 MODALIDADES

- Subitaneidade, violência e rapidez das crises. Um caráter peculiar é sempre o aparecimento brusco dos sintomas. Os sintomas aparecem especialmente à noite, em torno da meia-noite. Agrava: música; ruído; luz. Melhora: ao ar livre; repouso; após uma transpiração quente.

### 3 INDIVIDUALIDADE

**PALAVRAS CHAVES: FEBRE. INFLAMAÇÃO. FRIO. SUSTO. MEDO. PÂNICO. TERROR. MEIA-NOITE. RETENÇÃO. PASTOREAR. MORTE. PREDIZ. SENSIBILIDADE. SÚBITO. VIOLENTO. TENSÃO.**

Três fatores caracterizam o enfermo de Aconitum: a febre, as dores e a agitação com temor. (Vannier).

- A ação de aconitum é marcada pelo seu caráter agudo, violento, rápido e por suas manifestações sobre a esfera circulatória e nervosa. Na primeira, esta ação expressa-se por um estado de eretismo febril, congestivo, precursor do estado inflamatório; na segunda, por um estado de excitação que se traduz por angústia e agitação associadas ao medo.

- Violentos transtornos inflamatórios agudos, geralmente febris, de aparecimento brusco, no primeiro estágio, antes de ocorrer localização, acompanhados de inquietação, ansiedade e medo da morte. Depois do período de calor surge a transpiração e cessa a agitação e portanto a indicação de Aconitum. Não há como confundir com Belladona (febre com transpiração e abatimento).
- Febres inflamatórias agudas com sede ardente de grandes quantidades de água fria, pulso rápido, cheio e duro. Extrema sensibilidade à luz e som e a todas as sensações, inclusive a dor. Estado de tensão, ansiedade, angústia, medo da morte. Prediz o dia e hora de sua morte. Quando o paciente está tranquilo, Aconitum não é o seu remédio. A transpiração melhora todos os sintomas, especialmente a ansiedade.
- Dores congestivas, inflamatórias ou nevrálgicas, intoleráveis, agudas, acompanhadas do estado mental característico.
- Os transtornos circulatórios de aconitum são importantes. Em primeiro lugar ocorrem transtornos vasomotores Hemorragias ativas, de sangue vivo brilhante, acompanhados de angústia, medo da morte, etc.
- Retenção de urina nos recém nascidos.
- Crupe com Febre. Laringite e febre inflamatória; crises de sufocação. Tosse que acorda no primeiro sono, com inquietação. Queixas laringeas depois de cantar ou falar muito. Tosse seca, rouca, cruposa; com respiração audível. A criança segura a garganta quando tosse.
- Pneumonia: primeiro estágio em pessoas robustas; calafrio mais ou menos intenso seguido de febre alta, quente, pele seca; respiração difícel; tosse seca,dura.
- Palpitação: por ansiedade; durante a febre; após susto. Em doenças cardíacas não complicadas, com dormência no braço esquerdo.
- Se uma criança sofre de diarréia aquosa, está inquieta, gritando, queixando-se muito, mordendo os pulsos e não consegue dormir, Aconitum a acalmará em pouco tempo e curará a diarréia (Guernsey).
- Os sintomas aparecem especialmente à noite, em torno da meia-noite.
- Insônia em pessoas idosas.

## 4 Febre

A febre aparece geralmente à tarde, caracterizada por calafrios, um estágio de calor e um estágio de suor.

1. O calafrio estende-se dos pés à cabeça. Sente calafrio tão logo se descobre ou ao menor movimento. No princípio da febre tem uma sensação de frio, e ao mesmo tempo apresenta uma extrema vermelhidão da face. Está muito congestãoado. Geralmente este rubor se apresenta primeiro numa bochecha e depois para outra, de forma que no início pode se confundir com Chamomila, mas em Chamomila este fenomeno é permanente e em aconitum dura uma ou duas horas. E a face fica pálida ao sentar-se na cama. Outro sintoma é que o enfermo tem as pupilas contraídas. (Belladona tem as pupilas dilatadas).
2. Aparece então o estágio do Calor Febril, com secura da pele, que está vermelha, quente, queimante e não transpira. O calor não é irradiante como o de Belladona. Tem grande SEDE para água apenas, de pequenas quantidades de água fria frequentemente repetidas. Qualquer outra bebida não é tolerável porque tem um gosto amargo, exceto a água. Outro pequeno sinal: o enfermo tosse durante o estado de calor febril e ao mesmo tempo opressão no peito. O calor febril seco dura de 24 a 48 horas, se não for utilizado o remédio. È neste estado que ocorre a excitabilidade de Aconitum mais desenvolvida: agitação com medo da morte.
3. Depois do período de calor febril aparece a transpiração; mais abundante sobre as partes cobertas. Logo que começa a transpirar, busca cobrir-se. Os suores são quentes e abundantes; imediatamente o enfermo se torna mais calmo, menos excitável, Já não apresenta a ansiedade e o temor característicos. Com a transpiração desaparece o calor febril com suas características. Lembrem-se que a indicação de aconitum cessa quando os suores se manifestam.
4. O pulso está acelerado. Pulso cheio, duro, extenso e rápido.
5. Circulação: a face está vermelha apenas quando está deitado, torna-se pálida ao sentar-se na cama.

## 5 Estado mental e sensações

- Inquietação, angústia, ansiedade, grande tensão interna, medo da morte.
- A cabeça ferve. Olhos secos e quentes; como se areia neles.
- Insetos correm pela pele. Quando esta sensação se manifesta no início de certas neurites a *frigori*, Aconitum é o remédio (Vannier)

### 6 Concomitantes

- Tosse durante o calor febril, mesmo sem localização respiratória.
- Inquietação, angústia, ansiedade, grande tensão interna, medo da morte. Ansiedade ao começar a urinar.
- A música é insuportável.
- Sede intensa durante todos os estágios da febre. Bebe, vomita e afirma que vai morrer. Desejo de bebidas frias.

### 7 Relações medicamentosas

Relações medicamentosas: 1853. Boenninghausen.

- ARN ARS BELL BRY CANTH CHAM COFF Croc Dulc Graph LYC MERC MILL NUX-V OP PH-AC PHOS PULS RHUS-T Ruta SEP SULPH VALER VERAT

## Indicações "agudas" - 172 medicamentos

- Palavras chave. Causalidade. Indicações Características. Sensações. Concomitantes.

### Aethusa cynapium

**Palavras chaves: Antecipação. Concentração. Surmenage. Leite. Violência. Prostração. Delírio. Animais. Apertado.**

- Causalidade: Transtornos de início violento produzidos pela ingestão de leite. Antecipação de exames.

### Indicações Características

- As principais caracteristicas estão relacionadas com o cérebro e sistema nervoso, E distúrbios gastrointestinais. Os sintomas surgem com violência. Violentos: vômitos; convulsões; delirium; dores. Por outro lado ocorre prostração e sonolência e falta de reação, chegando até à afasia. A medida que a doença progride o paciente fica cada vez mais reservado e com tendência a chorar. Espasmos epileptiformes com dedos cerrados, face vermelha, olhos virados para baixo, pupilas fixas, dilatadas, espuma na boca.
- Medo de ir dormir, por receio que não acorde mais. Ilusões; imagina-se perdido, ao acordar; visões de animais, ratos, cachorros, gatos; quer pular fora da cama.
- Total intolerância ao leite, em crianças e bebés. Vomitam o leite que acabam de tomar. Fome depois de vomitar; come e volta a vomitar. Debilidade, prostração, sonolência intensa após vomitar (intoxicação infantil). Adultos que regurgitam a comida uma hora após a ingestão.

- Apetite para beliscar; carrega biscoitos para ficar comendo de vez em quando.
- Dificuldade de concentração, de compreensão, lendo ou estudando. Em situações de surmenage ou antes de exames (uma dose da C200 um dia antes e no dia do exame (Foubister).
- Sono perturbado por sustos súbitos. A criança está tão exausta, que dorme imediatamente. Movimento dos olhos ou convulsões leves ao adormecer.
- Sensações: Como se uma barreira se interpusesse entre os sentidos e os objetos exteriores.
- Partes do corpo como se apertadas em um torno: cabeça; tórax; região lombar.

**CONCOMITANTES**

- Calor febril alto, sem sede. Quer ser coberto durante a transpiração. A febre provoca coceira intolerável nas erupções.
- Grande tristeza quando sozinho. Os sintomas melhorar após uma conversação.

### AILANTHUS GLANDULOSA

**PALAVRAS CHAVES: ADINAMIA. PROSTRAÇÃO. ESTUPOR. SEPTICEMIAS. TONSILITE FOLICULAR. ESTREPTOCOCOS. DIÁTESE HEMORRÁGICA. PETÉQUIAS. ULCERAÇÃO. MALIGNIDADE.**

**INDICAÇÕES CARACTERÍSTICAS**

- Estados febris adinâmicos com grande prostração desde o início da enfermidade: Escarlatina maligna, septicemias, difteria, tifo, febre puerperal, estreptococcemias.
- Inflamações das amígdalas e faringe com ulcerações. Lividas, de cor quase púrpura. Muito edemaciadas. Pescoço sensível e inchado. Descargas fétidas. Língua seca e marrom; rachada.
- Membranas mucosas com hemorragias e úlceras (Ars.; Lach.).
- Erupções na pele de cor azulada, purpúra ou vermelho escuro que desaparecem à pressão e reaparecem lentamente; ou rash miliar com manchas lívidas. Petéquias.
- Diarréia; disenteria e grande fraqueza. A adinamia caracteriza todas as manifestações de ailanthus.
- Doença de Raynauld.

### Sensações

- Sensação de plenitude em toda parte. (fulness everywhere)
- Sensação de passagem de uma corrente elétrica da cabeça aos membros.
- Cefaléia paroxística com tonteiras durante o dia, confusão mental e depressão.
- Como se um rato ou serpente subisse pela perna.

### Concomitantes

- Estupor com suspiros e insensibilidade. Indiferença estóica. Não reconhece ninguém. Semiconsciente; não compreende o que lhe é dito.
- Delírio murmurante com insônia e inquietação.

## Allium cepa

### Palavras chaves: Resfriado comum. Laringite. Lacrimejamento. Secreção mucosa. Bronquite aguda. Neurites traumáticas. Cantores.

- Causalidade: Consequências de exposição ao tempo úmido e frio. Resfriados da primavera. Tosses epidêmicas do outono. Molhar os pés. Traumatismos. Cirurgias.

### Indicações Características

- Afeta as membranas mucosas do nariz, olhos, laringe e intestinos, provocando aumento das secreções.
- O nariz é o centro de ação. Coriza aguda com descarga copiosa, acre, aquosa. Espirros constantes. Secreção ocular branda. Cobre mais sintomas do resfriado comum do que qualquer outro remédio (Clarke).
- Laringite catarral. Laringite aguda com muita rouquidão e dor ao tossir, como se a laringe fosse rachar, com súbito lacrimejamento.
- Bronquite aguda. Tosse insistente, pelo ar frio, pior em ambientes quentes. Rouquidão catarral. Pneumonia incipiente, em crianças. O resfriado estende-se para os brônquios, com profusa secreção mucosa, tosse e estertores. Quando o catarro atinge os brônquios, pensar na indicação de Phosphorus.
- Ardência nos olhos e lacrimejamento excessivo, não escoriante. Vermelhidão da conjuntiva. Fotofobia.
- Afecções dolorosas dos dedos, ao redor das unhas. Panarício, com dores desesperadoras.

- Nevralgias dos amputados. Neurites traumáticas por feridas antigas.
- Piora em ambientes quentes, melhora ao ar livre, piora ao voltar.
- Predomínio dos sintomas do lado esquerdo ou que vão da esquerda para a direita.

**Sensações**

- Como se o olho estivesse pendurado por um fio (hanging by string or torn).
- Como se a laringe fosse rachar ou virar (ao tossir).
- Objetos próximos parecem distantes, ao bocejar.

**Concomitantes**

- Ansiedade indefinida. Indolência pela manhã. Teme que as dores tornem-se insuportáveis.
- Desejo de cebolas. Fome canina (ou perda de apetite); com Sede. Cólicas por comer demais. Sede durante a coriza.

**Allium sativum**

Por milhares de anos o alho tem sido usado como antiséptico no tratamento dos ferimentos. A cebola e o alho representam o tema da purificação no nível físico.

Adequado para as pessoas que comem em demasia e sofrem de indigestão por sua gulodice. Os intestinos se desarranjam pelo mais leve desvio da dieta.

Age diretamente na mucosa intestinal aumentando a peristalse. Colite e flora patológica. Tem propriedades vasodilatadoras.

**Sintomas sensoriais**

- Cefaléia antes da menstruação, melhora quando o fluxo começa. 7r.
- Dor queimante na vagina durante a menstruação. 6r.
- Dores reumáticas na bacia. Dor nos músculos psoas e ilíacos, pior pelo menor movimento e andando.
- Sensação de peso na cabeça após a menstruação. 2r.
- Sensação de peso e sensação de pedra no estômago.
- Sensação de pelo na língua, à noite e pela manhã ao despertar. 5r.
- Sensação de frio na garganta; de frio na garganta, e então novamente de algo quente e pinicando subindo pelo esôfago.
- Sensação de tudo no abdome parece ser puxado para baixo.

- Sensação de opressão no peito durante o sono.

**SINTOMAS FUNCIONAIS**

- Vertigem; por esforço da visão. 7r. ; olhando fixamente. 18r. ; melhora durante a menstruação. 2r; levantando-se.
- Inflamação dos olhos por resfriados.
- Inflamação da garganta. Muco pela manhã.
- Desejo de manteiga. 2r. Desejo de cebolas cruas. 9r.
- Útil para comilões, sobretudo de carne, com tendência a obesidade. Dispépticos. A menor mudança na dieta produz distúrbios gástricos.
- Queixas após comer demasiado. Apetite voraz.
- Enurese noturna em homens com hipertrofia da próstata. 11r.
- Voz áspera; rouca.
- Catarro crônico na traquéia sem febre, com respiração difícil e tosse úmida.
- Catarro brônquico com expectoração difícil, gelatinosa.
- Bronquiectasias com expectoração fétida; tosse ao fumar, que produz hálito fétido.
- Asma. Asma periódica.
- Hemoptise. Tuberculose pulmonar: melhora a tosse e a expectoração, normaliza a temperatura, aumenta o peso e regulariza o sono. (Boericke).
- Pernas débeis. As pernas não crescem tão rapidamente quanto no resto do corpo. A criança não aprende a caminhar; marasmo.
- É um vasodilatador. A pressão arterial começa a baixar depois de 30 a 45 minutos de uma dose de 20 a 40 gotas da tintura. (Boericke).
- Mordidas.

**MODALIDADES**

a) Causalidade: beber água estragada. Glutonice. Tempo úmido e frio causam dores rasgantes e pinicantes, em diferentes partes do corpo. Cada passo provoca dores cruciantes nos intestinos.

b) Agrava: mudança de temperatura; anoitecer e noite; andando; pressão; ler; ar livre agg os sintomas toráxicos. *Melhora*: sentar dobrado.

c) Horário: anoitecer e noite.

**CONCOMITANTES**

1. Vertigem transitória_com_sensação de peso na cabeça, que melhoram tão logo aparece a menstruação.
2. Constipação e dores tediosas constantes nos intestinos.

**AMYLENUM NITROSUM**

- Dor intensa pre-cordial irradiando para o braço direito. Ação cardíaca tumultuosa e opressão cardíaca; com ansiedade e respiração rápida. Batimento das carótidas. Angina do peito.

**ANTHRACINUM**

**PALAVRAS CHAVES: SEPTICEMIAS. FERIDAS SUSPEITAS. HEMORRAGIA ESCURA. CARBÚNCULO. DORES QUEIMANTES. COR AZULADA. PROSTRAÇAO. DELIRIUM. ENDURAÇÃO.**

**INDICAÇÕES CARACTERÍSTICAS**

- As lesões (carbúnculo, furúnculo, Abscesso) apresentam 5 características: 1. Dores horríveis e ardentes. 2. Coloração negra (às vezes azulada). 3. Fazem escara. 4. Supuração muito fétida. 5. Endurecidas.
- Sucessão de carbúnculos, furúnculos ou antrax. (Syph.) arsenicum muitas vezes falha no carbúnculo; então lançamos mão de Anthracinum na 30CH.
- Septicemias. Infecções septicemicas com dores queimantes e grande prostração. Rápida perda das forças, pulso afundando,,delirium e desmaio. Septicemias por feridas de origem suspeita, por dissecação anatomica ou picadas de insetos, com linfangite e evolução rápida (Lach., Pyr.). Em todos os casos de febres sépticas ou envenenamentos, Anthracinum, Arsenicum e Pyrogenium devem ser lembrados.
- Hemorragias de sangue escuro, espesso, que não coagula e decompoe rápido (Crot. h.)
- Angina de Ludwig.
- Úlceras gangrenosas. Panarícios graves. Induração do tecido celular subcutâneo; celulite (Sil.) Erisipelas malignas.
- Quando Arsenicum não acalma as dores ardentes. Dores do cancer (Euph.)

**SENSAÇÕES**

- Como se o diafragma fosse empurrado para fora.

- Cefaléia como se uma fumaça com uma dor queimante estivesse passando pela cabeça.
- As partes afetadas queimam como fogo.

**CONCOMITANTES**

- Delirium e excitação durante a febre. Perda da consciência. Imagina que a morte está se aproximando.
- Edema em várias partes do corpo. Coloração azulada, tendendo a preto.

### ANTIMONIUM CRUDUM

**PALAVRAS CHAVES: VARICELA. ESTÔMAGO. LÍNGUA LIMPA. CALOR. SENTIMENTAL. IRRITABILIDADE. BANHO FRIO. CAMADA BRANCA NA LÍNGUA. CALOSIDADES.**

- Causalidade: Banho frio. Excesso de comida. Tempo quente. Calor do sol. Erupções suprimidas. Amor desapontado.

**INDICAÇÕES CARACTERÍSTICAS**

- Transtornos gástricos ou indigestões por comer demais, pelo banho frio, pelo calor. Febres gástricas. Calor febril, com sede, seguido de transpiração. Eczema e transtornos gástricos.
- Alternância de sintomas reumáticos e gástricos.
- Dores reumáticas e cefaléias após o banho frio. Também coriza e rouquidão e à noite obstrução nasal que piora num ambiente quente. (Nux-v)
- Amenorréia após banho frio.
- Varicela (um dos remédios mais utilizados). Eczema vesiculoso pruriginoso.
- Febre gástrica com náuseas, vômitos e diarréia.

**SENSAÇÕES**

- Sensação de frio no nariz ao inalar

**CONCOMITANTES**

- Língua branca coberta com uma camada espessa como leite.
- Sentimental. Aversão a que o toquem ou olhem. Irritabilidade. Sensível ao luar.
- Sonolência continuada e cansaço em pessoas idosas.

### ANTIMONIUM TARTARICUM

**PALAVRAS CHAVES: FRAQUEZA. PROSTRAÇÃO. BRONCO-PNEUMONIA. BRONQUIOLITE. ACÚMULO SECREÇÃO. ASFIXIA. IMPETIGO. VARICELA. IMPETIGO. IRRITABILIDADE. VACINAÇÃO. FRIORENTO.**

- Causalidade: Cólera (tosse). A criança tosse cada vez que se irrita. Vexação. Umidade, especialmente quartos úmidos. Efeitos de vacinação quando Thuja fracassa e Silicea não está indicada.

#### INDICAÇÕES CARACTERÍSTICAS

- Debilidade, prostração, sonolência e transpiração excessiva.
- Estados de asfixia em doenças respiratórias. Asfixia do recém-nascido (Camph.) Bronquiolite (1 dose de 1000 pode ser salvadora).
- Grande acúmulo de secreção nos brônquios com incapacidade para expectorar. Doenças respiratórias agudas: bronquites, pneumonias, bronco-pneumonias, bronquiectasias. Catarro em pessoas idosas. Na pneumonia, não pode deitar do lado afetado. Hepatização pulmonar após a pneumonia (se Sulphur não atua).
- Náuseas (mesmo que Ipeca, porém menos persistente e melhora pelo vômito. Clarke).
- Impetigo contagioso (1 dose de 100M cura em poucos dias. M. Tyler). Varicela.
- Convulsões quando erupções não surgem.

#### PNEUMONIA

- No início pensar em: ACONITUM, BELLADONA, FERRUM PHOSPHORICUM.
- Na forma aguda banal: BRYONIA, IPECA, SULPHUR.
- Nas formas graves: ARUM TRIPHYLUM, PHOSPHORUS, ANT. T.
- Quando o enfermo melhora aparece a indicação de SULPHUR. (Vannier).

#### SENSAÇÕES

- Opressão ansiosa no peito com sensação de calor que sobe ao coração.

#### CONCOMITANTES

- A criança deseja que a carreguem nos braços, porém não quer que a toquem.
- Estupor. Respiração ruidosa pela dificuldade de expectorar. Falta de reação.

- Tenta sentar-se (pela congestão pulmonar), mas não permanece sentado porque sua cabeça cai de um lado para o outro, sem forças para sustentar-se.
- Irritabilidade; sem sede ou bebe água aos pouquinhos frequentemente; aversão ao leite.

### APIS MELLIFICA

**PALAVRAS CHAVES: INFLAMAÇÃO. EDEMA. DERRAMES. FEBRE SEM SEDE. INÍCIO SÚBITO. EDEMA GLOTE. SINTOMAS URINÁRIOS CONCOMITANTES. CALORENTO.**

- Causalidade: Pena. Susto. Cólera. Vexação. Ciúmes. Más notícias. Shock mental. Voltando de um período prolongado à beira mar para a cidade (Vannier). Oftalmias que se seguem a doenças erruptivas.

#### INDICAÇÕES CARACTERÍSTICAS

- Inflamações agudas, de coloração rosada, sensível ao menor contacto; dores picantes e ardentes, pior pelo calor, melhor por aplicações frias; febre sem sede. Evoluem com extrema violência e rapidez e se acompanham de edema e derrame. Os transtornos aparecem com grande violência e rapidez. Manifestações agudas que se desenvolvem num terreno tuberculínico (Vannier).
- Dores intensas e ardentes, com sensibilidade ao menor contacto, pior pelo calor e repouso. Melhoram pelo frio local e movimento (caminhando ou mudando de posição). Pior pelo calor. Melhora por aplicações frias (água fria, banho frio).
- Conjuntivites purulentas. Lacrimejamento quente; escaldante; profuso. Terçóis, principalmente esquerdo. Tambem indicado para a prevenção das recidivas. Edema palpebral.
- Faringite com edema de úvula que parece uma bolsa de água pendurada.
- Meningite aguda com grito encefálico. (Bell.: fase congestiva; Hell. segue a apis)
- Edemas de toda natureza. (renal, cardíaco, anasarca.). Edema de glote. (o melhor remédio). Derrame seroso (hidropericárdio, hidrotórax, ascite, sinovite, hidrocefalia.).
- Nefrites ou glomerulonefrites agudas. Após Escarlatina.
- Tumores, cistos, edemas, inflamações do ovário direito.
- Pele branca como cera, edemaciada ou vermelha e ardente. Erupções que picam e ardem como picada de abelha. Carbúnculo. Celulite. Urticária. Erisipela. Picada de insetos. Erisipela da mama.

- Apis tem ação lenta e não deve ser trocado logo. O aumento do fluxo de urina é um bom sinal de sua ação.

**SENSAÇÕES**

- Sente o cérebro paralisado. Como se cada respiração fosse a última. Grande debilidade, como se tivesse trabalhado duro. Sensação de calor na boca do estômago e tórax. Como se estivesse para morrer. Como se algo virado no interior do corpo e rigidez (stiffiness and sth turn off)

**CONCOMITANTES**

- Calorentos. Coléricos. Dominadores.
- Face edematosa, especialmente as pálpebras, com aumento da frequência urinária, mas com pouca urina.
- Estupor durante a febre. Gritos encefálicos. Grito durante o sono.
- Diz que está bem, embora muito enfermo. Não se queixam.
- Ausência de sede durante a febre (Gels. Puls.); durante a transpiração. Sede durante o calafrio.

**APOCYNUM CANNABINUM**

- Um dos medicamentos mais eficazes nos edemas, ascite, anasarca e hidrotórax, e transtornos urinários, esp. Supressão e estrangúria. Edema das membranas serosas; agudo, inflamatório. Semelhante a apis, porém Friorento.

**ARGENTUM NITRICUM**

**PALAVRAS CHAVES: ANTECIPAÇÃO. INCOORDENAÇÃO. DESCONTROLE. NERVOSISMO. HIPOCONDRIA. NEURASTENIA. IMPULSOS. GASTROENTERITES. ANGINA DO PEITO. DORES COMO FARPAS. TREMORES. PREOCUPAÇÕES. STRESS EMOCIONAL. CALORENTO.**

- Causalidade: Antecipação. Exames. Compromissos. Tomar sorvete. Stress mental e preocupações. Doces; açúcar. Excessos sexuais.

**INDICAÇÕES CARACTERÍSTICAS**

- Sintomas de incoordenação, perda de controle e falta de harmonia e equilíbrio em vários aspectos, mentais, emocionais e físicos; tremores nas partes afetadas. Irrita as membranas mucosas, produzindo inflamações violentas e marcada gastroenterite. Muito característico é o grande desejo de doces. Desejo de açúcar; que agrava; as dores como farpas e a descarga muco-purulenta das membranas mucosas inflamadas e ulceradas. Calorentos; grande desejo de ar fresco. Apressados; fazem tudo com pressa. Nervosos, impulsivos, apressados, embora tímidos e ansiosos.

- Cefaléias com tremores e sensação de frio. Cefaléias que melhoram por pressão ou bandagem. Enxaquecas. Excessiva congestão cefálica, com batimento nas carótidas, obrigando a afrouxar a gravata.
- Arrotos explosivos, especialmente em neuróticos. Flatulência excessiva. (Lyc). Diarréia de antecipação.
- Uretrite com dor; priapismo; disúria; urina sanguinolenta e fever. Gonorréia.
- Metrorragia após o coito. Coito doloroso, seguido de sangramento.
- Insônia por fantasias que ocorrem em sua imaginação.
- Oftalmia purulenta, principalmmente em recém-nascidos. Conjuntivite granular aguda. Útil para restaurar o poder enfraquecido dos músculos ciliares.
- Angina do peito. Palpitação, pulso irregular e intermitente; piora deitando do lado direito.
- Notas agudas causam tosse. Rouquidão crônica. Tosse sufocativa, como se por cabelo na garganta.

**SENSAÇÕES**

- Dores violentas; como farpas profundas (deeply sticking splinters); agudas (sharp shooting, like lightning); como se a cabeça em um torno.
- Frio. Estrangulamento. Espinha na garganta ao deglutir. Cabelo na garganta.

**CONCOMITANTES**

- Ansiedade com tremores. Fala trêmula.
- Os arrotos acompanham a maioria dos distúrbios gástricos.

### ARNICA MONTANA

**PALAVRAS CHAVES: TRAUMATISMO. PERDAS. HEMORRAGIAS. HEMATOMAS. TROMBOSE. SABE TUDO. TOQUE. ESTAR BEM. ODOR PÚTRIDO. DOLORIMENTO. HIPERSENSIBILIDADE. PROFILAXIA. TÔNICO MUSCULAR. DOR COMO MACHUCADO.**

- Causalidade: Traumatismos. Susto. Cólera. Excessos sexuais. Perdas financeiras. Situações traumáticas emocionais de pesar, remorso ou notícia de súbita perda financeira.

## Indicações Características

- Principal medicamento dos traumatismos, contusões e golpes, principalmente de partes moles, acompanhadas de extravasamento sanguíneo. Consequências imediatas ou longíquas, mesmo de anos. Contusões, sem lacerações. Hiperinosemia é uma contraindicação para arnica. Apoplexia, perda da consciência e incontinência urinária e fecal. Ulceração traumática e hemorragia ocular na câmara anterior. Hidrocele traumática. Afecções na bexiga, por traumatismo.
- Tumores em diversas partes, depois de traumatismos, inclusive dos seios (Conium). Hemorragias nos tecidos ou na pele. Hematomas. Equimoses. Trombose. Varizes. Acelera a reabsorção de hemorragias da retina.
- Asfixia do recém-nascido. Dispnéia e cabeça quente; face vermelha e corpo frio. Asma como tendência a mover de lá para cá; com insônia antes da meia-noite; parece que está morrendo. A criança perde o fôlego quando zangada.
- Angina do peito. Dor súbita, como se o coração tivesse sido espremido ou levado um choque. Tosse cardíaca. Pneumonia. Pleurisia, após traumatismo. Muda constantemente de posição por sensação de cama dura. Pneumotórax traumático.
- Osteomielite, no início.
- Pior ao menor contacto. Queixa-se de que a cama está dura. Gota e reumatismo com grande temor a ser tocado ou golpeado pelos que lhe cercam.
- Não deve ser usado externamente quando há lesão na pele (use calendula).

## Sensações

- Como se uma unha encravada no cérebro. Como se uma faca cortasse o cérebro, seguido de sensação de frio.
- Como se algo duro na garganta. Sente como se fosse duro qualquer coisa em que esteja deitado. Gosto de ovos podres na boca, pela manhã.

## Concomitantes

- Diz que está bem embora muito doente. Teme que cheguem perto dele por temor que lhe toquem. Aversão ao cigarro.
- Estados estuporosos (febre, traumatismos). Cabeça e face quentes, corpo frio.

## ARSENICUM ALBUM

**PALAVRAS CHAVES: DEBILIDADE. PROSTRAÇÃO. EMAGRECIMENTO. ANGÚSTIA. ANSIEDADE PELA SAÚDE. AGITAÇÃO. MORTE. APÓS MEIA-NOITE. ASMA. DORES QUEIMANTES. MELHORA APLICAÇÕES QUENTES. POS-OPERATÓRIO DO CÂNCER. CULPA. FASTIDIOSO. FRIORENTO.**

- Causalidade: Banho de mar. Viajar pela costa marítima. Escalar montanhas. Esforços. Frutas, especialmente aquosas e melão. Dieta pobre. Gelo. Sorvete. Acessos passionais. Preocupações. Pesar. Susto.

### INDICAÇÕES CARACTERÍSTICAS

- As características de Arsenicum se podem resumir nas quatro seguintes: Ansiedade com temor da morte; intensa agitação; debilidade e prostração e dores queimantes (Vannier).
- Grande prostração, desproporcional com a gravidade da doença. Evidencia-se melhor quando o paciente se move. Tão débil que parece ficar paralisado. Caquexia.
- Os sintomas agravam à noite, sobretudo após a meia-noite. 1 a. m. ou de 1 a. m a 3 a. m. Dores queimantes, ardentes, como fogo. Melhoram com o calor local ou geral. Pior pelo frio, exceto as cefaléias que melhoram provisoriamente pelo frio.
- Vômitos e diarréia. Intoxicações gastro-intestinais.
- Asma depois da meia-noite, com o quadro mental característico.
- Febre alta de todos os tipos. Deseja de água fria, logo vomitada. Sede insaciável durante o calor febril queimante. Sede de pequenas quantidades e frequentemente, nos casos agudos ou febris. Periodicidade e adinamia. Febres sépticas.
- Resfriado comum, com coriza corrosiva e ardente. Melhor pelo calor e piora ao ar livre. O que diferencia de allium cepa.
- Câncer. (usar de rotina no pós-operatório do câncer. Budford).

### SENSAÇÕES

- Como se o cérebro batesse no crânio (ao mover a cabeça)
- Sensação de fraqueza, como por falta de alimento.
- Sensação de torpor nos membros, como se estivessem mortos.

### CONCOMITANTES

- Intensa ansiedade, inquietação, medo da morte. Desejo de companhia. Culpa.

- Súbita perda das forças. Odor cadavérico, pútrido.
- Intenso prurido na pele, sem erupção.

### Artemisia vulgaris

- Medicamento para convulsões e epilepsia na infância e puberdade. Pequeno mal epilético. Crises sem aura; após susto ou emoções. Sonambulismo.

### Arum triphylum

**Palavras chaves: Acre. Carne viva. Inflamação mucosa. Impetigo contagioso. Dedo no nariz. Febres altas. Escarlatina. Abuso da voz. Belisca até sangrar.**

#### Indicações Características

- Afeta as mucosas da boca, garganta e laringe; também os rins, cérebro, sangue e pele. Partes queimam, ficam doloridas e em carne viva. Grande irritação das mucosas (nariz, boca e garganta) com secreções acres e excoriantes, com intenso prurido, deixando-as em carne viva e sangrando. O paciente enfia o dedo no nariz e coça até sangrar. As crianças perdem o apetite; não querem brincar; perdem peso; tem cefaléia e urina escassa. Insônia pelas dores na boca e garganta ou por prurido na pele.
- Face edemaciada, na escarlatina. Lábios inchados, rachados, sangrando, secos. Cantos da boca rachados e feridos. A criança belisca os lábios até sangrar. Morde as unhas até sangrar os dedos. Escarlatina maligna (bom sinal quando aumenta o fluxo de urina). Difteria. Impetigo contagioso.
- Febre muito alta. Estados tíficos. Febres eruptivas
- Rouquidão crônica por abuso da voz (cantores, atores, oradores) (Arg-n., Caust., Phos) ou por expor-se ao vento frio (Acon. Hep). (Rhus-t. tem rouquidão no início e melhora ao começar a usar a voz).
- Não deve ser administrado em potências baixas ou repetido frequentemente (Allen). Arum maculatum, arum italicum e arum dracontium tem ações semelhantes.

#### Sensações

- Cefaléia: sente o vertex frio como se estivesse aberto e destapado.

#### Concomitantes

- Prostração com agitação e carfologia. Delirio murmurante (febre).
- Enterra a cabeça no travesseiro (Apis, Tub.,Bell.)

## Baptisia tinctoria

**Palavras chaves: Prostração. Septicemia. Pútrido. Dolorimento muscular. Identidade corporal. Confusão mental.**

### Indicações Características

- Processos febris de começo repentino, brusco, com prostração. Febres tíficas, adinâmicas, gripais. Septicemia. Estupor com a característica de que o paciente começa a responder as perguntas, mas cai em sono profundo no meio da resposta (Arn., Hyos.). Tifo (Gels.,Bry.,Arn.). Estados tíficos e febres adinâmicas. Escarlatina. Constante desejo de água. Só consegue tomar líquidos, sólidos engasga.
- Todas as descargas e secreções são muito fétidas. Transpiração. Odor cadavérico.
- Inflamação da garganta, com pouca ou nenhuma dor. Só consegue tomar líquidos.

### Sensações

- Sensação de ser duplo ou triplo. de estar dividido em duas ou mais partes. De estar em pedaços. Estado de agitação, tentando reunir os pedaços. Pensa que a cabeça está separada do corpo e que os membros estão dispersos. Sente as partes do corpo doloridas e como que golpeadas, nos locais onde se apoia. A cama parece dura (Arn., Pyrog.), mas está muito doente para se mover. Sensação de afundar na cama.

### Concomitantes

- Confusão mental com ou sem delírio. Insensível, completamente tonto, como embriagado, com o olhar fixo. Total indiferença a tudo que se passa ao seu redor.
- Tem medo de ir dormir por temer pesadelos e sensação de sufocação. Insônia e inquietação. Adormece ao responder uma questão. Tonto, embotado e lânguido; afunda na cama. Pesadelos e sonhos assustadores.

## Belladona

**Palavras chaves: Congestão. Vermelhidão. Secura. Pulsátil. Queimação. Febre inflamatória. Escarlatina. Brusco. Violência.**

**SINTOMAS OBJETIVOS. DESEJO LIMONADA. PROFILAXIA. ESPASMOS. DELIRIUM. VISÕES. ANIMAIS. CACHORROS. SEM SEDE. FRIORENTO.**

- Causalidade: Cortar o cabelo. Molhar a cabeça. Sol. Salsicha. Andar ao vento. Frio.

**INDICAÇÕES CARACTERÍSTICAS**

- Processos agudos, muitas vezes inflamatórios (cérebro, pulmões, fígado e garganta), de aparecimento brusco e violento, geralmente febris, nos quais estão presentes uma série de sintomas objetivos: face avermelhada, olhar brilhante, midríase, batimentos arteriais visíveis, sobretudo nas carótidas, taquicardia, pulso cheio e duro. Calor local violento que se irradia intensamente. Pode-se sentir com a mão. Ardência objetiva e subjetiva, como fogo. Edema. Grande dor. Os sintomas (febre, suores, convulsões etc.) e especialmente as dores, são de extrema violência e aparecem e desaparecem bruscamente.

Os sintomas de Belladona podem ser resumidos assim:

- Transtornos Vasculares: dependem sempre de uma inflamação brusca desencadeada com uma violência considerável. Duas classes de fenômenos ocorrem: transtornos locais e a febre. Ao nível da pele observamos: tumefação, vermelhidão intensa, calor queimante e pulsações dolorosas. Ao nível das mucosas observamos rubor e securas extremas. A febre aparece geralmente à tarde, por volta das 16 horas. O calafrio começa pelo braço, extende-se para a cabeça e para todo o corpo. Durante o calafrio o paciente não tem sede. Deitado tem a face pálida e sentado fica vermelha - (o oposto de aconitum). Quando aparece a febre o paciente tem sede de água muito fria e frequentemente. Deseja cobrir-se. O paciente transpira nas partes cobertas. O paciente fica abatido, chegando a estado de semi-estupor.
- Transtornos nervosos: o abatimento se transforma num estado de delírio e alucinações. (Bell. Hyos. Stram). Hipersensiblidade e excitabilidade do sistema nervoso periférico. (Vannier).
- Dores martelantes, pulsáteis, ardentes, cortantes, desgarrantes, agravadas pelo movimento, barulho, sacudidas, tosse, luz e frio.
- Convulsões febris. Durante a dentição; menstruação, puerpério; precedidas de uma aura característica: Como se um rato corresse pela pele.

- Preventivo da Escarlatina (2 ou 3 doses diárias da C30 nas epidemias.) Também previne a hidrofobia (1 dose da 30CH a cada 4 dias). Efeitos ou sequelas de Escarlatina.
- Congestão cefálica. Cabeça quente com extremidades frias. Meningites. Cefaléias paroxísticas, violentas, martelantes, pulsáteis. < 16h às 3h da madrugada. Otalgias de todos os tipos. Otites. Supuração dos ouvidos. Parotidite aguda. Erisipela facial. Pior à direita. Amigdalites agudas, sobretudo à direita.
- Pele quente; úmida alternando com seca. Seca e quente. Dermatite intensa. Erisipelas. Pele vermelha brilhante, lustrosa (glossy). Icterícia com pedras na vesícula.
- Febre alta inflamatória, exantemáticas. Sem sede. Medo de beber água. Cabeça quente e membros frios. Suores profusos nas partes cobertas que aparecem e desaparecem bruscamente e mancham a roupa de amarelo. A característica principal da febre de Belladona é o abatimento. Pode ser repetido com frequência.

### Sensações

- Como se uma mão apertando os intestinos (clutching); Como se água movendo-se na cabeça; Como se um rato movendo-se pela perna; Constricção na garganta.

## Bellis perennis

- Atua nas fibras musculares e vasculares. Primeiro medicamento nos traumatismos dos tecidos profundos, após grandes cirurgias. Entorses e contusões. Traumatismo da pelve. Trabalho continuado de jardinagem. Efeitos remotos e recentes de pancadas, quedas, acidentes. *Railway spine*. Caixeiros viajantes. Quedas sobre o coccix.

## Berberis vulgaris

**Palavras chaves: Cólica renal. Biliar. Gota. Fígado. Rins. Nevralgia. Irradiação. Dores Erráticas. Mudança rápida.**

### Indicações Características

- Atua no sistema venoso produzindo congestão pélvica e hemorróidas. Afecções hepáticas e reumáticas com queixas urinárias, hemorroidárias e menstruais. Constituições gotosas de longa data. Provoca inflamação do rim com hematúria. As dores são sentidas no corpo todo, irradiando da região lombar. Ação marcante no fígado, promovendo o fluxo da bile. Tosse e outras queixas respiratórias após cirurgia de fístula.

- Dores renais de todos os tipos (cortantes, pulsáteis, desgarrantes.) com a característica de que irradiam para todas as direções acompanhadas de adormecimento e rigidez de toda a região lombar. Mudança rápida dos sintomas. Uso de rotina na cólica renal. Cólicas hepáticas. Cálculos biliares.
- Lumbago com irradiações dolorosas aos membros inferiores e presença de sedimento vermelho na urina. Dores lombares no após cirurgias. Estados reumáticos e gotosos com transtornos hepáticos e urinários. Desejo sexual diminuído, dor cortante durante o coito. Dores nevrálgicas dos ovários e vagina.

**SENSAÇÕES**

- Sensações de frio (seios da face, ouvidos, face, prepúcio, escroto, músculos).
- Todas as coisas parecem maiores do que são.
- Sensação borbulhante na região dos rins (bubbling sensation).

**CONCOMITANTES**

- Aversão ao escuro com visões de animais ou monstros. Adormecimento e rigidez da região lombar.
- Mudança rápida dos sintomas: as dores mudam de lugar e tipo; sede alterna com falta de sede; apetite com falta de apetite.

### BISMUTHUM

- Irritação e inflamação catarral do tubo digestivo. Dores beliscantes e rasgantes. Gastrite. Choler morbus, quando predominam os vômitos. À água é vomitada tão logo atinge o estômago. Gastroenterite, com vômitos e prostração. Cholera infantum. Afecções após cirurgias abdominais. Desejo de companhia, a solidão é insuportável.

### BLATTA ORIENTALIS

**PALAVRAS CHAVES: ASMA COM BRONQUITE. TOSSE COM DISPNÉIA. ANASARCA.**

**INDICAÇÕES CARACTERÍSTICAS**

- Seu campo de ação se limita à Asma. Potências baixas a cada 15 minutos na crise.
- Asma, especialmente associada com bronquite. Severos ataques de tosse com dispnéia. Age melhor em pessoas corpulentas. Crises pior em tempo chuvoso. Sufocação iminente por acúmulo de muco. Indicado após arsenicum quando este não alivia o suficiente. Curou

casos de anasarca depois do insucesso com Apis, Apocynum e Digitalis.

- DOSE: dinamizações baixas durante as crises - 3CH. Após o bronco-espasmo, usar a 30CH, 200C ou 1.000C para a tosse remanescente. Parar quando ocorrer melhora, para evitar agravação. (Boericke).

**BORAX**

- Irritação gastro-intestinal. Salivação, náusea, vômito, cólica, diarréia, colapso, albuminúria e espasmo vesical. Medo do movimento descendente, em quase todas as queixas. As crianças têm medo de cair, quando são carregadas escada abaixo. De valor no tratamento da epilepsia. Aftas nas membranas mucosas. As crianças apresentam pequenas vesículas ao redor da boca, na testa, dedos e mãos, que estouram e se espalham. Aftas no interior da boca, na língua, interior das bochechas com queimação e secura da boca. As aftas sangram com facilidade. Diarréia por fruta.

**BOTHROPS LANCEOLATUS**

- O veneno é muito coagulante (Lach.). Pode ser utilizado nos casos de Trombose e outros fenômenos como: hemiplegia, afasia, incapacidade de articular. Estados de septicemia. Hemorragias de cada orifício do corpo. Curso diagonal dos sintomas. Hemorragia da retina.

**BROMIUM**

**PALAVRAS CHAVES: RESPIRATÓRIO. TOSSE ESPASMÓDICA. ASMA. COQUELUCHE. LARINGE. AR DO MAR. EPISTAXE. MAL HUMORADO. EDEMA. ENDURAÇÃO. GLÂNDULAS.**

**INDICAÇÕES CARACTERÍSTICAS**

- Efeitos marcantes no sistema respiratório, especialmente na laringe e traquéia. Aumento da parótida e bócio. Age melhor em crianças escrofulosas com gânglios hipertrofiados. Tendência a infiltrados ganglionares (parótida, tireóde, ovários e mama), endurecimento, mas raramente supuram. Tendência a crises espasmódicas. Coqueluche (use persistentemente por 10 dias). Tosse seca com rouquidão. Melhoria geral à beira mar. Parotidite esquerda. Inchação e endurecimento dos testículos.
- O resfriado inicia na laringe e estende-se para cima (Mercurius. Sepia) ou para baixo. Ao contrário de Iodium, suas queixas quase

nunca são acompanhadas de febre. Coriza acre, escoriante. Espirros. Epistaxe quase sempre presente. Alergia à poeira.

- Pacientes mal humorados. Briguentos. A presença de espasmo indica Bromium. Sensação de teia de aranha na face.

### Bryonia alba

**Palavras chaves: Mucosas. Serosas. Repouso melhora. Secura mucosa. Derrame serosa. Pneumonia. Apendicite. Sarampo. Sede grandes quantidades. Irritabilidade.**

- Causalidade: Vento frio. Frio úmido. Cólera. Susto. Vexações. Erupções suprimidas. Álcool. Glutoneria. Feridas. Beber bebidas frias em tempo quente.

#### Indicações Características

- Atua em todas as membranas serosas e suas vísceras, provocando inflamaçao e exsudação. Extrema secura de todas as mucosas. Derrame líquido nas serosas (meninges, pericárdio, peritôneo e particularmente na pleura e articulações).
- Piora com o movimento. Melhora com o repouso e a pressão. Deitado sobre o lado dolorido. Lateralidade predominantemente direita. Agrava pelo calor.
- Sede ardente, extrema, durante a febre, o calafrio e a transpiração; de grandes quantidades por vez. Posição característica (imóvel; deitado do lado dolorido).
- Tosse seca, não produtiva, dolorosa, pior pelo movimento e calor. Necessita ficar sentado. Cefaléia e dor no peito. Pontadas agudas no peito. Bronquite. Pneumonia, especialmente direita. Broncopneumonia. Pleurite. Mastite.
- Dores reumáticas agudas com as modalidades próprias. Cólica hepática. Hepatite. Peritonite. Apendicite (um dos remédios mais importantes). Dores no estômago, após comer, como pedra.
- Febres exantemáticas. Sarampo (um dos melhores remédios). Calor febril seco, queimante; agravando todos os sintomas. Sede intensa em todos os estágios.
- Epistaxe frequente quando a menstruação deveria aparecer.

#### Sensações

- Tosse com a sensação que o peito vai explodir em pedaços.

- Cefaléia como se tudo fosse pressionado para fora. Como atingido por um martelo.

**Concomitantes**

- Agarra a cabeça com as mãos quando tosse.
- Desejo frequente de fazer uma respiração profunda. Deve expandir os pulmões.
- Constante movimento da mandíbula como se mastigasse (nas afecções cerebrais). Constante movimento do braço esquerdo e pernas (Helleborus; porém com paralisia oposta).

## Cactus grandiflorus

**Palavras chaves: Coração. Angina pectoris. Dor constritiva como Garra de ferro. Dor espasmódica. Cefaléia congestiva. Hemorragia. Desespero.**

- Causalidade: Sol. Umidade. Amor desapontado.

**Indicações Características**

- Sensação de constrição como por uma barra de ferro na garganta, tórax, coração, abdome, bexiga, vagina, reto, provocadas ou agravadas pelo menor contacto.
- Cefaléias congestivas, períodicas. Iniciam pela manhã e aumenta ao longo do dia para uma intensidade insuportável, com vômitos. Precisa ficar quieto. Agrava pelo barulho, luz ou esforço. Durante o climatério. Como se um peso no vértice. Calor na cabeça por esforço mental. Distensão dos vasos sangúineos da cabeça. Fotofobia.
- Marcada ação cardiovascular. Congestões que terminam em hemorragias. Angina do peito. Afecções onde existe a sensação característica. Comparar com Dig., Spig., Conv., Kalmia e Naja.

**Sensações**

- Dor precordial intensa, constrictiva, com a sensação de que o coração fosse apertado e desapertado por uma mão ou garra de ferro. Sensação de que o corpo está aprisionado por arame, enroscado e apertado.

**Concomitantes**

- Grita com as dores. Desejo de solidão. Medo de morrer; medo de ter algo no coração.

### Calcarea carbonica

**Palavras chaves: Constitucional. Mudança de tempo. Esfera vegetativa. Nutrição. Resfriados. Cólica renal. Cólica hepática. Pneumonia. Timidez. Medos. Friorento.**

#### Indicações Características

Medicamento constitucional por excelência. Utilizado nos estados agudos quando as características gerais estão presentes: timidez; quer a proteção da mãe; desejo de ovos e doces; sede extrema; transpiração fria, profusa, pegajosa. Molha o travesseiro.

Estude as indicações agudas das demais calcareas, esp, a Calcarea phosphorica.

- Febre héctica; sede e febre alternando com suores noturnos, especialmente na cabeça, mãos e pés frios. Febre héctica após lactação prolongada e profusa, perda de líquidos, tuberculose etc. Útil na convalescença da febra amarela.
- Litíase renal. Cólica renal; para acelerar a descida e expulsão do cálculo (C200, 1M).
- Otite média e interna, com secreção purulenta, espessa, fétida, sanguinolenta.
- Dor de garganta por mudança de tempo ou em tempo úmido.
- Pneumonia do lobo superior direito. Bronquites. Pleurite.
- Muito friorento. Pior pelo ar frio, frio úmido. Resfria-se a cada mudança do tempo.

### Calendula officinalis

**Palavras chaves: Hemostático. Anti-séptico. Feridas abertas. Traumatismo ocular. Granulação. Erisipela.**

#### Indicações Características

- É um autêntico anti-séptico homeopático. Usar 25 gotas da tintura dissolvidas em água quente e aplicar nas feridas traumáticas laceradas, com tendência à supuração e dor excessiva (arnica está contra-indicada para uso local em feridas abertas). Feridas post-operatórias (evita a supuração e gangrena). Cesareanas. Uso local. Hemostático depois de extração dentária.
- As feridas estão inflamadas, em carne viva; dolorosas como se machucadas; as partes ao redor estão avermelhadas, com pinicadas

na ferida durante o calor febril. Rutura do períneo durante o parto. Mamilos escoriados e rachados.

- Traumatismo ocular com tendência à supuração; após cirurgia ocular. Conjuntivite traumática, queratite e irite. Feridas laceradas do olho.
- Úlceras recentes ou antigas, com excessiva secreção purulenta. Uso tópico nas erisipelas. Tendência constitucional para erisipelas.
- Grande tendência a resfriar-se, especialmente no tempo úmido.

### CAMPHORA

**PALAVRAS CHAVES: FRIO MORTAL E NÃO TOLERA ESTAR COBERTO. SHOCK. COLAPSO. ESTIMULANTE CARDÍACO. ASFIXIA DO RECÉM-NASCIDO. CÓLERA ASIÁTICA. MORTE APARENTE. CONVULSÕES. SEQUELAS DE SARAMPO. ANTÍDOTO UNIVERSAL.**

- Causalidade: Shock por traumatismo. Erupções suprimidas. Ar frio. Insolação. Vexação. Cirurgias.

### INDICAÇÕES CARACTERÍSTICAS

- Grande frio como de gelo em toda a superfície do corpo, que está fria ao tato e apesar disto não tolera está coberto. Descobre-se mesmo estando frio e cianótico. É um frio mortal. Prostração completa que aparece bruscamente com perda total de forças. Colapso, shock. Shock por traumatismos ou feridas; pós-operatório; insolação, diarréia, cólera. Estados de morte aparente, com pulso imperceptível. Estimulante cardíaco em situações de emergência.
- Febres inflamatórias súbitas com rápida alternância de calor e frio; seguido de prostração rápida. Febre amarela com calafrio intenso e prolongado no início, com tremores internos e membros frios. Frio gélido em todo o corpo. Quer cobrir-se durante o estágio de calor febril. Aversão a descobrir-se. Pele seca como pergaminho. Ou Transpiração fria. Pegajosa, exaustante. Quente, profuso e melhorando os sintomas.
- Cianose em crianças. Asfixia do recém-nascido. Convulsões, especialmente em crianças, por exantemas suprimidos ou que não aparecem. Todas as sequelas de sarampo; erupção não aparece.
- Cólera asiática, no início. Corresponde à etapa inicial dos calafrios.

### SENSAÇÕES

- Sensação de secura em toda a superfície corporal. Sensações internas de frio. Como um vento frio soprasse pelo corpo.

## Cantharis

**Palavras chaves: Rins. Bexiga. Concomitância de sintomas urinários. Dores queimantes. Dores cortantes. Queimaduras. Erisipelas. Delírio furioso. Mania sexual.**

### Indicações Características

- A característica dominante de cantharis é uma alteração lesional que se apresenta sob três formas: uma Vesícula, na mucosa ou pele, queimante, que se abre e surge o segundo elemento característico, a Ulceração. Surge a terceira característica, um exsudato pseudo-membranoso, constituído por muco extremamente aderente que lembra as secreções de kali-bichromicum. As dores são sempre violentas, queimantes como fogo. A febre não apresenta características muito marcantes. Calafrio sem sede que pode durar horas. Sudorese ao menor movimento com odor de urina.
- Processos inflamatórios agudos de evolução rápida e destrutiva podendo chegar à necrose ou gangrena das partes afetadas (Merc-c. Ars.) Ardência e queimação acompanham a inflamação (pulmão, pleura, cérebro, medula, intestinos, reto, ânus, bexiga, ovários, pericárdio, pele.), e sintomas urinários característicos (micções urgentes e frequentes com dores cortantes e queimantes). Pericardite e derrame.
- Síndromes inflamatórias na faringe, laringe, sistema urinário e pele: vesículas na boca. Queimação na boca, faringe e garganta, estendendo-se para o estômago. Difteria. Laringite. A garganta queima como fogo. Nefrite aguda. Cistite. Uretrite. Cólica renal. Litíase renal. com as modalidades próprias. Erisipelas com vesículas e dor queimante.
- Terceiro estágio da febre amarela, quando há completa insensibilidade; câimbras nos músculos abdominais e pernas; supressão da urina; hemorragias gástricas e intestinais; transpiração fria nas mãos e pés.
- Queimaduras de primeiro e segundo grau. Eritema solar. Vesículas. Pityriasis, especialmente em crianças. (Pode usar externamente).
- Retenção de placenta. Expulsa feto morto. Promove a fecundação (Guernsey).
- Delírio furioso. Mania aguda, com exaltação sexual. Desejo sexual intenso.

**SENSAÇÕES**

- Dores ardentes, queimantes, cortantes, em carne viva, excoriante. Pontadas. Sensação de queimação (queimando) percorre toda a patogenesia.
- Sensação como se lhe tirassem o cabelo, como se estivesse ereto. Sensação de água fervente no cérebro. Ardência no cérebro (encefalite, meningite).

**CONCOMITANTES**

- Desejo sexual violento. Ereções excessivas; contínuas, dolorosas, fortes. Ninfomania. Delírio raivoso, selvagem, violento. Do tipo sexual.
- Espasmos violentos ao tocar a laringe.
- Urgência urinária constante e intolerável. Cura inflamações de outras partes quando estão presentes os sintomas urinários.

**CAPSICUM**

**PALAVRAS CHAVES: NOSTALGIA. AVERSÃO A MUDAR. REMÉDIO INTERMEDIÁRIO. SUPURAÇÃO. MASTOIDITE. ABSTENÇÃO DE ÁLCOOL. CONSTRICÇÃO. VELHOS COM VITALIDADE EXAURIDA. HERPES LABIAL. DELIRIUM TREMENS. SENSÍVEL A CRÍTICAS. SENSAÇÃO DE PIMENTA.**

- Causalidade: Emoções. Frio e tempo úmido. Nostalgia. Mudanças de moradia.

**INDICAÇÕES CARACTERÍSTICAS**

- Tem uma ação sobre os ossos e as mucosas digestiva, respiratória e urinária.
- O calafrio começa às 5 ou 6 horas da tarde. Aparece primeiro na omoplata, depois entre os ombros. Irritabilidade, sensibilidade ao barulho, confusão, durante o calafrio. Tem a sensação de ter algo frio entre as omoplatas. Tem necessidade de por algo quente no local. Tem sede intensa e cada vez que bebe água tem mais calafrio. Com a febre o paciente não tem mais sede. Embora tenha o nariz e face avermelhada elas estão frias. (Vannier)
- O enfermo de capsicum apresenta sempre uma inflamação aguda (faringite, enterite, traqueíte, bronquite, uretrite, otite). Urina escapa ao tossir. Pessoas indolentes, aversas a sairem de suas atividades rotineiras. Rouquidão dos cantores, oradores.
- É um remédio intermediário. Os sintomas do medicamento não aparecem de imediato. Seguem a um estado de Aconitum ou

Belladona. Cada vez que os sintomas de Capsicum se manifestam podemos concluir que o enfermo se agravou. Por exemplo, está indicado quando há comprometimento periósteo ou ósseo consequente a uma otite aguda. (Vannier). Otites agudas. Mastoidite aguda. Supuração no mastoide e porção pétrea do osso temporal. Edema doloroso do mastoide. Inflamação sub-aguda da trompa de eustáquio, com grande dor.

- Herpes labial (aplicar uma gota da tintura mãe).

**SENSAÇÕES**

- Sensação de ardência, queimação e coceira como se tivesse espalhado pimenta. Ardência local e sensação de frio em diversas partes do corpo.
- Sensação como se estivesse caindo de uma altura durante o sono.

**CONCOMITANTES**

- Nostalgia acompanhada de calor na garganta, face vermelha, insônia e medos.
- Hiperacusia durante o calafrio, a febre e a transpiração.

### CARBO VEGETABILIS

**PALAVRAS CHAVES: NUNCA BEM DESDE. COLAPSO. RESSUSCITADOR. FALTA DE REAÇÃO VITAL. COMPLEMENTA LYCOPODIUM. INÍCIO DA COQUELUCHE. DESEJO DE AR LIVRE. DESINTEGRAÇÃO E OXIDAÇÃO IMPERFEITA. ESTAGNAÇÃO. ASMA EM VELHOS. FLATULÊNCIA.**

- Causalidade: Mudança de tempo. Tempo quente e úmido. Álcool. Comida estragada. Esforços.

**INDICAÇÕES CARACTERÍSTICAS**

- Desintegração e oxidação insuficientes são a nota chave deste medicamento. O sangue parece estagnar nos capilares. Estado de colapso, com suores frios, hálito frio e todo o corpo frio, gelado, parecendo um cadáver, mas necessita ser abanado. Verdadeiro ressuscitador de cadáver (M. Tyler). O paciente pode parecer sem vida, mas a cabeça está quente; frialdade, hálito frio, pulso imperceptível, respiração acelerada e opressiva, e tem que Ter as janelas abertas, ar livre. Desmaia facilmente, está fatigado e precisa de ar livre. Hemorragia de qualquer mucosa. Últimos estágios das enfermidades.
- Febre héctica; sudorese debilitante. Terceiro estágio da febre amarela, hemorragias e grande palidez facial, cefaléia intensa,

grande peso nos membros e tremores no corpo. Febres adinâmicas e gástricas, ocorrendo em tempo quente por abuso de gelados e outras bebidas refrescantes. Calor febril interno queimante.

- Indicado em pacientes que nunca se recuperaram totalmente de alguma enfermidade prévia (sarampo, coqueluche, Escarlatina, asma, tifo, bebedeira, feridas.)
- Útil em casos confusos, muito medicados, para "limpar" o quadro. (Aloe). Um dos melhores remédios no início da coqueluche (Kent).
- Asma em velhos com pele cianótica. Pele azulada, fria, equimoses. Marmórea com distensão venosa. Úlceras varicosas. Antigas úlceras se abrem.
- Condições onde há falta de reação vital (Opium).
- O estômago está tenso e duro pela flatulência. Muitos dos sintomas de Carb-v são parecidos com os de Lycopodium e uma dose ocasional de Carb-v. complementa a ação de Lycopodium (Clarke).

**Concomitantes**

- Grande desejo de ar. Necessita ser abanado.
- Estado de torpor e sonolência. (que distingue de Ars. em muitas situações).

### Carbolic acidum

- Febres entéricas. Tifóides. Transpiração profusa, fria. Prostração e colapso; superfície pálida e coberta de suor gélido. Sepsis. Secreções queimantes. Reações graves a picada de abelhas. Erisipelas. Erupcões vesiculares em todo o corpo, com grande prurido que alivia coçando, mas persiste uma dor queimante. Impetigo. Indicado no Cholera, quando veratrum não atua. Feridas laceradas por instrumentos cortantes; ossos expostos, esmagados ou fissurados. Odor fétido da boca; difteria; escarlatina. Pneumonia circunscrita. Gangrena pulmonar.

### Causticum

**Palavras chaves: Paralisia. Inércia uterina. Afonia brusca. Queimaduras. Retenção de urina após cirurgias. Intertrigo durante a dentição. Medo acontecer algo. Injustiça.**

- Causalidade: Queimaduras. Susto. Pena ou desapontamentos. Vigília. Erupções suprimidas. Cirurgias. Doenças prolongadas.

### INDICAÇÕES CARACTERÍSTICAS

- Principal medicamento das paralisias, sobretudo se aparece gradualmente e com frio na parte paralisada. Paralisia geralmente unilateral e do lado direito. Paralisia da bexiga por retenção de urina. Paralisia laringea. Afonia brusca, por paralisia, em cantores. Paralisia facial por corrente de ar fria.
- Inércia uterina durante o parto.
- Constipação obstinada (por paralisia do reto).
- Convulsões epilépticas, com aura no plexo solar com paralisia ou seguida de paralisia.
- Transtornos por queimaduras. Nunca ficaram bem após uma queimadura.
- Cólica menstrual (após o fracasso de colocynthis). A menstruação cessa durante a noite; fluxo apenas durante o dia.
- Antigas feridas reabrem. Tendência ao intertrigo durante a dentição.

### SENSAÇÕES

- Dores com sensação de estar em carne viva. Como se tivesse um espaço vazio entre o crânio e o cérebro. Como se cal queimando no estômago. Só consegue defecar estando em pé. A própria voz ecoa nos ouvidos. Zumbidos.

## CHAMOMILA

**PALAVRAS CHAVES: HIPERSENSIBILIDADE. IRRITABILIDADE. DORES INSUPORTÁVEIS. INQUIETAÇÃO. DENTIÇÃO. CÓLERA. OTALGIAS. ASMA POR EMOÇÕES. CÓLICA HEPÁTICA. DIARRÉIA. DUODENITE AGUDA. TEMPERAMENTO NERVOSO. EXCITADO.**

- Causalidade: Dentição. Cólera. Indigestão. Dor.

### INDICAÇÕES CARACTERÍSTICAS

- Especialmente útil em crianças, recém-nascidos e em transtornos no período da dentição (convulsões, perturbações gástricas, vômitos, diarréia, irritabilidade). Mulheres grávidas e no período do aleitamento. As manifestações febris de chamomila aparecem, sobretudo na primavera, quando faz frio após dias quentes e também como consequência de acessos de cólera. A criança apresenta 38, 39 graus de febre após crises de zanga. A febre surge entre 21h e 23h.
- Otite média. Otalgias (um dos melhores remédios). Inchação e febre que deixa o paciente muito inquieto.

- Face pálida de um lado e vermelha de outro. Dor facial com dormência.
- Asma em crianças depois de acessos de cólera. Convulsões em crianças após acesso de cólera da mãe.
- As dores são intoleráveis e levam ao desespero. Sensibilidade e irritabilidade. A inquietação de Cham. se diferencia de Ars. e Acon pela ausência do medo da morte. Cólicas hepáticas. Cólicas flatulentas, após acessis de cólera.
- Diarréias de cor verde como espinafre. Odor de ovos podres. Cólica que faz dobrar-se em dois. Cólica hepática. Duodenite aguda. (kali. bi = duodenite crônica). Peritonite puerperal.

**CONCOMITANTES**

- Melhora sendo carregado nos braços.
- Dormência com as dores.
- Irritabilidade. Caprichoso. Intolerante e intolerável. Turbilhão de temperamento.

### CHELIDONIUM MAJUS

**PALAVRAS CHAVES: FÍGADO. CÓLICA HEPÁTICA. HEPATITE. PNEUMONIA. BATIMENTO DE ASAS DO NARIZ. DOR NO ÂNGULO INFERIOR DA OMOPLATA DIREITA. SISTEMA PORTA. DOMINADOR.**

**INDICAÇÕES CARACTERÍSTICAS**

- Dores ao nível do fígado e do ângulo inferior da omoplata direita. Cólica hepática por litíase biliar. Hepatites agudas e crônicas. Dominadores e céticos; não se impressionam com autoridade (oposto de Lycopodium). Coloração amarelada dos tegumentos (pele, mucosas, urina e fezes). Prefere comida e bebidas quentes; se não estiverem quase fervendo o estômago não as retém.
- Calafrios violentos às 3h da madrugada, com sensação de pé gelado.
- Infecções respiratórias agudas: pleuresia, pneumonia ou congestão pulmonar do lado direito e acompanhada de icterícia com dor no ângulo inferior da omoplata direita. Pneumonia principalmente do lóbulo superior direito e inferior esquerdo. Hepatização da metade superior do pulmão direito. Semelhante a Bryonia, mas em Chelidoneum as dores irradiam para a omoplata. Útil para as bronquites das crianças, com face sombria e avermelhada, respiração opressiva, febre alta, a criança senta na cama, vira-se para frente e apoia-se nos cotovelos e permanece quieta; qualquer

movimento provoca uma dor transfixante. Crises noturnas de asma com sensação de constricção no peito; na região do diafragma.

**Sensações**

- Sensação de fedor no ambiente.
- Sente a cabeça pesada como chumbo.
- Frio na região occipital, como se saísse ar frio da nuca.

**Concomitantes**

- Alternância de tranquilidade, bom humor, felicidade com dias de tristeza e mau humor.
- Batimentos de asa do nariz durante a pneumonia. Vertigem com distúrbios hepáticos.

**China officinalis**

**Palavras chaves: Perdas de fluidos. Hemorragias. Cólica biliar. Flatulência. Pós-cirurgias. Debilidade. Rara indicação nos estágios iniciais dos agudos. Descontentamento.**

- Causalidade: Perdas de fluidos corporais. Comer fruta. Cólera. Supressão de coriza.

**Indicações Características**

- Raras vezes indicado nos estágios iniciais dos casos agudos. Transtornos por perdas sanguíneas ou fluidos orgânicos (diarréias, transpiração.). Tendência às hemorragias. É um excelente hemostático. Anemia após hemorragias. Resfriado comum com debilidade.
- Cólicas por litíase biliar. Enorme distensão flatulenta do ventre. Dores por flatulência após cirurgia e que não aliviar após liberá-los.
- Febre intermitente, sem sede. Calafrios somente de dia ou ao anoitecer, nunca de noite. Febres agudas com transpiração abundante. Face vermelha e quente e mãos frias. Transpiração debilitante durante os períodos sem febre. Febres tropicais.

**Sensações**

- Pulsações no cérebro como se golpeasse conta a calota.

**Concomitantes**

- Tem uma mão gelada e outra quente. Dores desgarrantes nos membros durante a febre. Estude também chininum sulphuricum; muriaticum; arsenicosum.

### CICUTA VIROSA

- Ação no sistema nervoso, produziando afecções espasmódicas, como soluço, trismo, tétano e convulsões. Cabeça virada para trás, gestos violentos, desejos estranhos. Epilepsia. Convulsões de várias etiologias. Opistótono e distorções faciais assustadoras.

### CIMICIFUGA – ACTEA RACEMOSA

**PALAVRAS CHAVES: SISTEMA MUSCULAR E CEREBRO-ESPINHAL OVÁRIO. ÚTEROS. CÂIMBRAS. REUMATISMO. NUVEM NEGRA. AMOR DESAPONTADO. FRACASSO. ALTERNÂNCIA. HISTERIA.**

- Causalidade: Ansiedade. Amor não correspondido. Fracasso nos negócios. Emoções. Sustos. Climatério. Esforços. Parto.

**INDICAÇÕES CARACTERÍSTICAS**

- Útil em mulheres histéricas e reumáticas que pioram na menstruação e menopausa. Menstruações irregulares e muito dolorosas. Sintomas mentais agravam durante. Enxaquecas menstruais. Menstruações suspensas por emoções; por resfriados; por febre.
- Dores reumáticas cervicais, dorsais e entre as omoplatas. As dores são como choques elétricos aqui e ali. Agudas, lancinantes em várias partes. Sintomas mentais que seguem ou alternam com sintomas reumáticos ou nevrálgicos.
- Queixas durante a gravidez: náusea; insônia; insanidade. Atonia uterina. Tendëncia ao aborto no terceiro mês. Durante o parto, as dores náo forçam para baixo, mas estenden-se pelo abdome (falsas dores do parto). Utilizada no último mês de gravidez, encurta o trabalho de parto (shortens labour). Convulsões durante o parto, por excitação nervosa.

**SENSAÇÕES**

- Como se uma nuvem espessa, pesada e negra estivesse envolvendo sua cabeça. Pensa que vai ficar louca (com a cefaléia).
- Angina do peito. Dormência do braço esquerdo. Parece colado ao lado do corpo.
- Sensação de que se abre e fecha o crânio. Como se a calota abrisse e ficasse exposta. Sensação de onda no cérebro (waving sensation) é uma característica guia.
- Sensação de desmaio epigástrico ao encontrar um amigo.

## CINA

**PALAVRAS CHAVES: VERMINOSE.CRIANÇA IRRITADA. PETULANTE. DESEJA E REJEITA. INSÔNIA EM CRIANÇAS.**

**INDICAÇÕES CARACTERÍSTICAS**

- Utilizado de rotina nas helmintíases intestinais. Prurido anal intenso. Fome voraz com emagrecimento. Convulsões em crianças (por parasitose, dentição, ira, febre, castigos).
- Prurido nasal constante e intenso. Coça o nariz até sangrar. (Arum-t.). Tosse sufocante de manhã ao acordar. A tosse termina em espasmo. Pior pressionando a laringe. A criança chora e fica rígido antes e durante a tosse e às vezes desmaia.
- Sono inquieto. Dorme na posição genupeitoral. Insônia em crianças, com agitação, choro, gritos e angústia. Grita, esperneia. Indiferente às carícias.

**SENSAÇÕES**

- Como se o esterno estivesse muito perto das costas prejudicando a respiração.

**CONCOMITANTES**

- Criança irritada, caprichosa, petulante, insatisfeita. Grita. Esperneia. Morde. Não tolera que o toquem. Vermelhidão circunscrita da face e coceira intensa no nariz.
- Sintomas que aparecem sempre que se boceja (Guernsey).

## COCCULUS INDICUS

**PALAVRAS CHAVES: INSÔNIA POR CUIDAR. VIGÍLIA. VIAJAR. PARALISIA. VERTIGEM. DEBILIDADE.**

- Causalidade: Cólera. Susto. Pesar. Preocupações. Cuidar de enfermos. Barulho. Perda de sono. Viajar. Esforço físico e mental. Sol. Chá.

**INDICAÇÕES CARACTERÍSTICAS**

- Condições paréticas ou espasmódicas, notadamente afetando metade do corpo. Afeta o cérebro, não cura estados provenientes da medula espinhal. Contratura dolorosa dos membros e tronco; tetanus. Afeta o Sensorium, o eixo cérebro-espinhal (occiput, região lombar e músculos) e os órgãos sexuais femininos. Sentidos agudos e relaxamento muscular paralítico. Muito debilitado; não consegue levantar a cabeça, ficar em pé e até mesmo falar. Paralisia: face; língua; faringe. Paraplegia; com formigamento e dormência.

- Consequências de falta de sono por preocupar-se e cuidar de enfermos ou noites de vigília. Convulsões por perda de sono. Transtornos pela combinação de Stress físico e emocional. Tudo fica mais lentificado devido ao cansaço. Vertigem por vigília.
- Transtornos por viajar (barco, avião, carro, trem). Provoca tonteiras, náuseas e vômitos. Sensibilidade ao toque.

### Sensações

- Sensação de vazio ou oco na cabeça e outros órgãos internos. Leveza do corpo.
- Sensação de abrir e fechar principalmente na parte occipital.
- Sensação de paralisia nos membros superiores.
- Sensação de pedras afiadas no abdome quando se move.

### Concomitantes

- Os sintomas mentais são acompanhados de vertigem. Os objetos parecem mover-se de cima para baixo.
- Falta de apetite com fome. Náuseas por apenas olhar para a comida.

## Coccus cacti

**Palavras chaves: Coqueluche. Tosses espasmódicas. Cistite. Dores espasmódicas nos rins, com tenesmo visceral. Anúria, anasarca.**

### Indicações Características

- Um dos principais remédios da coqueluche, com a característica de que os acessos de tosse ocorrem de manhã, acordando a criança e terminam quando se elimina grande quantidade de muco albuminoso, que fica caindo em largos filamentos em cada canto da boca (Kali-bi). Vomita este muco espesso. Os sintomas da garganta agravam pelo calor, especialmente, o calor da cama.
- Catarros prolongados das vias respiratórias com grande eliminação de mucosidades filamentosas. Estados catarrais persistentes após a coqeluche. Súbita congesta pulmonar e profusa secreção mucosa com tosse espasmódica sufocativa. Coceira na laringe despertando o paciente com tosse quintosa.
- Tendência às hemorragias, com largos coágulos negros. (útero, rins). Grande sensibilidade e irritação na parte inferior da vagina; agrava ao urinar. Dolorimento da vagina; não suporte a pressão da roupa. Inflamação dos pequenos lábios.

- Estados catarrais da bexiga. Cálculo renal, hematúria. Ácido úrico. Anúria, anasarca, ascites. Dores espasmódicas nos rins e Tenesmo na bexiga. Urgência urinária.

**SENSAÇÕES**

- Sensação de que as vias respiratórias estão em carne viva. Queimação como pimenta no nariz. Coceira interna intolerável.
- Como se um cabelo ou miolo de pão alojado por trás da laringe. Como se um fio (thread) pendurado atrás da garganta provocando tosse.
- Como se tudo fosse pressionado em direção ao coração.
- Sensação de corpo estranho entre a pálpebra superior e o globo ocular.

### COFFEA CRUDA

**PALAVRAS CHAVES: HIPERSENSIBILIDADE. DESESPERO PELAS DORES. EMOÇÕES. ALEGRIA. INSÔNIA. CUIDAR.**

- Causalidade: Emoções agradáveis e súbitas. Medo ou susto. Fadiga. Viagens longas. Amor desapontado. Excesso de vinho. Riso e brincadeiras excessivas.

**INDICAÇÕES CARACTERÍSTICAS**

- Grande excitação e exaltação. Excitado durante o calafrio e transpiração. Afecções derivadas de emoções repentinas, especialmente as agradáveis. Insônia antes ou depois da meia-noite, por hipersensibilidade mental ou física. Hipersensibilidade sensorial. Ë o sedativo mais espetacular (Kent). Insônia por atividade mental; por cuidar de doentes (Cocc.). Extremo medo da morte durante ou após o parto.
- Intolerância à dor, levando ao desespero. Nevralgias em várias partes.
- Tosse seca e curta no sarampo; em crianças nervosas e delicadas. Tosse e insônia após o sarampo.

### COLCHICUM

**PALAVRAS CHAVES: MÚSCULOS. PERIÓSTEO. SINÓVIAS. ÀCIDO ÚRICO. NÁUSEA. CHEIRO DA COMIDA. PROSTRAÇÃO. COLAPSO. FRIO INTERNO. REUMATISMO. PEQUENAS JUNTAS. SENSÍVEL.**

- Causalidade: Pena. Mal comportamento dos outros. Molhar-se. Transpiração suprimida. Vigília. Estudo prolongado.

**Indicações Características**

- Afeta marcadamente o tecido muscular, periósteo e membranas sinóvias das articulações, especialmente as pequenas. Alivia as crises de gota. Existe sempre grande prostração; frio interno e tendência ao colapso. Sensação como de choques elétricos pelo corpo. Frio e Fraco, porém com sensibilidade e inquietação. Grande prostração, debilidade e esgotamento. Debilidade paralítica. Tendência ao colapso com pele, boca e hálito frios.
- Olfato muito agudo, que se manifesta diante de odores fortes ou principalmente diante de odores de alimentos cozinhando. Odeias os odores. Só pensar em comida já lhe provoca aversão, asco, náuseas ou vômitos.
- Reumatismo agudo ou crônico, principalmente gotoso. Pior movimento e frio úmido. Ataques reumáticos que começam e terminam bruscamente. Aumento do Ácido úrico. Hidropericárdio. Pericardite reumática. Cardiopatia depois de gota ou Reumatismo.
- Dores agudas, desgarrantes, nos ossos e tecidos; melhor com calor e pior com o frio. Dor renal, mais à direita, pior pela pressão e movimento. Nefrite com urina sanguinolenta. Nefrite com edema depois de Escarlatina. Diarréia outonal com dores violentas.

**Sensações**

- Sensação de frio gelado no estômago; ou frio queimante (abdome, extremidades).
- Formigamento nas unhas (tingling in finger nails) (nenhum outro remédio tem).
- Sensação de separação dos ossos da face.

**Concomitantes**

- Diabetes gotosa. Aumenta o ácido úrico enquanto diminui a glicose e vice-versa.

## Colocynthis

**Palavras chaves: Cólera. Indignação. Ateu. Dores nevrálgicas: cabeça e abdome. Dobrar-se em dois.**

- Causalidade: Cólera. Indignação. Chagrin. Pena silenciosa. Resfriar-se.

### Indicações Características

- Afeta o sistema digestivo, intestinos, nervos (trigêmio; abdominal; ciático; espinha), ovários, rins; lateralidade esquerda. Dores súbitas atrozes, que o faz virar-se, dobrar-se e gritar de dor; dores com náusea e diurese. A maioria dos sintomas melhora pelo movimento; as dores melhoram pela pressão.
- Dores nevrálgicas, severas, cortantes, desgarrantes, ardentes, pressivas, intermitentes, com grande agitação, ansiedade e gritos que surgem geralmente depois de cólera, indignação e que sempre agravam pela extensão e melhoram pela pressão ou dobrando-se, pelo movimento ou calor local. A maioria dos sintomas é na cabeça e abdome. Nevralgia facial esquerda. Dores abdominais intensas obrigando o paciente a dobrar-se em dois.
- Cólica nefrética (esquerda) com necessidade de urinar e ardência na uretra ao urinar. Espasmos da bexiga após cirurgias de orifícios (Hyper.).
- Dores ciáticas. Câimbras nos membros inferiores.

### Sensações

- Como se atado com barras de ferro (clamped with iron band) (coxalgia, dismenorréia). (cutting, twisting, grinding, contracting and bruised).
- Como se todo o abdomen e intestinos espremidos entre pedras.
- Como se tudo fluindo (flowing) para as partes genitais ocasinonando ejaculação.
- Como se a língua escaldada por líquido quente.

### Concomitantes

- Ansiedade, irritabilidade, inquietação, gritos com as dores.

### Copaiva

- Atua profundamente nas membranas mucosas (secreções abundantes), especialmente, do sistema urinário, respiratório e pele (urticária). Resfriados e estados catarrais. Primeiro estágio da gonorréia, sem estrangúria. Indicado no segundo estágio, quando a secreção é moderada.

### Corallium rubrum

**Palavras chaves: Tosse espasmódica. Coqueluche. Crises Seguidas. Tosse metralhadora.**

**Indicações Características**

- Tosse seca, espasmódica, sufocativa; curta, seguida rapidamente com sangramento da boca e nariz. Paroxismos continuados de tosse espasmódica violenta; que começa com sufocação, querendo ar para respirar, face púrpura e seguida de vômito e exaustão. Cada mudança de tempo provoca tosse. Coqueluche e todo tipo de tosse cujas crises vem em rápidas sucessões (Drosera), tão perto uns dos outros que parecem se atropelarem. Tosse de metralhadora. Face cor púrpura.
- Profusa secreção pos-nasal com frequentes pigarros. (o remédio mais útil. Nash). Coriza e epistaxe, e até ulceração no nariz.

**Sensações**

- Sente frio quando descoberto e muito quente quando coberto. Sensação de frio na árvore respiratória ao inspirar.
- Sensação de cabeça vazia ou oca. Como se a fronte achatada (flatenned). Sensação de cabeça aumentada (3 vezes seu tamanho). Como se vento atravessando o cérebro.

**Concomitantes**

- As lesões (erupções, úlceras) e manifestações (face) são de cor vermelho coral.

### Crocus sativus

**Palavras chaves: Hemorragias viscosas. Coréia. Histeria. Alternâncias. Mudanças.**

**Indicações Características**

- Afeta os nervos, mente, órgãos femininos, olhos e circulação. Mudança ou alternância rápida dos sintomas; estados de humor opostos; lateralidade; mente e corpo etc.
- Tendência às hemorragias em diversas partes do corpo de sangue é escuro, viscoso, com coágulos filamentosos que ficam pendurados nos orifícios como estalactitas (elaps). Metrorragias. Epistaxe. Com as características acima. Curou tendência ao aborto. Aborto no terceiro mês. Os movimentos do feto são sentidos muito violentamente e são dolorosos. Tosse com hemoptise.

**Sensações**

- Sensação de algo vivo movendo-se, para cima e para baixo, no epigástrio. Gravidez imaginária.

**Concomitantes**

- Alternância de sintomas físicos e mentais. Rápida alteração dos estados mentais. Riso seguido de lágrimas. Cólera e violência seguida de arrependimento. Grande inclinação a cantar.

## Crotalus horridus

**Palavras chaves: Septicemia. Púrpura hemorrágica. Diátese hemorrágica. Absorção de hemorragias intraoculares. Hemorragia de retina não inflamatória.**

- Causalidade: Susto. Sol. Relâmpagos. Alcool. Água estragada. Vacinação. Noxious effluvia.

**Indicações Características**

- Desorganização geral do sangue, hemorragia, icterícia. Tendência às hemorragias. O sangue não coagula. Púrpura hemorrágica. Equimoses. Hemorragias de várias partes do corpo. Para absorção de hemorragias intraoculares. Icterícia maligna com as hemorragias típicas. Cor amarela em todo o corpo.
- Pior durante o sono. Lateralidade direita. Melhor pela luz; movimento.
- Febres hemorrágicas, sépticas. Sarampo. Escarlatina maligna. Feblites. Meningite.

**Sensações**

- Como por uma pancada no occiput.
- Como se a língua e tudo na garganta amarrados (tied up).
- Como se o coração virado como um pombo caído (turned over like a tumbler pigeon).

## Cubeba

- Afeta principalmente as mucosas do sistema urinário. Enurese noturna. Uretrite. Cistite. Gonorréia. Leucorréia em crianças. Prostatite.

### Cuprum metallicum

- Transtornos espasmódicos, convulsivos, câimbras, iniciando nos dedos e pés. Convulsões tônicas, clônicas. Epilepsia. Câimbras e espasmos de todos os tipos.

### Digitalis

- Em todas as condições onde o coração está afetado, onde o pulso é fraco, irregular, intermitente, baixo, com edema externo e nas partes internas. Fraqueza e dilatação do miocárdio. Insuficiência cardíaca. Fibrilação auricular.

### Dioscorea villosa

**Palavras chaves: Dores irradiantes. Cólica renal. Melhora dobrando para trás. Piora dobrando para frente. Ciática.**

- Causalidade: Excesso de comida. Jejum. Erros de dieta. Bebedores de chá.

**Indicações Características**

- Medicamento para vários tipos de dores, especialmente cólicas. Transtornos dolorosos das vísceras abdominais e pélvicas. Dores insuportáveis agudas, cortantes, desgarrantes, torcendo. Irradiam. As crises podem cessar subitamente e então iniciam em outro lugar.
- Cólicas violentas que retorcem o paciente; aparecem em paroxismos regulares, com intenso sofrimento, com remissões. Como se uma mão poderosa apertasse os intestinos. Piora deitado e dobrando-se para frente. Melhora erguido e dobrando-se para trás (o contrário de Colocynthis). Cólicas hepáticas. Dores cortantes no fígado e vesícula biliar. Cólica renal, especialmente direita. Expulsão de cálculos renais.
- As dores vão de um lugar a outro, irradiam para cima e para baixo ou estendem-se a lugares muito distantes (Berb.), especialmente a partir do abdome. Flatulência após as refeições. Dispepsia flatulenta.
- Primeira etapa dos panarícios, com dores agudas. Tendência à supuração periungueal.

**Sensações**

- Sensação de desfalecimento no epigástrio. Hiperestesia da medula.

**Concomitantes**

- Cansado, mas caminha pelo quarto inquieto. Chama os objetos por nomes errados.

## DROSERA ROTUNDIFOLIA

**PALAVRAS CHAVES: TUBERCULOSE. BCG. COQUELUCHE. LARINGITE. TOSSE. DEITAR-SE. DESCONFIANÇA. ANSIEDADE PERSECUTÓRIA. ROUQIDÃO.**

**INDICAÇÕES CARACTERÍSTICAS**

- Tuberculose. História familiar ou pessoal de tuberculose. Efeitos do BCG.
- Principal medicamento da coqueluche (1 dose da 30CH ou 200C. só repetir 15 dias após se for necessário). Tosse seca, profunda, espasmódica. Quintas que se sucedem tão rapidamente que quase não dá tempo de retomar a respiração (Hydr.ac. Cocc.c). Agarra o ventre e tórax com as mãos. Agrava pelo calor, depois da meia-noite. Às 2h. Epistaxe. As potências altas não devem ser repetidas. (TM ou até 3x podcem ser repetidas.)
- Tosse em crianças, não tanto durante o dia, mas começa tão logo a cabeça toca o travesseiro, à noite quando se deitam. Asma agravando quando fala, com contração na garganta a cada palavra pronunciada. Laringites agudas, piora falando. (cantores, locutores, oradores). Voz rouca, profunda. Rouqidão após sarampo.

**SENSAÇÕES**

- Como se algo macio alojado na garganta, como uma pena.

**CONCOMITANTES**

- Asma ao falar. Contração da garganta a cada palavra pronunciada.
- Calafrio com calor na face e mãos frias. Tudo está muito frio; até a cama.

## DULCAMARA

**PALAVRAS CHAVES: FRIO ÚMIDO. OUTONO. DIAS QUENTES E NOITES FRIAS. ASMA. PNEUMONIA. DIARRÉIA. REUMATISMO. MUDANÇA DE TEMPO. DITADOR. OBSTINADO.**

- Causalidade: Frio úmido. Molhar-se. Mudança de temperatura. Erupções e transpiração suprimida. Lavar-se. Andar em lugares molhados. Traumatismos. Trabalhar em lugares úmidos e frios (Nat-s).

**INDICAÇÕES CARACTERÍSTICAS**

- Aparecimento ou agravação dos sintomas pelo tempo frio e úmido, especialmente no outono (dias quentes e noites frias). Tempo chuvoso. Mudanças bruscas do tempo; do calor para o frio. Diarréia outonal. Tem uma relação específica com a pele, glândulas e órgãos digestivos. Cada resfriado afeta o olho e a bexiga (Puls).

- Inflamação e hipertrofia dos gânglios (cervicais, axilares, inguinais) por exposições repetidas ao frio e umidade. Paralisias por deitar em chão úmido e frio. Torcicolo, dores nas costas e dores nos ossos por resfriar-se. Febre por dormir em lugares úmidos ou por tempo chuvoso e frio. Febre sem sede.
- Asma pelo tempo frio e úmido. Afecções respiratórias catarrais. Pneumonia.Nariz entope em dias chuvosos. Catarro do ouvido médio (merc.d., kali.m).
- Crises reumáticas pela umidade, piorando a cada mudança do tempo.

### Sensações

- Sensação desagradável de frio no cerebelo; como se o cabelo estivesse em pé no final.

### Concomitantes

- Grande inquietação e impaciência. Insulta sem estar zangado. Deseja coisas e as rejeita. Dominadores, possessivos, obstinados, principalmente com familiares.

## Echinacea angustifolia

**Palavras chaves: Corretor das discrasias sanguíneas. Abscessos. Adinamia. Septicemias. Furúnculos de repetição. Feridas que não curam. Malignidade dos processos agudos ou crônicos. Erisipelas. Gangrena. Mordeduras de cobras e insetos. Septicemia puerperal. Dores do câncer.**

### Indicações Características

- Enfermidades infecciosas e febris. Septicemias e toxemias com estados adinâmicos. Picadas de cobras, insetos. Linfangites com adenopatias. Abscessos ou furúnculos de repetição (10 gotas da TM 4x ao dia. Cura todos. Ramey). Processos supurativos em geral, superficiais ou dos órgãos internos.
- Feridas laceradas (uso local da TM diluida.). Gangrena. Tendência à malignidade nos processos agudos e sub-agudos. Difteria com expressão de agonia, febre muito alta e pulso filiforme. Para aliviar as dores do câncer, nos últimos estágios.
- Febre tifóide. Escarlatina. Febre puerperal. Septicemias. Em todas as afecções cutâneas com estado geral grave. Feridas que não curam.

**Sensações**

- Formigamento na língua, lábios e face com sensação de medo e dor no coração (Acon).
- Sente a cabeça tão grande como um moinho de vento (windmill), com depressão.

**Eucalyptus globulus**

- Efeitos marcantes em processos catarrais, malaria e distúrbios intestinais. Gripes e resfriados. Febres recorrentes. Hemorragias internas e locais (Ham.). Sintomas de exaustão e toxemia. Descargas copiosas acres. Dispesia atônica. Produz diurese e aumenta a urea. Diarréia aguda. Disenteria. No climatério, mulheres que sofrem de muita flatulência, palpitação e súbitos fogachos na face. Desejo irresistível de mover-se. Sinusite frontal e etmoidal. Catarro crônico, purulento e fétido. Nefrite aguda, complicação do resfriado. Asma com grande dispnéia e palpiação.

**Eupatorium perfoliatum**

**Palavras chaves: Dengue. Gripe. Febre. Dores ósseas. Dolorimento muscular. Sede.**

**Indicações Características**

- Intensas dores ósseas agudas, piores pelo menor movimento, melhor em repouso (Bry). Inquietação, não conseguem ficar parados, embora haja desejo de repouso, e não se aliviam pelo movimento. Lacrimejamento durante a tosse. Rachaduras nos cantos da boca. Gripe e influenza. Dolorimento dos músculos e ossos. Dengue. Tifóide. Febre remitente, biliosa e nos primeiros estágios da malária como medicamento intercorente.
- Sede ou náusea e logo intenso calafrio. Grande sede antes do calafrio que continua durante o calafrio e durante o calor febril. Calor febril queimante inicia pela manhã com dores, tremores, fraqueza, como pouca transpiração. Cefaléia pulsátil. A transpiração melhora os sintomas, exceto a cefaléia. Desmaio pelo movimento, durante a febre. Tristeza durante a febre. Gemendo durante o calafrio.

**Sensações**

- Sensação de estar golpeado e de estar dolorido o corpo todo. Sente os ossos como quebrados. Sensíveis e doloridos. (gripe, paludismo). Sensação de dormência, como se a pele estivesse caindo dos ossos.
- Cefaléia. Como se um chapéu de chumbo pressionasse toda a cabeça.

### Concomitantes

- Grande prostração nas gripes e resfriados. Sede insaciável mesmo antes do calafrio e continua em todo o processo febril.

## Euphorbium officinarum

**Palavras chaves: Dores do câncer. Gastrite. Queimante. Carvão em brasa. Mania aguda. Erisipelas.**

### Indicações Características

- Ação irritante na pele e membranas mucosas. Terríveis dores ardentes, queimantes, como se um carvão em brasa estivesse sobre ou dentro das partes afetadas, externas ou internas, no câncer, carbúnculo ou erisipelas (quando Arsenicum ou Anthracinum não aliviam). Dores queimantes nos ossos. Um dos melhores remédios para aliviar as dores do câncer. Dor ardente na garganta, como brasa, estende-se ao estômago. Adenóides. Gastrites. O estômago queima como fogo.
- Erupções vesiculosas. Erisipelas da face. Úlceras antigas. Gangrena (Echi. Sec.).
- Mania aguda com sintomas de violenta congestão cerebral e pulso irregular, rápido.

### Sensações

- Sensação de estômago relaxado e pendurado. Vazio no ventre. Tudo parece maior do que na realidade é. Como se saíssem chamas de fogo da boca e garganta.

## Euphrasia officinalis

**Palavras chaves: Conjuntivite. Oftalmias do recém-nascido. Primeiro estágio do sarampo.**

### Indicações Características

- Afecções catarrais das mucosas, especialmente conjuntiva nasal e respiratória, com lacrimejamento copioso, acre, irritante, junto com profusa secreção nasal branda e suave. Inflamações agudas dos olhos, conjuntiva. Conjuntivite catarral. Oftalmias do recém-nascido. Pode ser usado em forma de colírio. Primeiro estágio do sarampo, com sintomas oculares evidentes. Cefaléia catarral com secreção dos olhos e nariz.
- Coqueluche somente durante o dia com profuso lacrimejamento.

**CONCOMITANTES**

- Bocejos frequentes andando ao ar livre.

**FERRUM PHOSPHORICUM**

**PALAVRAS CHAVES: CONGESTÃO. FEBRE. HEMORRAGIA DE MUCOSA. INÍCIO DAS INFLAMAÇÕES. HIPEREMIA LOCAL. CRIANÇAS DÉBEIS, COM ANOREXIA E PERDA DE PESO.**

- Causalidade: Transpiração suprimida em dias quentes de verão. Traumatismos. Constituição débil, anêmica.

**INDICAÇÕES CARACTERÍSTICAS**

Três características dominantes: a Febre, a Congestão e a Tendência às hemorragias.

- Início das inflamações (dor, calor, rubor e edema) e estados febris antes de aparecer o exsudato ou supuração, sobretudo em afecções catarrais respiratórias. Congestão capilar e queimação na pele; agrava pelo esforço e no quarto quente.
- Febre entre 37 e 39 graus. (meio caminho entre Acon. e Bell. e o torpor de Gels.). Calafrio à tarde, às 13 horas. Pele seca. Muita sede, mas beber água não alivia. Depois surgem os suores, à noite, abundantes e que não aliviam o enfermo. Pulso cheio e brando. O enfermo não apresenta excitação cerebral e não há grandes oscilações térmicas. É mais um estado sub-febril 38$^{0}$ de manhã, 38,5 a 39$^{0}$ à noite.
- Primeira etapa de todas as afecções inflamatórias agudas, febris ou não, do trato respiratório: laringites, traqueítes, bronquites, pneumonias, pleurites. Bronquites das crianças pequenas. Primeira etapa de todos os resfriados e com tendência a resfriar-se. Epistaxe. Etapa inicial ou congestiva da endocardite e pericardite, arterite, flebite e linfangite. Início do Sarampo.
- Congestão geral com ondas de calor e fenômenos dolorosos: palpitações, sensação de plenitude na região cardíaca. O coração parece grande e bate acelerado, com ansiedade. Congestão local na cabeça, garganta e articulações. Reumatismo articular agudo.
- Hemorragias de sangue vivo. Não ocorrem ao nível da pele e sim nas mucosas (digestiva, respiratória e urinária). Hematemese, Epistaxe, Hemoptíase, Hematúria.
- Melhora a hiperemia local em feridas traumáticas recentes, contusões, etc.

- Anemia: prescrito na 3x (tabletes) eleva o nível de hemoglobina (Boericke). Administrado, em tabletes na 6x, é muito útil enquanto não surge outra indicação. A sua grande característica é a falta de sintomas muito característicos.

**CONCOMITANTES**

- Útil em crianças débeis com anorexia, perda de força e peso.

### FLUORIC ACIDUM

**PALAVRAS CHAVES: ATONIA VASCULAR. VARIZES. CALORENTO.**

**INDICAÇÕES CARACTERÍSTICAS**

- Especialmente adaptado para doenças crônicas. Atua nos tecidos e processos destrutivos, ulcerações, varizes e úlceras. Atonia dos vasos sangúineos. Abscessos do periósteo. Aneurisma capilar. Mamilos rachados, inflamados, coça, (na gravidez).
- Queixas em pessoas velhas, ou envelhecidas prematuramente com vasos sangüíneos distendidos e frágeis.

### FORMICA RUFA

- Indicado nas crises reumáticas agudas. Crises súbitas, com inquietação. O paciente deseja mover-se, mas agrava as dores. As dores melhoram pela pressão. Conseqüências de frio úmido; banho frio. Diarréia em crianças. Asma nervosa.

### GELSEMIUM SEMPERVIRENS

**PALAVRAS CHAVES: ANTECIPAÇÃO. PARALISIAS FUNCIONAIS. INCOORDENAÇÃO MOTORA. GRIPES E RESFRIADOS. SARAMPO. DEBILIDADE. DESEJO DE ESTAR QUIETO. TRANSTORNOS PSICOSSOMÁTICOS. FEBRE SEM SEDE, COM TORPOR. EMOÇÕES. PROVAÇÕES.**

- Causalidade: Antecipação. Más notícias. Emoções. Emoções depressivas. Susto. Ansiedade. Sol. Calor. Tempo úmido. Tempestades. Alcool.

**INDICAÇÕES CARACTERÍSTICAS**

- Prostração e debilidade de todo o sistema muscular, com sensação de cansaço e peso. Paralisias funcionais de todos os tipos. Paralisia infantil (Lathyrus). Falta de coordenação muscular. Os músculos se recusavam obedecer (Allen). Tremores.
- Febre contínua, intensa, sem sede, com torpor, tremores. Sonolento, mas não consegue dormir. Quer ser segurado durante o calafrio, pois

treme muito. Calafrio precedido por distúrbios visuais. Calafrios nervosos. Treme ("chatters") no início do trabalho de parto.

- Favorece a erupção no estado catarral do sarampo. Gripe e profilaxia da gripe (Eupatorium = tem mais sede e dores). Nunca bem desde um resfriado.
- Transtornos psicossomáticos agudos ou crônicos. Diarréias emocionais.

**SENSAÇÕES**

- Como se tivesse que se movimentar para que o coração não pare. Como se o sangue tivesse parado de circular.
- Como se o útero espremido por uma mão (squeezed by a hand).
- Como se os olhos saltassem para fora do cérebro.

**CONCOMITANTES**

- Tonteiras, embotamento e tremores (dizziness, drowsiness, dullness and trembling).
- Deseja que o deixem só e tranquilo durante a febre. Evita pessoas. Está quieto.
- Pulso lento em repouso e muito acelerado em movimento.

## GLONOINUM

**PALAVRAS CHAVES: INSOLAÇÃO. HIPERTENSÃO DOS IDOSOS. APOPLEXIA. VIOLÊNCIA DOS SINTOMAS. CEFALÉIA PULSÁTIL. ONDAS DE CALOR. BATIMENTO DAS CARÓTIDAS.**

- Causalidade: Calor em geral. Sol. Calor do fogo. Medo ou susto. Sacudidas. Traumatismos.

**INDICAÇÕES CARACTERÍSTICAS**

- Principal medicamento da insolação ou exposição ao calor (fogueiras, forno).
- Tendência a repentinas e violentas alterações da circulação. Congestões. Ondas de calor. Crises hipertensivas. Hipertensão arterial dos idosos. Apoplexia iminente. Intensa congestão cerebral. Cefaléias intensas, pulsáteis, pior com movimento e sacudida. Enxaquecas.
- Uso paliativo, não homeopático, em doses fisiológicas em casos de angina do peito, asma, insuficiência cardíaca etc. As indicações para este uso são: pulso filiforme, pequeno, palidez, espasmo arterial,

colapso, coração fraco, síncope, vertigem, pulso dicrótico (que são o oposto de suas indicações homeopáticas).

**SENSAÇÕES**

- O queixo parece muito longo. O cérebro parece expandir-se; como se movesse em ondas; como se pendurado de cabeça para baixo; como se água quente subindo do pescoço.

**CONCOMITANTES**

- A extrema violência de todos os sintomas é a grande característica de Glon. (Vannier)

### GRAPHITES

**PALAVRAS CHAVES: PELE. ERISIPELAS. ERUPÇÕES. CADA PEQUENO TRAUMATISMO SUPURA. FRIORENTO.**

- Causalidade: Pena. Medo. Esforço.

**INDICAÇÕES CARACTERÍSTICAS**

- Erupções úmidas, pegajosas como mel, excoriantes detrás das orelhas. Eczemas. Erisipela. Erradica a tendência às erisipelas (Boericke).

**SENSAÇÕES**

- Sensação de teia de aranha na face.
- Dor como se a cabeça fosse de madeira.
- Como se um objeto duro do tamanho de um ovo estivesse atrás da orelha.

**CONCOMITANTES**

- Grande sensibilidade à música. A música faz chorar.
- Pele malsã (unhealthy); cada pequeno traumatismo supura.

### GUAIACUM

- Ação principal no tecido fibroso (ligamentos, juntas) e indicado na diátese artrítica, reumatismo e amigdalite. Reumatismo agudo. Dores do crescimento. Torcicolo. Promove a supuração de abscessos. Desejo de maçãs.

### Hamamelis virginiana

**Palavras chaves: Queimaduras. Congestão venosa. Flebite. Hemorragia passiva. Dolorimento das partes afetadas. Feridas abertas dolorosas. Reabsorção de hemorragia intra-ocular.**

- Causalidade: Traumatismos. Primeiro estágio das queimaduras. Perdas sanguíneas.

### Indicações Características

- Atua nas paredes venosas produzindo dilatação, congestão, inflamação ou rupturas. Hemorragias passivas, de sangue venoso, escuro que coagula com dificuldade. Dolorimento (intense soreness). Isto distingue de China nas hemorragias passivas. Epistaxe ativa ou passiva; duradouro.
- Varizes doloridas, como machucadas, sensíveis à pressão, azuladas. Mordidas de moscas. Púrpura.
- Hemorragias intra-oculares depois de esforço ou por tosse. Promove a reabsorção.
- Hematemese. Hemorragia retal por congestão porta. Hemorróidas sangrantes. As hemorróidas sangram e estão doloridas (Aesculus tem pouco ou nenhum sangramento).
- Orquite com dores intensas e edema. Dor no cordão espermático estendendo-se aos testículos. Dor nos testículos, pior à noite e em tempo chuvoso.
- Grande valor nas feridas abertas dolorosas.Feridas incisivas, laceradas, contusas; quedas. Detém a hemorragia e alivia a dor. Fraqueza por perda de fluídos.

### Hecla lava

- Ação acentuada na mandíbula. Nevralgia facial por dentes cariados e após extrações dentárias. Odontalgia nas sinusites maxilares.

### Helleborus

- Produz depressão sensorial. Afeta a mente, cérebro, nervos motores e sensoriais, seroras, mucosas, músculos e rins. Início gradual com fraqueza progressiva e embotaento dos sentidos. Falta de reação. Convulsões dos lactentes. Hidrocefalia e transtornos urinários após exantema.

## HEPAR SULPHUR

**PALAVRAS CHAVES: SUPURAÇÃO. ABSCESSOS. FRIO. AÇÃO CENTRÍFUGA. HIPERSENSIBILIDADE. SENSIBILIDADE À DOR. AMIGDALITE.**

- Causalidade: Ar frio e seco. Traumatismos. Erupções suprimidas

### INDICAÇÕES CARACTERÍSTICAS

- Processos supurativos em qualquer parte do organismo. Abscessos. As feridas supuram ou tardam em curar. Estabelece a supuração em torno de corpos estranhos e os expulsa do organismo. Aconselha-se não dar Hepar sulphur ou outros remédios de ação centrífuga (Sulph. Sil.) para favorecer a supuração em regiões onde não possa haver drenagem espontânea. Kali-s atua mais na epiderme, Hepar no sistema glandular linfático, pele e mucosas respiratórias, Calc-s age como Hepar, porém com mais profundidade (Foster). Hepar age nos Abscessos antes deles abrirem, Calc-s. após a abertura do abscesso.
- Agravação pelo frio (correntes de ar, vento frio, no inverno). Melhor pelo calor. Pior ao ar livre. Melhor no tempo úmido. Dores muito sensíveis ao toque, desproporcional a real intensidade da dor.
- Asma pior pelo ar frio e seco e melhor pela umidade (Nat-s < pela umidade).
- Rouquidão, dor e grande sensibilidade ao frio na laringe. Febre héctica e insônia. Falso crupe, por exposição ao ar frio e seco; paroxístico. periódico.
- Início da amigdalite. Inflamação, hipertrofia e supuração das amígdalas. Dor de garganta por resfriado, como se tivesse uma espinha na garganta.
- Inflamação erisipelatosa. Erupções muito sensíveis ao tato e até a correntes de ar. Urticária crônica e recorrente. Úlceras muito sensíveis ao toque.
- Antídoto para a intoxicação pelo mercúrio. Silicea e Mercurius são inimigos, mas se Hepar for usado como remédio intermediário não ocorrerão problemas. Hepar segue bem a Mercurius quando este deixa de agir ou provoca agravação no reumatismo, amigdalite e supurações.

### SENSAÇÕES

- Sensação de espinha de peixe ou farpa (splinter) nos tecidos.
- Sensação de corrente de ar nas partes afetadas. Sensação de gotas de água quente no hemitórax esquerdo.

- Dor como se os olhos fossem empurrados para dentro do crânio.

**CONCOMITANTES**

- Grande sensibilidade a todas as impressões. Irritáveis, coléricos, impulsivos. A criança chora antes e durante a tosse. Desejo de contradizer. Chorando antes da tosse.
- Desejo de vinagre, ácidos, pickles.

### HYDRASTIS CANADENSIS

**PALAVRAS CHAVES: MUCOSAS. DESCARGAS MUCOSAS. FÍGADO. CÓLICA HEPÁTICA. SINUSITE. TROMPA DE EUSTÁQUIO.**

**INDICAÇÕES CARACTERÍSTICAS**

- Atua nas mucosas, relaxando-as e produzindo secreções amareladas ou brancas, espessas, viscosas e filamentosas; acre. Pode ocorrer em qualquer parte: garganta, estômago, útero, uretra.
- Sinusites sub-agudas. Otorréia espessa, fétida, purulenta, viscosa e amarelada. Catarro da trompa de Eustáquio. Gastrite catarral crônica. Úlcera gástrica. Câncer de estômago. Litíase biliar. Dores hepáticas. Cirrose. Câncer do fígado. Estado pré-canceroso. Um dos mais importantes remédios do câncer (Clarke). Leucorréia abundante, espessa, amarelada. Fibromas. Câncer do seio e útero.
- Debilidade. Velhos que se cansam facilmente.

**SENSAÇÕES**

- Sensação de vazio no epigástrio.

**CONCOMITANTES**

- Constipação sem desejo ou com desejos ineficazes; por abuso de laxativos.

### HYDROCIANICUM ACIDUM

- Ação convulsivante e paralisante. Constricção espasmódica da laringe. Cianose. Colapso por condições pulmonares (não cardíaca). Estágio de colapso no Cholera. Casos agudos e desesperados de meningite cérebro-espinhal. Uremia. Retenção de urina. Paralisia pulmonar (Quebracho.). Angina do peito.

### Hyosciamus niger

**Palavras chaves: Delírio. Mania puerperal. Insônia. Pneumonia em velhos. Gastrite tóxica. Tosse sufocante. Ciúme. Amor desapontado. Amor infeliz.**

- Causalidade: Ciúmes. Supressão do leite. Susto. Amor desapontado.

**Indicações Características**

- Afeta profundamente o sistema nervoso. Delírio intermediário entre Belladona e Stramonium. Delírio alucinatório passivo, estuporoso. Desnuda-se no delírio. Mania puerperal. Convulsões em crianças por susto ou verminose. Insônia nervosa. Enurese em crianças com problemas cerebrais.
- Tosse seca, espasmódica, sufocante, pior à noite, desperta o paciente que melhora sentando-se na cama. Depois de sarampo. Coqueluche. Pneumonia em velhos.
- Insônia em pessoas irritadas e excitáveis, por problemas nos negócios. (C30).
- Escarlatina; pneumonia que evolue para a forma tífica, com obnubilação, olhar fixo, carfologia, incontinência de esfincteres e espasmos convulsivos. Febre tifóide.
- Gastrite tóxica. Peritonite. Soluço em crianças do peito.

**Sensações**

- Sensação de vazio gástrico antes da crise epiléptica.
- Os objetos parecem maiores do que são.

**Concomitantes**

- Apresenta uma mistura curiosa de agitação (com espasmos e convulsões) e um estado parético que pode simular uma verdadeira paralisia (Vannier).
- Estupor com espasmos convulsivos. Responde as perguntas, mas logo cae em estupor. Inconsciência durante a febre. Não reconhece ninguém, nem os parentes.

### Hypericum perforatum

**Palavras chaves: Traumatismo de nervos. Feridas penetrantes. Preventivo do tétano (Ledum). Pré e pós-operatório. Extrações dentárias. Feridas laceradas por esmagamento. Queda sobre o cóccix.**

- Causalidade: Susto. Mordidas. Feridas. Shock. Traumatismo de nervos. Extrações dentárias.

### Indicações Características

- Traumatismos cirúrgicos ou acidentais, principalmente quando se localizam em áreas muito enervadas (dedos, sistema nervoso, gengivas, dentes). Traumatismos da medula espinhal. Queda sobre o cóccix e coluna. Convulsões e shock por traumatismos. Dores lancinantes, violentas ao longo do nervo.
- Feridas penetrantes, profundas, por objetos pontiagudos, farpas de madeira. Ou por mordidas de ratos. Preventivo do tétano (Ledum). Feridas laceradas por esmagamento das mãos e dedos.
- Pré-operatório nas regiões referidas. Uma dose da 1M antes de extrações dentárias. Útil no pós-operatório (Arnica, Staphisagria).

### Sensações

- Como se levantado no ar; grande ansiedade de cair desta altura.
- Como se a fronte fosse tocada por uma mão gelada.
- Como se um verme movendo-se na garganta.
- Pinicação (crawling) nas mãos e pés como por agulhas.

### Iodium

- Afeta todas as estruturas glandulares, órgãos respiratórios e sistema circulatório. Exarcebações agudas de processos inflamatórios crônicos. Inflamação aguda do ducto lacrimal. Fome canina e muita sede. Orquite. Ovarite (Apis. Bell. Lach.) Crupe por exposição continuada a tempo úmido. Laringite. Resfriado desce para os brônquios. Pneumonia.

### Ignatia amara

**Palavras chaves: Pena. Emoções. Suspiros. Paradoxal. Contraditória. Espasmo de glote. Hiperestesia. Histeria. Aversão ao tabaco. Conscienciosidade. Friorento.**

- Causalidade: Pena. Susto. Preocupação. Amor desapontado. Ciúmes. Traumatismo de coluna antigo.

**Indicações Características**

- Efeitos ou transtornos de origem emocional, principalmente pena (pena silenciosa, não demonstrativa), sobretudo se a causa é recente.
- Característica paradoxal, contraditória, superficial e variável dos sintomas. Suspiros. Desejo de respirar profundamente. Casos de histeria com mudança rápida de humor. Bolo histérico na garganta. Espasmos na garganta que melhora engolindo sólidos e piora bebendo líquidos.
- Febre sem sede, com aversão a descobrir-se. Febre ou diarréia que surgem após emoções e desapontamentos. Crianças bem comportadas muito sensíveis a repreensões e punições. Friorentas. Conscienciosas.

**Sensações**

- Como se tivesse uma bola (plug) na garganta, que sobe quando não está engolindo.
- Hiperestesia de todos os sentidos e tendência aos espasmos clônicos.

**Concomitantes**

- Urticária generalizada durante a febre.
- Grande aversão ao tabaco.
- Desejo de solidão.

**Ipecacuanha**

**Palavras chaves: Náusea. Língua limpa. Hemorragia. Tosse. Bronquite aguda. Asma. Desdém.**

- Causalidade: Erupções suprimidas. Cólera reprimida.

**Indicações Características**

- O enfermo de Ipeca tem 3 características principais: Estado nauseoso persistente, a língua limpa, as hemorragias e 2 características secundárias: a tendência à Síncope (com uma impressão de frio na região pré-cordial, sufocação e respiração difícil) e a Febre (com estado nauseoso, calafrios, pior em ambientes quentes e aversão por qualquer alimento). (Vannier)
- Todos os transtornos agudos sem acompanham sempre de náuseas violentas, constantes, persistentes e vômitos que não trazem nenhum alívio coincidindo com língua limpa. Náusea em todos os estágios da febre.

- Tosse espasmódica violenta, persistente, sufocante de aparecimento brusco. Que prende a respiração e reaparece a cada inspiração, sem expectoração. Durante os acessos a criança fica ciánotica e rígida. Bronquites agudas em crianças. Coqueluche. Dispnéia. Asma. Epistaxe na tosse.
- Hemorragias copiosas de sangue vivo, brilhante (Acon., Erig.,Ferr-p., Mill., Trilium).
- Diarréias em crianças. Por comer frutas verdes. Quando noites frias seguem dias quentes.

**Sensações**

- Dores ósseas como por golpes ou como se rompessem em pedaços.

**Concomitantes**

- Língua sempre limpa, rosada e úmida. Salivação copiosa. Traga a saliva constantemente.
- Frio nas orelhas durante a febre. Aversão aos alimentos.
- Irritado, colérico. Deseja muitas coisas e não sabe quais. Menosprezo e desdém.

### Iris versicolor

**Palavras chaves: Enxaqueca. Cólica hepática. Impetigo. Herpes. Concomitância de sintomas gástricos. Tubo digestivo arde. Aumenta o fluxo da bile.**

**Indicações Características**

- Enxaquecas de origem hepática, na metade direita ou frontal, sempre precedidas e acompanhadas de visão turva, com náuseas e vômitos biliosos, ácidos, ardência no tubo digestivo e sialorréia. Cólica hepática com hemicrania e vômitos acres. Aumenta o fluxo da bílis. Diarréia aquosa, frequente, com intenso ardor no ânus, como fogo, após defecar.
- Herpes zoster no hemitórax direito com sensação de queimadura. Impetigo. Psoríase.

**Sensações**

- Todo o tubo digestivo arde ou queima intensamente como fogo. O conteúdo gástrico parece converter-se em vinagre.
- Sensação de pelo atravessado no paladar.

### CONCOMITANTES

- A concomitância de sintomas gástricos deve fazer pensar em Iris (Clarke).

## JALAPA

### PALAVRAS CHAVES: DIARRÉIA. CRIANÇA TRANQUILA DE DIA E AGITADA À NOITE.

### INDICAÇÕES CARACTERÍSTICAS

- A criança está completamente tranquila durante o dia, porém à noite, grita, chora, fica agitada, com inquietude e ansiedade. (Observa-se na diarréia ou qualquer outro transtorno). Enterocolites. Diarréia em crianças.
- Diarréia de cor café com leite, que saem em jorro, violentamente, precedidas ou acompanhadas de dores cortantes, com agravação noturna.

### SENSAÇÕES

- Dor violenta no intestino como se fosse cortado em pedaços.

## KALI BICHROMICUM

### PALAVRAS CHAVES: MUCOSAS (ESTÔMAGO, INTESTINOS, VIAS AÉREAS). RINS. CORAÇÃO. FÍGADO. NEFRITE COM DISTÚRBIOS GÁSTRICOS. DORES MIGRATÓRIAS. SECREÇÕES ESPESSAS, FILAMENTOSAS.

- Causalidade: Tempo quente. Outono. Primavera. Bebidas alcóolicas (cerveja e maltadas).

### INDICAÇÕES CARACTERÍSTICAS

- Afinidade pelas mucosas do estômago, intestinos e vias aéreas; osos e tecido fibroso. Os rins, coração e fígado também são afetados. Nefrite parenquimatosa incipiente. Nefrite com distúrbios gástricos. Afecções das mucosas (olhos, nariz, boca, garganta, brônquios, gastro-intestinais e genito-urinárias), geralmente sub-agudas, com secreções mucosas ou muco-purulentas, quase sempre amareladas ou amarelo-esverdeadas, espessas, filamentosas e muito aderentes. Posteriormente formam crostas.
- Dores erráticas, mudando de lugar rapidamente, aparecendo e desaparecendo bruscamente e com a característica que surgem em pequenos pontos que podem ser cobertos com a ponta dos dedos. Nevralgias diárias a mesma hora.
- Crises agudas de úlcera gástrica ou duodenal.

- Uso externo em úlceras muito dolorosas (soluções diluídas de 1 para 2000).

**Sensações**

- Sensação de ter um pelo na língua, na garganta, na narina esquerda.

**Concomitantes**

- Alternância de dores reumáticas com transtornos gástricos.

**Kali carbonicum**

**Palavras chaves: Asma. Debilidade. Dores agudas, cortantes. Após o parto. Edema palpebral. Pneumonia. Conflito. Antagonismo consigo mesmo. Friorento.**

- Causalidade: Resfriados. Esforços. Aborto. Trabalho de parto.

**Indicações Características**

- Horário típico da agravação ou do aparecimento dos sintomas de 2 às 4 da manhã.
- Especialmente indicado em enfermos debilitados, esgotados, anêmicos. (Velhos com edemas e paralisias; com tendência à obesidade (Allen).
- Pior pelo frio. Muito friorento. Aversão ao ar livre, que agrava os sintomas.
- Dores em pontadas, cortantes como punhaladas, provocando gritos. Pior pelo repouso, pelo frio, pela pressão e deitado sobre o lado dolorido (contrário de Bryonia).
- Crises de asma agravadas entre 3 e 4 horas da manhã. Senta com as mãos nos joelhos. Pneumonia. Tropismo bela base do pulmão direito. Bronquite em crianças. Tosse seca pior às 3 horas da madrugada. Nunca bem desde pneumonia.

**Sensações**

- Constante sensação de que o estômago está cheio de água.

**Concomitantes**

- Edema nas partes afetadas. Edema nas pálpebras superiores, como uma bolsa d'água entre a pálpebra e sobrancelha.

### Kali muriaticum

**Palavras chaves: Segundo estágio da inflamação. Vacinação. Epilepsia. Reumatismo articular agudo. Amigdalite. Aftas.**

- Causalidade: Vacinação. Traumatismos. Queimaduras. Cortes. Pancadas.

**Indicações Características**

- Segunda etapa da inflamação das mucosas e serosas. Secreções brancas, espessas, fibrinosas, viscosas. Otite média crônica com obstrução da trompa de eustáquio. Coriza aguda ou crônica com mucosidade espessa, branca e aderente no nariz.
- Adenopatias e hipertrofias glandulares. Infiltrações com exudatos fibrinosos no tecido conjuntivo intercelular. Celulites. Aftas.
- Epilepsia, principalmente em conseqüência de supressão de eczemas e erupções.
- Efeitos de traumatismos, torções, na fase sub-aguda.
- Reumatismo articular agudo ou febre reumática (usar a 6x diariamente por meses).

**Sensações**

- Como se um tumor estivesse crescendo na língua.

**Concomitantes**

- Brancura (whiteness) das secreções, exudatos e erupções. Dureza (toughness) (Clarke)

### Kali nitricum

- Frequentemente indicado na Asma, inclusive asma cardíaca. De grande valor no súbito aparecimento de edema em todo o corpo. Inflamação gastrointestinal. Nefrite. Reumatismo agudo e endocardite. Crupe espasmódico.

### Kali phosphoricum

- Um dos doze remédios bioquímicos de Schussler. Diarréias de odor pútrido. Coqueluche em crianças nervoas e com muita prostração. Terror noturno (Kali.br). Estados depressivos. Tônico dos nervos e dos músculos.

### Kalmia latifolia

- Remédio reumático. Ação pronunciada no coração. Nevralgia; as dores atiram para baixo ("shoot downwards"), com dormências.

Dores fulgurantes na ataxia locomotora. Febres protraídas e continuadas, com timpanite. Alternam com sintomas cardíacos.

### Kreosotum

**Palavras chaves: Transtornos da dentição. Tosse após gripes e resfriados. Cólicas. Secreções fétidas. Sintomas na menstruação. Urgência urinária.**

**Indicações Características**

- Pulsações em todo o corpo, sangramento profuso de pequenas feridas. Afecções nevrálgicas. Dores excoriantes, queimantes, e secreções fétidas. Cólicas durante e especialmente após a menstruação. Náuseas e vômitos antes da menstruação.
- Dentição muito dolorosa. Cáries precoce com gengivas sangrando.
- Urina mal cheirosa. Urina involuntária deitado; não consegue tempo suficiente para levantar-se e ir ao banheiro. Enurese na primeira parte da noite; durante o primeiro sono. Tem que se apressar quando chega a vontade de urinar. Alivia a sede no diabetes mellitus.
- Sensação de Bearing down. Sensação que algo vivo sai da vagina. Dores queimantes nos genitais femininos. Prurido intenso no interior da vagina, seguido de leucorréia após a menstruação. Leucorréia durante a gravidez.
- Tosse em velhos, no inverno. Rouquidão e dor na laringe. Tosse. Após resfriado.

### Lac caninum

**Palavras chaves: Alternância de lados. Amigdalites. Difteria. Paralisia pos-diftérica. Reumatismo. Dores erráticas, alternando lados. Mastite. Seca o leite.**

**Indicações Características**

- Útil em certas formas de inflamação da garganta, difteria e Reumatismo. A nota chave são as dores erráticas, alternando de lado (a cada poucas horas ou mesmo dias). Sente como se estivesse caminhando no ar, ou não tocando a cama quando deitado. Grande fraqueza e prostração. Efeito marcante em secar o leite de mulheres que não podem mais amamantar. Fixa na retina as imagens dos objetos vistos por último, especialmente cores e são projetados na visão dos próximos objetos. Alternância de lados de forma repetida e simétrica. (dores, inflamação e outros). Conseqüência de quedas.

- Amigdalites agudas com dores que alternam de lado. Difteria. Pseudomenbrana que alterna de lados. Paralisia pos-diftérica.
- Coriza com secreção de muco espesso e branco. Secreção acre. Lábios rachados. Rachaduras nos cantos da boca. Secreção noturna profusa. Salivação noturna que molha o travesseiro.
- Dores reumáticas erráticas que alternam de lados. Dores nos membros como se tivessem levado uma surra.
- Dores nas mamas. Constante nos mamilos. Mastite. Dores no ovário

**SENSAÇÕES**

- Sensação de serpentes nas costas.
- Como se o cérebro fosse contraído e relaxado várias vezes rapidamente; deitado;
- Como se flutuando no ar. Como se não tocasse a cama.

**CONCOMITANTES**

- Grande fraqueza e prostração.

**LACHESIS MUTUS**

**PALAVRAS CHAVES: HEMORRAGIA. ESQUERDA PARA A DIREITA. EDEMA DE GLOTE. AMIGDALITES. CEFALÉIA POR SOL. FEBRE TIFÓIDE. ASMA. APNÉIA DO SONO. LOQUACIDADE. CIÚMES. CALORENTO.**

- Causalidade: Traumatismos. Feridas contusas. Feridas envenenadas. Pesar. Vexação. Susto. Cólera. Ciúme. Amor desapontado. Sol. Tempo quente. Correntes de ar.

**INDICAÇÕES CARACTERÍSTICAS**

- Lateralidade esquerda. Sintomas que vão da esquerda para a direita. Amigdalites, difteria, pior do lado esquerdo ou indo da esquerda para a direita. Agravação pelo sono. Pior depois de dormir. ao acordar. Melhoria dos sintomas com as descargas e principalmente a menstruação. Transtornos que aparecem na menopausa. Intolerância a constricção e ao menor contacto, à roupa apertada.
- Cor negra, azulada ou púrpura dos sintomas da pele e mucosas. Erisipelas. Gangrena. Úlceras.
- Hemorragias de sangue escuro, que não coagula. Equimoses espontâneas. Hemorragias da retina.
- Edema de glote. Crupe diftérico. Enfisema e edema pulmonar.

- Febres adinâmicas. Febre tifóide. O calafrio começa nas costas; na região lombar.

**SENSAÇÕES**

- Como se o coração pendurado por um fio (Kali-c).
- Sensação de bola em várias partes do corpo.
- Como se os olhos fossem retirados, espremidos e colocados de volta.
- Como se tivesse um bigode de gelo.

**LATRODRECTUS MACTANS**

**PALAVRAS CHAVES: ANGINA DO PEITO. APNÉIA. COAGULAÇÃO. HEMORRAGIA. PELE FRIA COMO MÁRMORE.**

**INDICAÇÕES CARACTERÍSTICAS**

- A mordida desta aranha produz efeitos tetânicos que persiste vários dias. A região precordial é o centro da ação. Constricção dos músculos do peito, com irradiação para os ombros e costas. Dores pré-cordiais; agudas; intensas, irradiando para o ombro esquerdo ou ambos os braços. Agrava pelo menor esforço.
- Diminue o tempo de coagulação; sangue fino e incoagulável; fluindo como água.
- Superfície corporal fria. Pela fria como mármore.

**LAUROCERASUS**

**PALAVRAS CHAVES: CIANOSE DO RECÉM-NASCIDO. TOSSE ESPASMÓDICA CARDÍACA. DOENÇA VALVULAR. REGURGITAÇÃO MITRAL. DEBILIDADE. APOPLEXIA. PLEURISIA. MELANCOLIA. FRIO. COLAPSO. PALIDE Z. PERDA DA MEMÓRIA. FALTA DE REAÇÃO.**

**INDICAÇÕES CARACTERÍSTICAS**

- Afeta a mente, Cérebro, nervos, goela, peito, respiração e coração. Os sintomas são acompanhados de súbita debilidade, falta de reação, embotamento sensorial, frieza ou cianose. Desmaios prolongados; com face pálida, azulada e membros frios. Sensação de frio na cabeça. Colapso nervoso. Ameaça de apoplexia. Súbita perda da memória; por susto; por dor, etc.
- Cianose, especialmente do recém-nascido e em cardiopatias. Dispnéico. Cianose e dispnéia; piora sentando. O paciente coloca as mãos no coração. Tosse em valvulopatias. Tosses espasmódicas especialmente em cardíacos.

- Pleurisia. Ameaça de paralisia pulmonar. Abscesso pulmonar. Tosse sufocativa, dor pleural intensa e localizada. Início de pleurisia em alcoólatras e pessoa melancólicas.
- Falta de reação, especialmente em afecções cardíacas. Esforço causa dor pre-cordial.

### LEDUM PALUSTRE

**PALAVRAS CHAVES: PREVENTIVO DO TÉTANO. EFEITOS DO SORO ANTITETÂNICO. FERIDAS PUNCTÁTEIS. MORDIDAS. PICADAS. "BLACK EYE". DIÁTESE REUMÁTICA.**

- Causalidade: Cortar o cabelo. Supressão de descargas. Feridas punctáteis. Mordidas. Picadas de insetos. Abuso do álcool.

#### INDICAÇÕES CARACTERÍSTICAS

- Diátese reumática, desde as dores funcionais aos depósitos nos tecidos. O Reumatismo inicia nos pés e progride para cima. Reumatismo e gota. Dores articulares que mudam de lugar bruscamente e sempre de baixo para cima. Pior à noite, pelo calor. Melhor pelo frio.
- Principal remédio das picadas de insetos, ou mordidas de ratos ou qualquer ferida punctátil, penetrante especialmente na palma das mãos e planta dos pés.
- Preventivo do tétano (C30 ou C200 diariamente). Efeitos do soro antitetanico.
- Equimoses perioculares, das pálpebras e conjuntivas. Inigualável na C200 para o "olho negro" (Nash)

#### SENSAÇÕES

- Como se os músculos da coxa em posição errada. Como se as juntas do quadril estivessem fervendo.
- Sensações de picadas (prickling, biting sensations). Coceira como se tivesse piolhos no tórax.

### LOBELIA INFLATA

Alcoolismo. Alopecia. Amenorréia. Angina pectoris. Asma. Cardialgia. Tosse. Croup. Surdez. Debilidade. Diarréia. Dismenorréia. Dispepsia. Emphysema. Faintness. Cálculos biliares. Gastralgia. Haemorrhoidal discharge. Asma úmida. Coração, afecções. Hysteria. Meningeal Cefaléias. Millar's Asma. Morning sickness (drunkards; Gravidez). Morphia habit. Palpitação. Pleurisy. Psoriasis. Rigid os. Seborrhoea. Shoulders, dor. Chá, efeitos. Uretra, estenose. Vagina, serous descarga. Vomitando, Gravidez. Wens. Coqueluche.

### Leptandra virginica

- Remédio hepático. Icterícia. Fezes escuras. Estados biliosos. Circulação porta deficiente. Dipátese hepato-hemorrágica. Humor deprimido nos transtornos hepáticos. Cefaláia frontal tediosa. Cálculos biliares. Cólica biliar. Dor constante na região umbilical. Unhas muito finas; quebradiças.

### Liatris spicata

- Estimulante vascular. Utilizado no edema nas doenças do fígado, rins e baço. Anasarca generalizada por doença renal ou cardíaca. Promove a diurese. Aplicado localmente em feridas e úlceras.

### Lobelia inflata

- Languidez, relaxamento muscular, náusea, vômito e dispepsia são as indicações gerais que indicam seu uso na Asma e afecções gástricas. Senta-se com os cotovelos nos joelhos. Sensação de fraqueza no estômago. ("faintness and weakness in pit stomach"), como em Sulphur. A naúsea é acompanhada de fluxo abundante de saliva.
- Dispnéia por constricção no peito; pior por qualquer esforço; por exposição ao frio. Crises de asma com fraqueza, opressão ou fraqueza na boca do estômago e precedido por pinicação em todo o corpo, até nos dedos das mãos e pés. Dispnéia tão intensa que surge o medo da morte. Dispnéia nervosa durante o trabalho de parto.
- Poder de eliminar substâncias estranhas. (Silicea).

### Lycopodium clavatus

**Palavras chaves: Direita para esquerda. Sintomas digestivos ou urinários. Cólica renal. Cólica hepática. Pneumonias. Asma. 16h às 20h. Ciática direita. Ditatorial.**

### Indicações Características

- Sempre há evidências de sintomas digestivos ou urinários. Os sintomas predominam do lado direito. Vão da direita para a esquerda. Agravação de 16 às 20 horas. Melhor antes do meio-dia. Piora depois de comer. Fica saciado com um pouco de comida. A criança chora o dia todo e dorme à noite toda.

- Amigdalite. Difteria. Lateralidade direita: da direita para a esquerda.
- Cólica hepática por litíase biliar. Grande sensibilidade na região hepática
- Cólica renal. Litíase renal. A criança chora antes de urinar (Borax).
- Pneumonia prolongada. Depois de pneumonias. Voz fraca, quase não emite som, após a pneumonia. Movimento das asas do nariz.
- Ciática pior do lado direito, deitado sobre o lado afetado.

**Concomitantes**

- Intenso desejo de doces. Aversão a bebidas frias, quer tudo quente.
- Mandíbula caída na febre tifóide.
- Presença de sedimento vermelho na urina nas afecções dos rins.

### Lycopus virginicus

**Palavras chaves: Eretismo cardíaco. Palpitações. Hipertensão arterial. Asma cardíaca. Mordida de cobras e aranhas. Hemorragias passivas.**

- Causalidade: Supressão do fluxo hemorroidário.

**Indicações Características**

- Eretismo cardíaco. Palpitações violentas audíveis e visíveis, com excessiva taquicardia. Piora com os esforços, por subir escadas, depois de excitação. Estes sintomas estão associados a cardiopatias e bócio exoftálmico. Participa das propriedades de Digitalis, Sanguinaria, Cimicifuga e Spigelia (Hale).
- Hemorragias passivas. Hemoptises em cardiopatias. Dispnéia de esforço. Asma cardíaca.
- Baixa a pressão arterial, reduz o ritmo cardíaco e aumenta a duração da sístole. Hemorragias passivas. Pericardite. Ação cardíaca acelerada em fumantes. Dor precordial; pulso fraco, irregular.
- Benéfico no bócio tóxico, no estágio pré-operatório.
- Mordida de cobras. Mordida de tarentula.

**Sensações**

- Sensação de constrição na região cardíaca.

**Concomitantes**

- É um remédio cheio de concomitantes. Sintomas cardíacos com concomitantes.

- Afeçcões pulmonares com diarréia. Wilde curou com a TM um caso desesperado de pericardite associado com bronquite.

### Magnesia phosphorica

**Palavras chaves: Dores espasmódicas. Cólicas. Dores que melhoram por aplicações quentes. Nevralgias intensas.**

- Causalidade: Dentição. Vento frio. Banho frio. Cateterismo. Trabalhando com barro frio. Estudo.

### Indicações Características

- Dores nevrálgicas intensas que seguem o trajeto do nervo afetado que aparecem e desaparecem como um relâmpago, mudam rapidamente de lugar, agravam pelo frio e ao contacto e melhoram pelo calor, aplicações quentes e pela pressão. Angina do peito. Primeiro mediamento a pensar nas cólicas dos bebês. Usar a 6CH.
- Espasmos da musculatura lisa especialmente das vísceras ôcas (intestinos, estômago, bexiga, útero). Câimbras nas pernas, diafragma, pantorrilha.
- Nevralgia facial, às vezes acompanhadas de espasmos e contraturas faciais.
- Cólicas intestinais agudas, com flatulência, obrigando o paciente a dobrar em dois. Cólicas menstruais. Antes ou durante o fluxo. Dismenorréia. Dores espasmódicas no trabalho de parto, com câimbras nas pernas. Dores nevrálgicas na bexiga, pelo uso do cateter. Cólicas remitentes e acidez, em crianças e recém-nascidos.
- Tosse espasmódica. Coqueluche.

### Sensações

- Como uma faixa apertada enlaçada em torno do corpo.
- Como se os músculos da bexiga não se contraíssem.
- Como se uma vértebra estivesse ausente.
- Como se uma corrente de eletricidade pelos membros, seguido de dolorimento muscular.

### Concomitantes

- Cefaléia com visões de chispas de fogo.
- Desejo de bebidas muito frias. Odontalgia, melhora por bebidas quentes.

### Mephitis putorius

- Grande indicação na coqueluche. Poucos acessos durante o dia e muitos à noite. Indicado em diluições baixas: 1x, 3x. Crises de sufocação, acessos asmáticos, tosse espasmódica; tosse tão violenta, que parece que cas crise terminará com a vida. A criança precisa ser erguida, fica com a face pálida e não pode exalar. Estertores na parte superior. O paciente quer barnhar-se em água fria. Debilidade após doenças graves. Excitação e loquacidade durante a febre.

### Mercurius solubilis

**Palavras chaves: Inflamação. Supuração. Fetidez. Transpiração. Amigdalite. Úlcera. Syphillis. Inquietação. Calor e frio. Linfáticos. Tremores. Salivação. Marca dos dentes.**

- Causalidade: Mudança do tempo. Temperaturas extremas. Susto. Gonorréia suprimida. Supressão de suores.

### Indicações Características

- Apresenta cinco características: 1). Agravação por ambos extremos de temperatura (calor e frio). 2). Agravação à noite. 3). Transpiração profusa que não alivia o enfermo e às vezes o pioram. 4). Odor mercurial (o paciente fede, hálito e transpiração fétidas). 5). Tremores (cabeça, mãos e pés).
- Inflamações que terminam em supuração. Tendência destrutiva dos tecidos, à ulceração, à supuração. Odor fétido das secreções.
- Úlceras e inflamações que aparecem a cada mudança do tempo.
- Otites médias. Supuração do ouvido. Perfuração do tímpano. Sinusites. Catarro nasal que se estende aos seios da face. Coriza pior à noite.
- Parotidite (um dos principais remédios).
- Aftas em crianças. Salivação aumentada. Língua com as marcas dos dentes.
- Amigdalites agudas, depois da formação do pus, acompanhadas de hipertrofia dos gânglios cervicais, doloridos e queimantes. Difteria.
- Coqueluche com epistaxe (Arnica). Tosse com expectoração muco - purulenta.
- Cólica hepática. Região hepática dolorida e inchada. Não pode deitar do lado direito.

- Diarréias muco-sanguinolentas.
- Leucorréias em crianças.

**SENSAÇÕES**

- Como se a cabeça estivesse num vaso.; como se tornasse mais larga.
- Como se chispas (sparks) saíssem dos olhos.
- Dores ósseas noturnas.

**CONCOMITANTES**

- Tremores em toda parte. Inquietação em crianças.

## MERCURIUS CORROSIVUS

**PALAVRAS CHAVES: DISENTERIAS. TENESMO RETAL. DESTRÓI AS PORÇÕES SECRETORAS DOS RINS.**

**INDICAÇÕES CARACTERÍSTICAS**

- A principal característica deste remédio é a intensificação da ação mercurial pela presença do elemento cloro (HgCl2). Mercurius corrosivus é o próprio mercúrio com uma maior rapidez de ação. Por isto tem sido mais usado que Mercurius solubilis, nas disenterias.
- Sintomas muito marcados no sistema urinário. Micções frequente, dolorosas, ardentes. Albuminúria no início da gravidez. (phosphorus posteriormente).
- A inflamação de garganta evolui com mais rapidez e pela intensidade das dores ardentes. Dores agudas (sharp) são post-nasais e se estendem para o ouvido.

## MERCURIUS DULCIS

- Inflamação catarral do ouvido médio. Catarro na trompa de Eustáquio.

## MEZEREUM

**PALAVRAS CHAVES: PELE. OSSOS. NEVRALGIAS. APÓS HERPES ZOSTER. INDIFERENÇA.**

- Causalidade: Cólera. Erupções suprimidas. Vacinação. Mercúrio.

**INDICAÇÕES CARACTERÍSTICAS**

- Sintomas da pele, ossos e nevralgias, especialmente faciais e nos dentes. Inflamação dos ossos e periósteo. Dores noturnas. Fístulas ósseas. Cáries ósseas. Quando as erupções aparecem melhoram as manifestações internas e vice-versa. Dunham relata uma cura de surdez de 14 anos após supressão da psora.

- Dores de todos os tipos, com frieza e sensibilidade ao ar frio. Nevralgia ciliar após cirurgia ocular. Especialmente após remoção do globo ocular. Nevralgias ardentes depois de herpes zoster.
- Prurido na pele, mesmo sem lesão visível, pior à noite. Eczema. Herpes zoster. Impetigo. A criança coça a pele até ficar em carne viva. Erupções pruriginosas pior pelo calor. Erupções no couro cabeludo, pruriginosas. Crosta grossa e com pus embaixo. Insônia pelo prurido. É o correspondente vegetal de Mercurius e é um dos seus mais importantes antídotos.

**SENSAÇÕES**

- Todas as emoções parecem sair do estômago.
- Como se milhões de insetos andassem sobre ele. Como se a cabeça num ninho de formigas.
- Sensação de leveza do corpo.
- Sensação de distensão nos ossos, que estão doloridos.

**CONCOMITANTES**

- Indiferença a tudo. Tudo parece estar morto e nada lhe causa impressão.
- Olha horas pela janela sem tomar consciência do que se passa ao seu redor.
- Hipersensibilidade do ouvido ao ar frio. Sensação de vento frio do ouvido à garganta.

## MILLEFOLIUM

**PALAVRAS CHAVES: HEMORRAGIA. APIREXIA. INDOLOR. CAPILARES. QUEDAS DE ALTURA. FERIDAS.**

- Causalidade: Esforços violentos. Quedas de altura. Levantar peso. Menstruação ou leite suprimidos.

**INDICAÇÕES CARACTERÍSTICAS**

- Vários tipos de hemorragias; sangue vermelho vivo. Afeta os capilares (pulmão; nariz; útero). Hemorragias sem febre. (com febre = ferr.p.). Sem ansiedade (com ansiedade = aconitum). As feridas, por queda, sangram profusamente. Hemorragias indolores, sem febre, sem angústia, de sangue vivo; em qualquer local; espontâneas ou traumáticas, por feridas cirúrgicas ou não; profusas. Remove o sangue coagulado. Hemorragias após o parto, aborto.

- Todo paciente com tendência hemorrágica deveria usar millefolium ou lachesis no pré-operatório; antes do parto; antes de extrair um dente (Vannier).
- Agravação por esforços, quedas, golpes, exercícios violentos. Melhoram de dia. Metrorragias por esforços violentos.
- Hematúria com coágulos. Cálculo na bexiga, com retenção de urina.
- Convulsões durante a dentição, em crianças.

**Sensações**

- Como se todo o sangue tivesse subido para a cabeça.
- Como se tivesse esquecido algo.

**Concomitantes**

- Bate com a cabeça na parede ou nos objetos que o cercam. Irritado, violento.

### Moschus

- Medicamento para histeria e crises nervosas. Crises de desmaios, convulsões, catalepsia, etc. Agravação pelo frio e sensibilidade ao ar. Espasmos.

### Muriatic acidum

**Palavras chaves: Adinamia. Inquietação seguida de fraqueza. Sequelas de infecções graves. Septicemias.**

**Indicações Características**

- Estados adinâmicos, com febre alta, grande prostração, quase paralítica. O paciente está com os olhos fechados, a mandíbula pendente, desliza e afunda na cama (temos que arruma-lo a cada instante). Incontinência urinária e fecal. Febre tifóide. Formas típicas de Escarlatina (com petéquias). Difteria. Sequelas de enfermidades infecciosas graves.

**Sensações**

- Sensação que os pelos estão de pé.

**Concomitantes**

- Língua seca como couro.
- Fezes involuntárias quando urina ou ao emitir flatos (apis, aloe).

- Gemidos durante a febre. Inconsciência durante a febre. Estupor na Escarlatina.
- Sofre em silêncio, taciturno, como se fosse morrer.

**Myristica sebifera**

- Ação séptica no panarício. Tendência ulcerativa em todos os tecidos. Inflamação da pele, tecido celular e periósteo. Infecções traumáticas. Ação específica no panarício. Estágio supurativo da otite média. Às vezes age melhor que hepar sulphur ou silicea.

**Naja tripudians**

**Palavras chaves: Coração. Angina do peito. Asma cardíaca. Distúrbios valvulares. Tosse cardíaca. Endocardite aguda e crônica. Antagonismo consigo. Pena.**

- Causalidade: Pena.

**Indicações Características**

- Transtornos cardíacos com poucos sintomas. Tosse de origem cardíaca (spong. Laur.). Revitaliza o coração após inflamação cardíaca aguda. Angina do peito. Asma cardíaca. Lesões valvulares com sopro cardíaco. Dor do ovário esquerdo para o coração, agrava uma semana antes da menstruação, piora até a menstruação aparecer. Palpitações nervosas; por esforço; por falar; por andar.
- Lateralidade esquerda: da esquerda para a direita. Agrava depois do sono.
- Naja produz uma típica paralisia bulbar. Não causa hemorragia e sim edema, daí que as vítimas não apresentam sinal externo da picada.

**Sensações**

- Como se recebesse uma pancada por trás, na cabeça ou pescoço. Sensação de que os órgãos se chocam contra os outros (coração e ovários).
- Sensação de constricção e sufocação da garganta. Não tolera o contacto.
- Como se tivesse que realizar um dever e ao mesmo tempo tem um forte impulso a não realizá-lo. Como se tudo fosse feito de maneira errada e nada poderia ser feito para retificar.

**Concomitantes**

- Depressão mental com bruscos impulsos suicidas. Antagonismo consigo mesmo. Incapacidade de falar devido a palpitações.

**Naphtalinum**

- Espirros constantes. Coriza alérgica. Asma espasmódica. Coqueluche. Crises de tosse prolongadas, dificuldade de respirar, a face fica púrpura, transpira e expectora muco espesso e tenaz. Enfisema nos velhos, com asma. Bronquite quando o elemento espasmódico está associado com muco tenaz e opressão.

**Natrum muriaticum**

**Palavras chaves: Doenças psicossomáticas. Depressão. Aversão à companhia.**

**Indicações Características**

- Doenças de origem emocional.
- Predomínio de calafrios nas enfermidades febris. Pior de 9 às 11 horas. Febre com sede intensa, de grandes quantidades e com freqüência.

**Sensações**

- Sensação de frio como gelo na região precordial durante o calafrio.

**Concomitantes**

- Náuseas, pela manhã, durante a febre ou pensando no sal. Secura das mucosas.

**Natrum sulphuricum**

**Palavras chaves: Traumatismo craniano. Hepatite. Asma. Constituição hidrogenóide. Meningite espinhal. Icterícia do recém-nascido. Mudança para tempo úmido.**

- Causalidade: Cólera. Traumatismo craniano. Gonorréia suprimida. Umidade.

**Indicações Características**

- Remédio hepático: cólica hepática por litíase biliar. Hepatites agudas e crônicas. Flatulência excessiva. Icterícia do recém-nascido. Bilirrubinúria. Albuminúria depois de Escarlatina.
- Agravação pelo frio úmido, umidade. Calafrios por tomar chuva e em zonas pantanosas. Febres intermitentes ou que acompanham afecções hepáticas, icterícas e diarréias.
- Protótipo da constituição hidrogenóide (Grauvogl): ant-c ant-t Aran arn ars calc caust DULC MED nat-m NAT-S nit-ac Rhus-t THUJ.

- Asma que aparece ou agrava durante mudanças de tempo, principalmente quando fica úmido ou pelo frio. Pior da 4 às 5 horas da madrugada. Asma em crianças, um dos principais medicamentos. Bronquites, pneumonia na base pulmonar esquerda, em velhos.
- Meningite espinhal.
- Traumatismos: sintomas mentais após acidentes e traumatismos cranianos.

**Concomitantes**

- Fotofobia durante a cefaléia.
- Tendência suicida; deve se reprimir para não se matar. Realistas, objetivos. As emoções não interferem muito em sua vida. Não são espontâneos, nem impulsivos. Sensíveis à música que os leva às lágrimas.

## Nitric acidum

**Palavras chaves: Dores como espinhas. Orificios do corpo. Junção da mucosa e pele. Pessoas com doença crônica que se resfriam com facilidade e com tendência à diarréia. Hemorragia capilar após curetagem. Sycosis. Vigília. Cuidar de enfermo.**

**Indicações Características**

- Dores que pinçam ou picam como agulhas enfiadas na carne, que aparecem e desaparecem brusca e repentinamente e que agravam por tocar, roçar, pressionar ou mover a parte afetada (ossos, articulações, músculos ou qualquer parte). Noturnas. (Sticking pains as from splinters. it requires a touch to elicit it = the great keyonote). Quando ocorre na garganta, uma tragada desperta esta dor. No ânus, ao defecar
- Lesões nos orifícios do corpo, na zona cutaneo-mucosa (úlceras, fissuras, condilomas), sangram ao menor contacto e doem como se tivesse uma agulha enfiada na carne. Feridas penetrantes que tardam em curar.
- Inflamação nos olhos gonorréica. Em crianças. Condilomas anais. Hemorragia anal. Fissura e fístulas anais. Câncer do reto. Hemorragia capilar após curetagem.
- Pessoas com doenças crônicas que se resfriam facilmente. Febre intermitente com fígado hipertrofiado. Escarlatina.

### Sensações

- Sensação de faixa apertada nos ossos. Como se cachorros estivesse roendo ossos e carne. Sensação de migalhas de pão na garganta.

### Concomitantes

- Urina forte, fétida, como urina de cavalo.
- Desejo de coisas não comestíveis (giz, terra, lápis, gesso.)
- Melhora viajando num veículo (carro, trem, carruagem).
- Grande hipersensibilidade às impressões externas, principalmente o barulho.

## Nux moschata

- Afete o sensorium e a mente; nervos; órgãos femininos; digestão. Sonolência ou embotamento excessivo ("overpowering drowsiness"), em quase todos os estados clínicos. Sem sede, embora com boca seca. Crises de lipotimia (Ign.). Membros frios; extrema secura das mucosas e pele. Sensação de mãos frias como congeladas. Ameaça de aborto em mulheres histéricas com tendência ao desmaio.

## Nux vomica

**Palavras chaves: Intoxicações de todos os tipos. Para iniciar o tratamento crônico. Distúrbios gastro-intestinais. Hepatite. Asma. Aversão a descobrir-se.**

- Causalidade: Cólera. Emoções. Café. Álcool, Perda de sono. Excessos alimentares. Excessos sexuais. Intoxicações.

### Indicações Características

- Efeitos agudos ou crônicos de intoxicações de todos os tipos, inclusive medicamentosas. Bebidas alcoólicas, café, cigarro. Indigestão por abuso de comida. Constipação com desejo. A ausência de todo o desejo para evacuar, contra-indica seu uso.
- Agravação pela manhã (ao despertar, ao levantar) e pelo frio, frio seco. Acentuada aversão ao ar livre e às correntes de ar.
- Convulsões após excesso de ira ou excitação emocional.
- Obstrução nasal em bebês. Coriza de dia e obstrução nasal à noite.
- Calor febril seco. Corpo queimando, especialmente a face; entretanto não pode se mover ou descobrir-se, sem sentir calafrio. Tem que estar coberto em qualquer etapa do processo febril. Calafrios ao

descobrir-se. Transpiração azeda, apenas em uma parte do corpo ou apenas na parte superior. Durante o sono, desaparece ao acordar.

**SENSAÇÕES**

- Sensação de ter um pedra no estômago.
- Como se a cabeça fosse imensamente maior que o corpo. Como se o cérebro fosse golpeado com um machado.
- Como se um ferro ou prato quente estivesse próximo do contacto com a face. Como se a pele fosse separada da garganta por um instrumento cortante.
- Como se o ar do quarto fosse retirado. (as if room had been exhausted air). Como se o sangue fosse retirado das veias.

**CONCOMITANTES**

- Consciencioso. Ativo, agitado, irritado, nervoso. Hipersensível. Aversão a responder. Tendência a franzir o cenho.

### OENANTHE CROCATA

- Estados convulsivos e epilepsia. Status epilepticus. Coma, após convulsões. Convulsões em crianças, antes do aparecimeno do exantema.

### OPIUM

**PALAVRAS CHAVES: ESTUPOR. TRANSTORNO POR SUSTO. INATIVIDADE. ATONIA. FALTA DE SENSIBILIDADE À AÇÃO DOS REMÉDIOS. FANTASIAS PRAZEIROSAS. PAZ CELESTIAL.**

- Causalidade: Medo. Susto. Cólera. Vergonha. Alegria súbita. Álcool. Chumbo. Sol.

**INDICAÇÕES CARACTERÍSTICAS**

- Ausência de reação vital com desaparecimento da suscetibilidade aos medicamentos. Deve-se prescrever como intercorrente nestes casos (Carb-v). Ausência de dor em transtornos habitualmente dolorosos.
- Convulsões em crianças ou bebés, depois de susto da mãe que o amamenta.
- Constipação por atonia intestinal, por inatividade do reto. Paralisia vesical. Retenção de urina, depois de susto.
- Afonia depois de susto. Paralisia pós-apoplética.

### Sensações

- Como se voando ou flutuando no ar.
- Como se os olhos fossem muito grandes para as órbitas.
- Como se os intestinos cortados em pedaços. Como se o ânus fechado.
- Como se os membros inferiores separados do corpo.

### Concomitantes

- Todos os transtornos se acompanham de grande estupor ou sono profundo. Delirium.
- O corpo arde mesmo estando banhado de suor.

## Pareira brava

- Útil na cólica renal, afecções da próstata e cistites. As dores na bexiga se estendem para a coxa, durante o esforço para urinar. Hipertrofia da próstata com disúria.

## Passiflora incarnata

- Convulsões em crianças; nevralgias. Aquieta o sistema nervoso. Neuroses infantis, dentição, espasmos, insônia. Asma: algumas doses de 10 a 30 gotas da tintura a cada 10 minutos. Uso local nas erisipelas. Tosse noturna. Tem pouco efeito nas insônias provocadas por dores.

## Petroselinum sativum

**Palavras chaves: Cistite. Urgência urinária. Predominância de sintomas urinários. Gonorréia.**

### Indicações Características

- Predominância de sintomas urinários. Brusca necessidade de urinar, se não se apressar, se urina. Intensa dor, ardência e formigamento na uretra. Disúria.
- Cistite, uretrite, estreitamento uretral. Blenorragia aguda ou crônica. Febre com inflamações crônicas ou traumáticas da uretra. Por uso do cateter.

### Concomitantes

- Crises febris associadas a infecções urinárias.

### PHOSPHORIC ACIDUM

**PALAVRAS CHAVES: PENA POR AMOR DESAPONTADO. APÓS DOENÇAS AGUDAS. DEBILIDADE. EMAGRECIMENTO. CRESCIMENTO RÁPIDO.**

**INDICAÇÕES CARACTERÍSTICAS**

- Debilidade mental primeiro, depois física. Apático. Indiferente. Toda vez que o sistema tiver sido exposto a doenças agudas, excessos, penas, perda de fluídos vitais. Desejo de bebidas refrescantes. Desejo de leite gelado.
- Diarréia em crianças raquíticas. Profusas, indolores, aquosa, com pouca debilidade durante a diarréia. Diarréia por medo; susto.
- Febre com embotamento. Tifóide; completa apatia e indiferença; não se apercebe, mesmo quando beliscado; sem ligar para o que se passa ao redor. Sem sede.
- Útil para aliviar as dores do câncer.

### PHOSPHORUS

**PALAVRAS CHAVES: HEPATITE. PNEUMONIA. ASMA. PRÉ-OPERATÓRIO. GLAUCOMA AGUDO. HEMORRAGIAS. PETÉQUIAS. PÚRPURA. OSTEOMIELITE. MEDO. DELIRIUM. IMPRESSIONÁVEL.**

- Causalidade: Cólera. Medo. Pena. Preocupações. Emoções fortes. Música. Odores fortes. Flores (desmaios) Tempestades. Chuvas torrenciais. Relâmpagos. Excessos sexuais. Traumatismos. Feridas. Lavar roupas. Perda de fluidos. Cortar o cabelo.

**INDICAÇÕES CARACTERÍSTICAS**

- Sintomas de início súbito, súbita prostração, desmaios, transpiração etc.
- Irrita, inflama e degenera as mucosas. Irrita e inflama as serosas. Inflama a medula e os nervos causando paralisias. Destrói os ossos, especialmente a mandíbula e tíbia. Desorganiza o sangue, causando degeneração gordurosa dos vasos sanguíneos e cada tecido e órgão do corpo, dando origem a hemorragias e icterícia hematógena.
- Produz atrofia amarela do fígado e hepatite sub-aguda.
- Tendência às hemorragias, frequentes, abundantes e repetidas, que se detêm e logo reaparecem (hemoptíase, epistaxe, melena, hematúria, metrorragia). Hemofilia. Petéquias. Púrpura hemorrágica. Equimose.

- Útil no pré-operatório. uma dose de 1000 antes da intervenção, produz sedação, previne as hemorragias durante o ato cirúrgico e as consequências da anestesia geral.
- Glaucoma agudo. Olhos doloridos e com sensação de plenitude.
- Afecções ósseas. Osteomielite. Apendicite. Peritonite. Úlcera gástrica ou duodenal.
- Dor na laringe, pior pela pressão, ao tocar ou falar. Laringites agudas ou crônicas. Pseudo crupe e crupe diftérico. Rouquidão, pior à noite. Pneumonia direita. Abscesso pulmonar. Tuberculose pulmonar.
- Febre queimante, com sede insaciável de bebidas frias. Febre alta do lado direito. O calafrio aparece depois do meio-dia, entre 13 e 18 horas. Calafrio no corpo todo. O enfermo tem necessidade de se cobrir. Tem uma sensação de frio glacial entre os joelhos (Carb-v =o tempo todo. Phos = só durante a febre). Fome durante a febre.

**SENSAÇÕES**

- Intensa sensação de vazio ou languidez: na cabeça, no estômago (com náuseas) e não melhora comendo, no abdome, no tórax. (acompanhados de calor entre as omoplatas)
- Sensação de ardor ou calor, em placas, ao longo da coluna, entre as omoplatas.
- Vê um halo verde ao redor da luz (osmium). Os objetos parecem vermelhos. Um mar de fogo ao fechar os olhos. Vê relâmpagos e chispas, na escuridão.
- Sensação de algo fofo como algodão na garganta.
- Como se o ânus estivesse aberto.
- Como se imerso em água quente.
- Como se puxado pelos cabelos.

**CONCOMITANTES**

- Batimento das asas do nariz. Abatido, esgotado, durante a febre. Afunda ou desliza na cama.
- Sede violenta de grandes quantidades, de bebidas frias ou geladas. Vomita depois. Fome, à noite, durante a febre ou a cefaléia.

### Phytolaca decandra

**Palavras chaves: Amigdalite. Difteria. Mastite. Reumatismo. Caxumba. Fístula lacrimal. Enduração. Tecido cicatricial. Desavergonhado.**

- Causalidade: Efeitos de se molhar (chuva, tempo frio, úmido). Exposição ao frio e umidade.

**Indicações Características**

- Dores nevrálgicas, reumáticas e ósseas que aparecem e desaparecem bruscamente, como um choque elétrico, pior pelo tempo úmido e à noite. Dores periósteas. Reumatismo do tecido fibroso e periósteo. Dor na inserção dos tendões. Reumatismo gotoso.
- Angina pultácea, com a garganta de cor vermelho-escuro; amígdalas vermelhas, inchadas com pontos brancos, formando placas. Dores que se estendem ao ouvido toda vez que tenta tragar. Adenopatia cervical, com gânglios doloridos e rigidez cervical. Difteria, com dores intensas como por um carvão ardente. Faringite folicular crônica em locutores quando há esta sensação de queimor na garganta.
- Edemas glandulares com calor e inflamação. Seios duros como pedras, doloridos e inchados. Mastite aguda. Úlcera dos seios. Quando a criança suga o peito a dor irradia para o corpo todo.

**Sensações**

- Como se o coração pulasse para a garganta (Pod.).
- Como se uma bola quente na garganta. Como se os lábios em fogo.
- Como se o tórax fosse uma grande casca vazia.
- Como se as juntas estivessem sido cinzeladas com um machado.

**Concomitantes**

- Esgotamento e prostração. Debilidade muscular. Todos os músculos estão doloridos. Irresistível desejo de apertar os dentes uns contra os outros. Percussão dolorosa da tíbia.
- Muitos nódulos dos seios foram curados com 1 dose de 100M na lua decrescente (Nash)

### Plantago major

- Tratamento das dores de ouvido, dores de dente e enurese noturna. As dores de dente e ouvido alternam. Piorréia alveolar. Nevralgia por uso do tabaco. Crises de espirro com súbito acesso de coriza branda e aquosa. Enurese em crianças quando a urina é escassa, acre e com depósitos de ácido úrico; irritação na bexiga com aumento da freqüência urinária dia e noite.

### PLATINUM METALLICUM

**PALAVRAS CHAVES: PARALISIA. ANESTESIA. DORMÊNCIA E SENSAÇÃO DE FRIO LOCALIZADO. CÓLICAS DOS PINTORES. DISTÚRBIOS MENTAIS. ESPASMOS HISTÉRICOS. CONSTIPAÇÃO EM VIAJANTES. ARROGÂNCIA. ORGULHO.**

**INDICAÇÕES CARACTERÍSTICAS**

- Dormência com cefaléias. Ovarite com esterilidade. Ninfomania. Prurido vulvar. Vaginismo.
- Objetos parecem menores do que são. Distúrbios mentais associados com supressão de menstruação. Arrogante, depreciativo, Altivo.
- Constipação dos viajantes. Cólicas dos pintores.

### PLUMBUM METALLICUM

**PALAVRAS CHAVES: NEFRITE. RETENÇÃO DE URINA. CÓLICAS VIOLENTAS. DEPRESSÃO MENTAL.**

- Causalidade: Erupções suprimidas. Excessos sexuais.

**INDICAÇÕES CARACTERÍSTICAS**

- Cólicas violentas e paroxísticas que se irradiam para todas as partes do corpo. Retenção de urina com cólicas. Nefrites agudas ou intersticial crônica.
- O sangue, o sistema digestivo e nervoso são os principais sítios de ação. Rápida diminuição das hemácias, o que resulta em palidez, icterícia e anemia.
- Gastralgia. Vômitos constantes. Não consegue deglutir sólidos. Constipação; fezes duras, negras com espasmo e urgência retal.

**SENSAÇÕES**

- Como se os pés feitos de madeira.
- Como se o abdome amarrado à espinha por uma corda (drawn to spine with a string).
- Sensação de constricção nos órgãos internos.

## PODOPHYLLUM

**PALAVRAS CHAVES: ENTEROCOLITE. SIGMOIDITE. RETITE. CONGESTÃO PORTA. DIARRÉIA COPIOSA. DENTIÇÃO. TEMPERAMENTO BILIOSO.**

- Causalidade: Esforço (*over-lifting or overstraining*) (prolapso uterino). Verão (diarréia)

### INDICAÇÕES CARACTERÍSTICAS

- Afeta o duodeno, intestino delgado, fígado e reto; lateralidade direita. A doença de podophylum é uma gastroenterite com cólicas e vômito bilioso.
- As características dominantes são a congestão porta, os transtornos hepáticos, a cefaléia e a diarréia. (na alopatia está indicado para a constipação) (Vannier).
- Diarréia copiosa e esgotadora, de manhã cedo, em crianças, no tempo quente, na dentição. Vai ao banheiro 5 a 12 vezes pela manhã. Prolapso anal durante a diarréia.
- Cólicas intensas que agravam inclinando-se para frente. Melhor deitado sobre o ventre. Enterocolite. Sigmoidite. Retite. Diarréia após leite azedo.

### SENSAÇÕES

- Sensação de vazio e debilidade no ventre, depois de defecar. Como se tudo fosse sair. Sensação no peito como se o coração subisse para a garganta (Phyt.).

### CONCOMITANTES

- Loquacidade extrema durante a febre ou calafrio. Delirium loquaz.
- Condições alternantes (cefaléia e diarréia) (cefaléia e transtornos hepáticos).
- A concomitância de diarréia com outros sintomas apontam para podophyllum.
- Língua queimante (queimando Língua).

## POPULUS CANDICANS

**PALAVRAS CHAVES: LARINGITE. ROUQUIDÃO OU AFONIA BRUSCA E REPENTINA. ROUQUIDÃO APÓS RINOFARINGITE.**

### INDICAÇÕES CARACTERÍSTICAS

- Laringites agudas com catarro nasofaringeo. Rouquidão ou afonia bruscas, repentinas. É um verdadeiro produtor de voz (Coca).

Tonifica a voz rouca por esforço de falar. A rouquidão brusca pode aparecer durante ou depois de uma rinofariginte aguda.

**Sensações**

- Sente como se a vontades estivesse paralisada. Vozes parecem distantes e palavras recém ditas parecem como proferidas tempos atrás.

**Prunus spinosa**

- Ação especial no sistema urinário e cabeça. Nevralgia ciliar. As dores causam respiração curta. Dor ocular como se esmagado. Anasarca após doenças debilitantes. Dores após herpes zoster. Tem que pressionar longo tempo antes que a urina apareça.

**Pulsatilla pratensis**

**Palavras chaves: Profilático do Sarampo. Sarampo e sequelas. Orquite. Epidimite. Cistite. Otite média. Catarro na trompa de eustáquio. Parotidite com metástases para os testículos. Meiguice. Chorosa. Timidez. Carência afetiva.**

- Causalidade: Molhar os pés. Comer. Comida gordurosa. Sorvete. Tempestade. Chá.

**Indicações Características**

- Marcada agravação pelo calor. Desejo de ar livre. Estados contraditórios e alternantes. Extrema variabilidade dos sintomas. Dores erráticas, variáveis.
- Todas as secreções das mucosas são suaves, brandas, não irritantes (exceto o fluxo), espessas e amareladas ou esverdeadas. Fétidas.
- Catarro e inflamação da trompa de eustáquio com hipoacusia. Otites médias purulentas. Coriza aguda com calafrios constantes, perda do gosto e do olfato. Conjuntivites agudas, pior pelo calor da cama ou do fogo. Laringite por esquentar-se. tosse seca à noite, com expectoração só de manhã.
- Parotidite com metástases para os testículos. Orquites e epidimite.
- Transtornos gástricos por comida gordurosa ou gelados.
- Cistites com dores vesicais paroxísticas. Prostatite. Blenorragia aguda.
- Asma, pior ao anoitecer, em crianças; por supressão de erupções.

- Febre sem sede. Crises febris variadas, irregulares. Febre puerperal. Sarampo. Principal remédio do sarampo e suas sequelas. Profilático do sarampo.

**SENSAÇÕES**

- Sensações de pulsações ou batidas em todo o corpo, pior com o movimento.
- Como se estivesse numa atmosfera quente. Como se a língua estivesse queimada. Sensação de pó ou de vapores de enxofre na laringe.
- Como se visse através de uma peneira.
- Como se estivesse dançando; virando em círculo; como se caísse.
- Como se uma pedra no estômago; na bexiga; no tórax; ou no abdome.

**CONCOMITANTES**

- Ausência de sede em quase todos seus transtornos.
- Sente-se débil, pela manhã, na cama, ao despertar. em ambiente quente.
- Dorme com as mãos sobre a cabeça.

**PYROGENIUM**

**PALAVRAS CHAVES: TOXEMIAS. FERIDAS DISSECANTES. SEPSIS. FORMAS GRAVES DE QUALQUER ENFERMIDADE INFECCIOSA. EFEITOS REMOTOS DA FEBRE TIFÓIDE. SEDE DURANTE A FEBRE E LOGO VOMITADA.**

- Causalidade: Toxemias. Efeitos remotos da febre tifóide. Feridas dissecantes.

**INDICAÇÕES CARACTERÍSTICAS**

- Sepsis é a essência da ação de pyrogenium. Septicemias, pioemias graves; de origem puerperal ou cirúrgicas. Formas tíficas graves de qualquer enfermidade infecciosa. Sequelas de processos sépticos anteriores que terminam em Abscessos. Peritonite puerperal.
- Febres sépticas. Temperatura oscila rapidamente. "Em todos os casos de febre que iniciam com dores nos membros". O calafrio inicia nas costas; entre as escápulas; sentido nos ossos. Friorento, quer sentir o calor do fogo. A temperatura sobe rápido. Transpiração quente profusa, mas não faz baixar a temperatura.

- Quando se produzem recidivas de enfermidades infecciosas, depois de uma melhoria passageira ou apesar dos medicamentos bem selecionados.
- Quando os remédios bem selecionados falham nas condições sépticas (H. C. Allen).

**Sensações**

- Como se tivesse uma grande quantidade de braços e pernas. Como se o corpo cobrisse toda a cama. Como se deitado de um lado fosse uma pessoa e do outro fosse outra pessoa. Tem a sensação que é muito rico. Vê um homem ao pé da cama, ao fechar os olhos. Tem consciência do coração. Parece grande. Como se bombeasse água fria.

**Concomitantes**

- Loquacidade, durante a febre. Sente que a cama é muito dura. Inquietação.
- Pulso desproporcionalmente rápido em relação a febre. Dissociação entre pulso e febre.
- Odor pútrido, cadavérico do corpo, do hálito, da transpiração e das descargas.
- Grande sede durante a febre, de pequenas quantidades, que logo é vomitada.

## Quebracho

- Asma cardíaca. É considerado o digitalis dos pulmões. Estenose pulmonar. Trombose da artéria pulmonar. Dispnéia uremica. Estimula os centros respiratórios, aumentando a oxidação. Eficaz nos casos de asma, quando a falta de ar é evidenciada pelo esforço.

## Quercus glandium spiritus

**Palavras chaves: Alcoolismo. Vertigem. Diminui o desejo de álcool. Hepato-esplenomegalia.**

**Indicações Características**

- Antidota os efeitos do álcool na embriaguez, com choro fácil, vertigem intensa. Utilizado no alcoolismo para eliminar o desejo de álcool (10 gotas da TM 3 vezes ao dia).
- Vertigem intensa. Constante tendência a tonteiras; não pode caminhar sem apoiar-se.

- Dores no hipocôndrio esquerdo com aumento do baço. Fígado hipertrofiado, com tendência a ascite e edemas nas pernas. Hepato esplenomagalia. Utilizado por Rademacher para afecções crônicas do baço.

**SENSAÇÕES**

- Sensação na cabeça como se estivesse ébrio.

**CONCOMITANTES**

- Desejo intenso de bebidas alcoólicas.

### RANUNCULUS BULBOSUS

**PALAVRAS CHAVES: EFEITOS AGUDOS E CRÔNICOS DE BEBIDAS ALCOÓLICAS. DELIRIUM TREMENS. PLEURISIA E PNEUMONIA. HERPES ZOSTER TORÁXICO. SOLUÇOS ESPASMÓDICOS.**

- Causalidade: Cólera (causa tremores e dispnéia). Mudança de tempo e temperatura. Traumatismo. Álcool.

**INDICAÇÕES CARACTERÍSTICAS**

- Elimina os maus efeitos agudos e crônicos de bebidas alcoólicas, especialmente quando há irritabilidade, delirium tremens, tonturas, cefaléias e soluços. Soluços espasmódicos depois de bebidas alcoólicas.
- Pleuresia e pneumonia por brusca exposição ao frio estando aquecido.
- Herpes zoster torácico. Violentas nevralgias intercostais. Erupções herpéticas.

### RAPHANUS SATIVUS

**PALAVRAS CHAVES: DORES NO POS-OPERATÓRIO. FLATULÊNCIA. ÍLEO PARALÍTICO. INSÔNIA SEXUAL. HISTERIA. INSÔNIA SEXUAL.**

**INDICAÇÕES CARACTERÍSTICAS**

- Grande distensão do ventre por flatulência encarcerada ou obstruída. Não elimina gazes nem por cima nem por baixo, que se acumulam e impedem de respirar.
- Produz dores e pontadas no fígado e baço. Aumenta a secreção de saliva e bílis. Timpanismo ou íleo paralítico pós-operatório.
- Ninfomania. Insônia sexual (kali-br.). Histeria.

### Ratanhia peruviana

**Palavras chaves: Dores retais. Fissura anal. Soluços violentos. Mamilos rachados. Hemorróidas. Constipação.**

**Indicações Características**

- Fissura anal, com dores agudíssimas ao defecar. Constipação com fezes duras; constrição anal; protusão de hemorróidas quando defeca; seguido de dores ardentes como fogo, cortantes, que se prolongar horas depois, como se o reto estivesse cheio de cacos de vidro.
- Afeta o reto; ânus; dentes e mamilos. Pterygeum. Soluços violentos. Mamilos rachados. Fissuras.

**Sensações**

- Como se o reto cheio de cacos de vidro. Como se o ânus e reto retorcidos.
- Como se algo vivo no abdome. Como teia de aranha ao redor da boca.
- Dores frontais como se o cérebro fosse cair para fora.

### Rheum oficcinale

- Utilizad na diarréia em crianças; dentição difícil. A criança cheira azedo. São impacientes, temperamentais. Deseja muitas coisas e grita. Pode confundir com Cina ou Chamomilla. Aversão a brincar.

### Rhododendron crhysanthum

**Palavras chaves: Dores reumáticas. Reumatismos. Gota. Piora antes de tempestade é o sintoma guia mais importante. Inflamação do epidímio. Medo da tempestade.**

- Causalidade: Tempestades. Trovão. Comer frutas. Molhar-se. Pegar frio. Contusões.

**Indicações Características**

- Agravação ou aparecimento dos sintomas antes das tempestades e durante as mesmas; pelo tempo úmido, frio e úmido; pelo vento. Dores nevrálgicas ou reumáticas, desgarrantes, erráticas. Agrava pelas tormentas.
- Inflamação dos testículos; epidimites. Inflamação dos cordões espermáticos. Hidrocele.

**Sensações**

- Como se o cérebro numa névoa (fog).

- Como se o testículo violentamente contundido ou esmagado (crushed).
- Como se o sangue tivesse parado de circular nos braços.
- Como se pesos pendurados dos pés.

### Concomitantes

- Uma pupila dilatada e outra contraída.
- Se está com cefaléia durante um tempo chuvoso, melhora logo que o sol aparece.
- Formigamento durante a transpiração.
- Só consegue dormir com as pernas cruzadas.

## Rhus toxicodendrum

**Palavras chaves: Reumatismo agudo ou crônico. Angina do peito. Esforço muscular. Septicemia. Complicações pos-operatórias. Rouquidão por abuso de voz. Movimento.**

- Causalidade: Cólera. Frio. Molhar a cabeça. Lençóis úmidos. Banho frio. Molhar-se. Esforços musculares. Levantar os braços para pegar coisas. Beber água gelada. Cerveja (cefaléia).

### Indicações Características

- Dores reumáticas que se agravam ao começar o movimento (depois de estar quieto, em repouso, estar sentado etc.), mas que melhoram com a continuação do movimento. Irresistível desejo de mudar de posição, a cada instante, o que lhe dá grande alívio.
- Agravação pelo frio, frio úmido, banho frio, por tocar coisas frias, aplicações úmidas.
- Consequências de esforços de músculos e tendões. Levantar peso. Corridas.
- Conjuntivites. Inflamações oculares por frio úmido. Blefarites. Irites reumáticas.
- Parotidite esquerda. Erisipela facial. Impetigo facial.
- Rouquidão por falar ou abuso da voz (melhor cantando ou falando).
- Angina do peito. Hipertrofia cardíaca por esforços. Cardiopatias com sopros.
- Reumatismo agudo ou crônico com as modalidades e sintomas próprios de Rhus-t.

- Paralisia dos membros inferiores depois do parto ou depois de molhar-se.
- Escarlatina. Sarampo. Varicela. Febre puerperal. Formas tíficas de qualquer enfermidade infecciosa. Erisipela (um dos principais remédios). Herpes comum. Urticaria.
- Calafrios que começa numa perna, às 19 horas. Febre contínua adinâmica, com aversão a descobrir-se. Febre seca e queimante à noite. Febre tifóide. Febre adinâmica; inquietação; tremores. Tifóide; língua seca e marrom. Doenças agudas que evoluem para forma tifóide. Calafrio como se água fria tivesse sido derramada nele. Calor febril delirante. Alternâncias de calafrios, febre e tremores. Transpiração no corpo todo exceto na cabeça.

### Sensações

- Dores como se o periósteo fosse raspado com uma colher. Como por luxação; Como um peso de 100 quilos no pescoço; Como se as pernas e (o pé direito) feitos de madeira; Como se caminhando em agulhas.
- Sensação de aderência no tórax.; Sensação de paralisia quando caminha ou nos membros superiores, à noite.; Como se a perna fosse salpicada com água gelada (no calafrio).; Como se o sangue fervesse nas veias (durante a febre)

### Concomitantes

- Inquietação dos membros inferiores, de noite na cama, ou com a febre. Intensa sensação de inquietação subjetiva com ansiedade.
- Herpes alternando com asma e disenteria.

### Rosa damascena

- Útil no começo das corizas alérgicas com envolvimento da trompa de Eustáquio. Audição prejudicada por catarro na trompa (Hydr. Merc-d.).

### Rumex crispus

**Palavras chaves: Tosse espasmódica. Afonia por frio. Gripe seguido de bronquite. Diminui a secreção das membranas mucosas. Icterícia após abuso de álcool.**

### Indicações Características

- Extrema sensibilidade ao ar livre ou fresco, à menor inspiração de ar fresco, que produz coriza, rouquidão ou tosse. Necessita tapar o nariz e boca para não inspirar ar fresco. Agravação ou aparecimento de sintomas cutâneos por destapar-se.

- Aumento das secreções mucosas (respiratórias e digestivas). Adenopatias. Rumex diminui as secreções das mucosas.
- Tosse seca, incessante, paroxística, espasmódica, pior pela inalação de ar frio. A tosse melhora cobrindo a cabeça com as cobertas para aquecer o ar inspirado.
- Afonia por exposição ao frio. Rouquidão. Tocar a garganta produz tosse.
- Erupções vesiculosas com prurido que pioram com o ar frio ou descobrindo-se.
- Icterícia após abuso de bebidas alcóolicas. Gastrite crônica.

**Sensações**

- Dores numerosas e variadas que não se fixam e não são constantes em nenhuma localização. Dor como se a laringe e a traquéia estivessem em carne viva.
- Sensação de parada brusca do coração.

**Concomitantes**

- Desejo de beliscar o nariz. Gripe com muito catarro seguido de bronquite.

### Ruta graveolens

**Palavras chaves: Periósteo. Cartilagem. Contusões (após o uso de Arnica). Vista cansada. Acomodação visual. Esforço ocular. Tendões flexores.**

- Causalidade: Traumatismos ósseos. Fraturas. Contusões. Carregar peso. Esforço ocular.

**Indicações Características**

- Atua sobre o periósteo e cartilagens, olhos e útero.
- Consequências de traumatismo (com perda de sangue) de 3 tipos: 1. - ósseos (golpes ou quedas, especialmente a tíbia), periósteo ou em fraturas que tardam em consolidar. 2. - entorses ou luxações quando está envolvido o periósteo de algum osso da articulação afetada. Estiramento dos tendões e ligamentos periarticulares. Dor como se estivesse deslocado (especialmente tornozelos e punho). Cistos sinoviais, nódulos nos ossos, periósteos e tendões. 3. - Uso excessivo e esforços violentos, por levantar pesos.

- Principal remédio da astenopia; vista cansada por uso excessivo dos olhos. Tensão ocular. Os olhos queimam como fogo. Avermelhados por costurar, coser ou ler. Distúrbios da acomodação visual.

**Sensações**

- Como se alguém estivesse cutucando o ouvido com um pedaço de madeira. Dores como se tivesse sido golpeado. Como se o osso estivesse quebrado. Como se a espinha surrada. (beaten).

**Concomitantes**

- Inquietação. Medo da morte, durante o calor febril.

### Sabina

**Palavras chaves: Aborto. Metrorragia. Hemorragia de sangue vivo. Dor do sacro ao púbis.**

**Indicações Características**

- Dor intensa lombo-sacra que se estende ao púbis (direto de um osso a outro). Key-note.
- Ameaça de aborto, principalmente no terceiro mês de gravidez.
- Hemorragias de sangue vivo; junto com coágulos que saem aos borbotões. Metrorragia ativa, profusa; entre as menstruações; durante e depois do parto.
- Age também no tecido fibroso e seroso das pequenas articulações e joelhos. Inflamações agudas dos nódulos artríticos. Inchação avermelhada brilhante das partes afetadas.

**Sensações**

- Como se fosse cair. Como se algo vivo no abdome.
- Como se tivesse que engolir um corpo estranho.

**Concomitantes**

- Intolerância a música. Fica triste, nervosa, chora. Aversão à música.
- Desejo de ácidos, principalmente limonada.
- Aumento do desejo sexual. Ninfomania.

### Salicylicum acidum

- Uso no reumatismo, dispepsia e doença de Meniére. Prostração após resfriado; zumbidos nos ouvidos e diminuição da audição. Hematúria. Ulceração das membranas mucosas.

## Sambucus nigra

**Palavras chaves: Obstrução nasal. Asma em crianças. Coqueluche. Laringite.**

- Causalidade: Susto. Pena. Ansiedade. Traumatismo (hidrocele). Excesso sexual.

### Indicações Características

- Nariz seco e totalmente obstruído, especialmente em recém-nascidos e bebés.
- Laringite, traqueíte, falso crupe, rouquidão. A criança desperta bruscamente em torno da meia-noite com intensa sufocação e dispnéia, com pranto ou gritos, inquietude geral e das mãos, com cianose da face e extremidades. Crises frequentes que vão até 4 horas. Asma em crianças; dormem com dispnéia. Coqueluche.
- Febre com pele seca e ardente ao dormir ou enquanto dorme, sem sede e com temor de descobrir-se. Suores abundantes que começam na face e estendem para o corpo, que aparecem ao despertar e duram enquanto está desperto, desaparecem ao dormir.
- Edemas nos membros inferiores, pés e pernas. Anasarca. Edemas em várias partes.

### Sensações

- Como se a cabeça cheia de água. Como se o crânio esticado. Como se sufocando.

### Concomitantes

- A sudorese com as características acima acompanham a maioria dos sintomas.
- Dorme com os olhos e a boca semi-aberta.

## Sanguinaria canadensis

**Palavras chaves: Enxaquecas. Resfriados. Tosse. Edema de glote. Asma. Pneumonia. Menopausa. Ondas de calor. Queimação em várias partes. Diarréia quando melhora os sintomas respiratórios.**

### Indicações Características

- Enxaquecas ou hemicranias periódicas a cada 7 dias (Iris); começam pela manhã e vão aumentando de intensidade e diminuindo no decorrer do dia. Começam na região occiptal e estendem-se para o olho direito. Vômitos biliosos.

- Transtornos da menopausa. Ondas de calor com vermelhidão circunscrita das bochechas. Ardência nas palmas das mãos e planta dos pés. Descobre os pés na cama. (Lach., Sulph)
- Edema de glote. Tosse espasmódica após a coqueluche. Laringismo estriduloso.
- Pneumonia direita. Hepatização pulmonar. Tuberculose pulmonar.
- Asma com dispnéia excessiva, geralmente após coriza alérgica, pior por odores e flores. Tosse gástrica.
- Pólipos nasais (Sanguinaria nitricum é mais útil).
- Suspensão súbita do catarro das vias respiratórias seguido de diarréia.
- Antidota o envenenamento por rhus.

**SENSAÇÕES**

- Como uma corrente elétrica passando pelo cérebro.
- Como se a língua estivesse em contacto com algo quente.
- Sensações de calor (queimando) como de água quente (em várias partes do corpo).

**CONCOMITANTES**

- Vermelhidão circunscrita das bochechas ou de uma só. Orelhas vermelhas e quentes.

## SARSAPARILLA OFFICINALIS

**PALAVRAS CHAVES: LITÍASE VESICAL. DISÚRIA. SINTOMAS URINÁRIOS COMO CONCOMITANTES. CRIANÇAS EMAGRECIDAS E DE ASPECTO DE VELHO. PURIFICADOR SANGUÍNEO.**

**INDICAÇÕES CARACTERÍSTICAS**

- Cólica renal direita. Cistite com dores insuportáveis. Litíase vesical. Disúria dolorosa, em crianças, que choram e gritam antes e durante a micção. Expulsa pequenos cálculos.
- Útil em organismos debilitados, emagrecidos e envelhecidos prematuramente. Crianças emagrecidas de cima para baixo, mais no pescoço, com cara triste e de velho, ventre inchado e grande, pele seca e flácida, enrugada, formando pregas.

**SENSAÇÕES**

- Depois de comer sente um vazio no estômago, como se não tivesse comido.

### Concomitantes

- Nos casos onde os sintomas urinários característicos aparecem como concomitantes.

## Scilla maritma

### Palavras chaves: Lacrimejamento concomitante. Ação lenta. Estimulante cardíaco. Bronco-pneumonia.

### Indicações Características

- Um remédio de ação lenta. Corresponde aos transtornos que requerem vários dias para atingirem seu máximo. Todos os sintomas se acompanham de intenso lacrimejamento, espirros com copiosa secreção nasal aquosa. A criança coça os olhos, o nariz e a face. Tosse do sarampo.
- Broncopneumonia. Um estimulante cardíaco (afeta os vasos periféricos e as coronárias) (Dig.). Valioso para a bronquite crônica em velhos, com dispnéia e urina escassa.

### Sensações

- Como se os olhos nadando em água fria.

### Concomitantes

- Lacrimejamento durante a tosse. Perda involuntária de urina durante a tosse.

## Secale cornutum

### Palavras chaves: Gangrena. Hemorragias. Paralisia pos-diftérica.

- Causalidade: Levantar pesos (aborto). Traumatismo (gangrena). Excesso sexual.

### Indicações Características

- O principal remédio da gangrena. Úlcera gangrenosa.
- Menstruações irregulares, copiosas, coaguladas. Metrorragias.
- Faringite folicular. Paralisia pós-diftérica.
- Febre seca com taquicardia, agitação e insônia. Sede durante a febre. Suores frios.
- Insônia em dependentes de licor e drogas.

### Sensações

- Toda a superfície do corpo está fria como gelo, entretanto, o paciente não suporta o calor, nem estar coberto, busca o frio (keynote que acompanha todos os sintomas)
- Dores ardentes, queimantes como por carvão em brasa ou como se caíssem chispas de fogo em todo o corpo. Melhor pelo frio. Pior pelo calor externo.
- Como se a língua paralisada.
- Como algo vivo rastejando na pele. Como ratos rastejando na pele.

## Senega

### Palavras chaves: Laringite. Derrame pleural.

### Indicações Características

- Laringite aguda com sensação de escoriação, ardência e secura. Acúmulo abundante de mucosidade na traquéia e laringe. Acúmulos de muco nos brônquios com respiração ruidosa com dificuldade de expectoração. Pleuresia com derrame.
- Paresia bronquica. Bronquite dos velhos com nefrite intersticial crônica ou enfisema crônico.
- Sintomas oculares do tipo paralítico.

### Sensações

- Como se pimenta vermelha nas vias respiratórias.
- Como se os pulmões empurrados para a espinha (pushed back to spine).

### Concomitantes

- A tosse geralmente termina em espirro.
- Manchas circunscritas no tórax após inflamações.

## Senna

### Palavras chaves: Cólicas dos bebês. Flatulência.

### Indicações Características

- Esgotamento, palidez facial e insônia. Acetonemia e acetonuria. Acetonemia infantil. Phosphaturia; oxaluria; hiperazoturia.
- Útil nas cólicas dos bebês, com flatulência excessiva. Insônia e inquietação pelas cólicas.

## SEPIA OFFICINALIS

**PALAVRAS CHAVES: DEPRESSÃO MENTAL. INDIFERENÇA. ASMA. ENXAQUECA. BEARING DOWN. CISTITE. COLIBACILOSE. DISTÚRBIOS PRÉ-MENSTRUAIS. FROUXIDÃO.**

### INDICAÇÕES CARACTERÍSTICAS

- Muito conhecido no adulto, este policresto é muito pouco utilizado em pediatria; é negligenciado demais, já dizia Douglas Borland. Na verdade ele deve ser confundido frequentemente com Lycopodium, e também com Natrum muriaticum, Pulsatila, Thuya, Silicea, Calcarea e Tuberculinum.Se levarmos em consideração seu tipo sensível pediátrico tão singular e seus sinais patogenéticos aplicáveis à criança, perceber-se-á que ele é verdadeiramente um policresto infantil muito útil no agudo como no crônico. SEPIA é na verdade, um grande remédio pediátrico do Eczema do lactente, das traqueítes alérgicas e da asma, das infecções de repetição, dos distúrbios digestivos hipoestênicos e de certas perturbações gerais e psíquicas particulars. Jaques Lamothe. Homeopatia Pediátrica. Editora Andrei. SP, 1999.
    - Recém-nascido: retardo no desenvolvimento somático; icterícia neonatal prolongada; vômitos funcionais; anorexia sine materia.
    - Lactente: magreza; anorexia crônica, com aversão ao leite; vômitos repetidos: o lactente Sepia é um vomitador por excelência; eczema seco nas dobras dos membros e retro auriculares; infecções ORL repetidas; bronquites asmatiformes; pneumopatias.
    - Criança: anorexia crônica; magreza; cefaléias recidivantes; leucorréia das meninas.
    - Adolescência: distúrbios hepatodigestivos recidivantes; leucorréia frequente; infecções urinárias de repetição; alergias respiratórias; asma brônquica; depressão nervosa.
    - As dores de cabeça podem ser: em pontadas; agudas; rasgantes; torcendo; pulsáteis; migrânea; de dentro para fora e para cima; cefaléias semanais. Cefaléia nervosa e severa toda vez que vai às compras. Dor em queimação; roente; caimbras; pontadas; no estômago; vem em paroxismos.; com fraqueza.
    - Asma. Dispnéia < após o sono, < sentada; > movimento rápido, > dançando.

### Serum anguilae

**Palavras chaves: Rim. Hipertensão arterial. Nefrite aguda a frigori. Oligúria. Anúria. Albiminúria. Edema. Uremia cardíaca.**

**Indicações Características**

- Hipertensão arterial de origem renal. Nefrite aguda; aparecimento brusco de albuminúria acentuada, oligúria ou anúria, hematúria e cilindrúria, com rápida instalação de hipertensão arterial, sem edemas, com uremia iminente. Insuficiência do miocárdio com congestão hepática passiva e albuminúria. Pouco edema.

### Silicea terra

**Palavras chaves: Terceiro estágio da inflamação. Supuração. Pneumonias descuidadas. Expulsão de corpos estranhos. Vacinação. Antecipação com medo de falhar. Timidez. Diligente. Consciencioso. Meigo e obstinado. Crianças raquíticas. Supressão de suor. Friorento.**

- Causalidade: Vacinação. Cortar pedras. Perda de fluidos. Supressão de suor. Perda de fluidos. Corpo estranho. Traumatismos. Esforços.

**Indicações Características**

- Terceiro estágio da inflamação (depois de Ferr-p e Kali-chl. Schuessler). Um dos principais remédios da supuração (Hepar sulphur). Abscessos agudos por fechamento de fístulas. Abscessos em cicatrizes antiguas. (Calc-s. segue bem – terceiro estágio da inflamação).
- Promove a expulsão de corpos estranhos, produzindo supuração ao seu redor.
- Transtornos depois de supressão de suores (dos pés). Após vacinação.
- Crianças raquíticas, com cabeça grande, fontanelas abertas.
- Inflamação, edema e supuração de todos os gânglios linfáticos (e glândulas da pele). Inflamação dos olhos por corpo estranho. Irite com hipopion. Amigdalites de repetição. Amigdalite aguda com hipertrofia e supuração. Febres héticas durante processos longos supurativos. Febre durante a dentição. Sempre friorento. Sudorese profusa; na parte superior do corpo; na cabeça; nas partes afetadas.
- Asma, após vacinações repetidas. Dispnéia como se fosse por pó.
- Inflamação do pulmão resultando em supuração. Pneumonias descuidadas. Empiema. Tuberculose aguda, incipiente.

**Sensações**

- Sensação de ter um pelo na língua e na garganta.
- Como dividido em metades e a metade esquerda não lhe pertencesse.
- Como se as pontas dos dedos estivessem supurando. (As if feeling for pins). (Sensation splinters in the fingers).
- Como se o cérebro colidisse com o crânio. Como se algo vivo nos ouvidos.
- Como se não tivesse força no reto para expulsar as fezes. Como se o reto paralisado

**Concomitantes**

- Alternância de sintomas pulmonares com sintomas retais.
- Transpiração excessiva e fétida das mãos e pés.
- Tristeza durante a febre.

### Solidago virga

**Palavras chaves: Asma periódica com transtornos urinários. Insuficiência renal.**

**Indicações Características**

- Sensibilidade dolorosa à pressão nos rins ou nos ângulos costolombares. Dor na região dos rins com disúria. Litíase renal. Insuficiência renal com insuficiência hepática. Albuminúria. Hematúria. Às vezes consegue dispensar o uso de cateter.
- Asma periódica com transtornos urinários ou disúria noturna.
- Resfriados frequentes em tuberculosos.

### Spigelia anthelmia

**Palavras chaves: Cardiopatias. Pericardite. Olho. Nevralgia. Glaucoma agudo. Verminose.**

**Indicações Características**

- Grande afinidade pelo olho, coração e sistema nervoso. Glaucoma agudo, com intensas dores oculares pressivas de dentro para fora.
- Nevralgias agudas e paroxísticas, violentas, como agulhas quentes ou punhaladas. Nevralgia do trigêmio. Nevralgia facial. Dores tóraxicas como por agulhas, sincrônicas com o pulso, agravadas pelo movimento, no tempo frio e úmido. Nevralgias intercostais.

- Violentas palpitações visíveis através da roupa, audíveis. Pontadas pré-cordiais. Cardiopatias orgânicas. Miocardite, pericardites, endocardites, reumáticas; com sopros em lesões valvulares. Infarto do miocárdio com dores anginosas violentas.
- Dispnéia, pior deitado do lado esquerdo, melhor do lado direito com a cabeça levantada.
- Sintomas por verminose. A criança aponta para o umbigo como a região mais dolorosa.

**SENSAÇÕES**

- Como se fosse cair. Como se o globo ocular muito grande. Como se agulhas enfiadas no olho. Como se o olho fosse estourar em pedaços. Dor ocular como se fosse ficar maluco.
- Como se um verme subindo pela garganta. Sufocação como se água derramada dentro das vias respiratórias.

**CONCOMITANTES**

- Medo de coisas pontiagudas. Muito sensível ao toque.

### SPONGIA TOSTA

**PALAVRAS CHAVES: TOSSE SECA COM ROUQUIDÃO. SECURA DAS MUXOSAS. GLÂNDULAS. BÓCIO. LARINGISMO ESTRIDULOSO. COQUELUCHE. EDEMA AGUDO DO PULMÃO. ASMA. CARDIOPATIAS VALVULARES. ANGINA DO PEITO.**

**INDICAÇÕES CARACTERÍSTICAS**

- Afeta o coração, especialmente as válvulas; laringe; traquéia e glândulas. Tosse seca, com rouquidão, sibilante, como se serrasse madeira. Excitação provoca tosse. Grande secura das mucosas respiratórias; como se fosse de madeira ou de couro.
- Hipertrofia e enduração de gânglios e glândulas (testículos, ovários, tireóide, amígdalas). Bócio simples e exolftálmico. Orquite e epidimite aguda. Enduração dos testículos e cordões espermáticos.
- Tuberculose laringea. Laringismo estriduloso. Coqueluche. Asma brônquica e cardíaca. Edema agudo do pulmão.
- Cardiopatias valvulares de origem reumática. Sopros. Hipertrofia cardíaca. Angina do peito. Palpitações violentas, despertam o paciente, com ansiedade e sufocação.

**SENSAÇÕES**

- Como se a cabeça fosse cair para um lado. Como se todo o sangue afluísse para a cabeça.

- Como se algo vivo debaixo da pele do abdome. Como se o bócio estivesse vivo. Como se tudo estivesse movendo no bócio. Como se tudo estivesse em chamas.
- Consciente mas incapaz de mover os músculos (como no estado cataléptico).

**Concomitantes**

- Crises de angústia com dor na região pré-cordial.
- Desejo de doces mas o doce agrava. (garganta dolorida por comer doces).

**Stannun metallicum**

**Palavras chaves: Debilidade. Dores que surgem e desaparecem gradualmente. Condições pulmonares. Tuberculose. Febre héctica.**

**Indicações Características**

- Ação principal no sistema nervoso e sistema respiratório. Intensa sensação de vazio ou debilidade no peito, que aparece ou se agrava depois de falar, de tossir, de expectorar e que impede de falar ou cantar. Falar provoca uma grande sensação de fraqueza no tórax. Tuberculose pulmonar.
- Dores que vão e vem gradualmente. Sensação de Bearing Down.

**Staphisagria**

**Palavras chaves: Indignação. Inustiça. Dignidade. Sensibilidade. Supressão de emoções. Cistite das recém-casadas. Feridas cortantes. Post-cirurgia. Traumatismos. Quedas. Dentição. Sexo.**

- Causalidade: Cólera. Cólera suprimida ou reprimida. Traumatismos. Quedas. Feridas cortantes. Cirurgias. Coito. Masturbação. Excessos sexuais. Desejo sexual. Poluções. Dentição.

**Indicações Características**

- Principal remédio das feridas cortantes. Feridas cirúrgicas muito dolorosas. Transtornos depois do coito em mulheres recém casadas.
- Inflamações dolorosas e supurações dos ossos e periósteo.
- Calázios recorrentes. Feridas da córnea. Pós-operatório de catarata.
- Dor ardente na uretra entre as micções que desaparece quando urina.

### Sensações

- Como se a bexiga não estivesse ainda vazia. Como se uma gota de urina corresse constantemente ao longo da uretra.

### Concomitantes

- Exaltação sexual. Tendência à masturbação. Ninfomania.

## Stramonium

**Palavras chaves: Delírio furioso. Violência. Terror noturno. Alucinações auditvas. Meningite. Encefalite. Mania puerperal. Erupções suprimidas na Escarlatina. Indolor. Soluços violentos. Atividade exaltada. Loquacidade. Cantando. Orando. Eretismo sexual.**

- Causalidade: Shock. Susto. Sol. Supressões.

### Indicações Características

- Febre intermitente. Febre tifóide com sintomas violentos e febre muito alta. Sem sede durante a febre. Sede durante a transpiração. Sarampo. Escarlatina. Violenta sede de grandes quantidades ou aversão à água (hidrofobia). Hidrofobia. (Lyssinum). Os rins secretam pouco ou quase nada, nos quadros agudos, especialmente em crianças.
- Meningite ou encefalite aguda com o quadro mental característico.
- Constricção espasmódica dos músculos da garganta (ao tragar), impedindo toda deglutição. Secura na garganta que não melhora com nenhuma bebida. Paralisia da faringe e esôfago. Soluços espasmódicos violentos.
- Efeitos de erupções suprimidas na Escarlatina.
- Metrorragia, com loquacidade, cantando, orando. Mania puerperal.

### Sensações

- Como se rodando (as if spinning or weaving). Como se os objetos fossem menores do que realmente são. Como se não tivesse membros (as if he had no limbs).
- Como se chamas de fogo do estômago para os olhos. Como se agulhas na fronte (as if pins and needlesin forehead). Como se água quente na garganta.
- Como se um corpo cilindróide estivesse sendo introduzido na uretra. Como se não pudesse urinar devido a estreitamento da uretra. Como se as mãos e pés estivessem afrouxados das juntas.

### Concomitantes

- Ausência de dor na maioria dos transtornos. Febre alta, sem dor. Face quente e vermelha com mãos e pés frios.
- Delírio furioso, raivoso, violento, selvagem, com agitação extrema e ausência de dor. Terrores noturnos em crianças. Convulsões febris em crianças.

## Sulphur

**Palavras chaves: Absorção de exsudatos serosos ou inflamatórios. Término dos casos agudos. Recaídas em processos febris. Pericardite. Início do tratamento crônico. Convalescença. Ardência.**

### Indicações Características

- Útil para iniciar o tratamento crônico e terminar os casos agudos (Boericke). Agrava às 11 horas, antes do meio-dia, à noite. Agrava em pé. Agrava parado.
- Como remédio intercorrente para eliminar o obstáculo psórico que se opõe à ação dos remédios, especialmente nas enfermidades agudas (Allen). Nos casos oligosintomáticos. Quando a convalescença não chega ou é muito prolongada. Nas recaídas; o paciente parece estar bem e a enfermidade reaparece. Recaídas em processos febris.
- Facilita a reabsorção de exsudatos serosos ou inflamatórios (meninges, pericárdio, pleura, pulmão, articulações). Cardiopatias em geral. Pericardite. Sente-se sufocado, quer as janelas abertas. Asma por erupções suprimidas. Pneumonia: quando passa do primeiro estágio e fica estacionária; reação insuficiente; derrame pleural. Pleurite no curso de uma crise aguda de gota ou reumatismo articular. Hidrotórax.
- Conjuntivite aguda muco-purulenta. Otite média com descarga fétida. Otorréia após vacinação.
- Diarréia matinal, desperta o paciente, às 5 horas da madrugada.
- Pele suja, áspera, malsã. Erupções pruriginosas. Sarna. Aversão ao banho.

### Sensações

- Sensação de vazio no estômago às 11 horas.
- Como se a cama não fosse grande o suficiente para contê-lo.

### CONCOMITANTES

- Batimento de asas do nariz, na pneumonia: (AMMC ANT-T Kreos LYC Phos Sulph). Sensação de ardor ou queimor acompanham a maioria dos sintomas.
- Sono curto – sono de gato (*cat-nap sleep*). O menor ruído desperta.

## SULPHURICUM ACIDUM

**PALAVRAS CHAVES: TRAUMATISMOS. MANCHAS TARDIAS. EQUIMOSE. PÚRPURA HEMORRÁGICA. PETÉQUIAS. ETILISMO AGUDO E CRÔNICO. ONDAS DE CALOR NA MENOPAUSA. HEMORRAGIA OCULAR. FURÚNCULOS. TREMOR INTERNO.**

- Causalidade: Quedas. Traumatismos. Concussão cerebral. Cirurgias.

### INDICAÇÕES CARACTERÍSTICAS

- As dores aumentam gradualmente e depois desaparecem; mas retornam com frequência.
- Traumatismos dos ossos, partes moles e glândulas, acompanhados de perdas sanguíneas, principalmente de cor azul e negra, como se fosse gangrenar. Hemorragia intra-ocular pós - traumática. Equimoses espontâneas. Petéquias. Púrpura hemorrágica. Manchas azuis na pele. Úlcera gangrenosa. Gangrena. Hemoptíase após a pneumonia.
- Remove as manchas roxas, dolorimento e rigidez, que permanecem longo tempo, nas partes traumatizadas; segue bem a Arnica nos machucados das partes moles; Conium no traumatismo glandular; Ruta nos traumatismos ósseos.
- Etilismo agudo e crônico. Grande desejo de bebidas alcoólicas. Gastrite dos bebedores de whiskey.
- Ondas de calor na menopausa, com debilidade, tremores, metrorragias.
- Carbúnculos, furúnculos e outras infecções estafilocócicas e estreptocócicas.

### SENSAÇÕES

- Sensação de debilidade no ventre depois de defecar. Debilidade no hipogástrio como se fosse vir a menstruação.
- Como se um lado da cabeça estivesse cheio de fumaça. Como se o cérebro estivesse frouxo e movendo de um lado para o outro.
- Como se a clara de um ovo estivesse secado na face.

### Concomitantes

- Grande debilidade, prostração e esgotamento, com tremor interno. Odor azedo do corpo, difícil de sair, mesmo com o banho.

## Sumbul

- Muitos sintomas nervosos e histéricos; distúrbios funcionais cardíacos. Insônia no delirium tremens (15 gotas da tintura). Remédio para a arterioesclerose. Porrigo em crianças; lado esquerdo da cabeça. Asma cardíaca. Asma catarral, mas principalmente espasmódica, histérica. Febre tifóide com excitação cerebral; febres nervosas que se seguem ao tifo.

## Symphytum officinale

**Palavras chaves: Traumatismos ósseos. Traumatismo ocular. Formação do calo ósseo. Úlcera duodenal.**

### Indicações Características

- Traumatismos nos ossos, periósteo e tendões; Facilita a formação do calo ósseo e diminui as dores (Calc-p).
- Traumatismo ocular (Ledum); golpe ou punho, quando as partes moles estão intactas. Para os transtornos traumáticos dos olhos nenhum remédio se iguala a symphytum. (Boericke).
- Úlcera gástrica e duodenal.

## Syzygium jambolanum

- Efeito imediato em aumentar o açucar do sangue e resulta em glicosúria. Muito útil no diabetes. Nenhum outro medicamento produz uma diminuição tão marcante na diminuição e desaparecimento do açucar na urina.

## Tabacum

**Palavras chaves: Alivia o desejo de fumar. Cólica renal com náuseas e vômitos. Náusea em viagem. Rouquidão dos oradores.**

### Indicações Características

- na C200 ou 1M, alivia o desejo de fumar em fumantes que pararam de fumar. (Allen).
- Tonturas com náuseas, viajando de navio, carro ou avião (usar na C30 como preventivo). Náuseas persistentes ou intermitentes, com palidez facial e suores frios, piores com o movimento, depois de fumar ou durante a cefaléia. Vômitos violentos.

- Cólica renal esquerda, com náuseas, vômitos, palidez facial e suores frios.
- Rouquidão dos oradores. Tosse seca por coçar a garganta.
- Palpitações. Angina do peito com arteriosclerose das coronárias e hipertensão (Boger).

**SENSAÇÕES**

- Como se a garganta apertada por uma mão.
- Sensação de frio no ventre, porém, se descobre porque alivia as náuseas e vômitos.

**CONCOMITANTES**

- Tosse com soluço. Soluços depois de cada acesso de tosse na coqueluche.
- Extremidades geladas com suores frios e viscosos. Mãos geladas e corpo quente.

**TARENTULA CUBENSIS**

**PALAVRAS CHAVES: SEPTICEMIA. ABSCESSO. PANARÍCIO. ERISIPELA. DORES ATROZES.**

**INDICAÇÕES CARACTERÍSTICAS**

- Dores atrozes, ardentes e pulsáteis, obrigando o pacientes a caminhar. Tipos severos de inflamação e dor, com prostração precoce e persistente. Alivia a dor da morte.
- Infecções sépticas, toxemicas, graves, com rápida e intensa prostração. Difteria. Supurações malignas. Panarícios. Carbúnculos. Abscessos. Antrax. Erisipela. Febres sépticas. Peste bubonica. Bubões inguinais supurados e ardentes.

**SENSAÇÕES**

- Sente que vai inchando e expandindo o corpo, como se a pele fosse ceder ou estalar.

**CONCOMITANTES**

- Dores atrozes.

## TEREBINTHINA

**PALAVRAS CHAVES: HEMORRAGIAS. PÚRPURA. EXTRAÇÕES DENTÁRIAS. ASCITE COM ANASARCA NAS AFECÇÕES RENAIS. NEFRITE AGUDA. CISTITE.**

- Causalidade: Álcool. Quedas. Esforço. Extração dentária. Porões úmidos.

**INDICAÇÕES CARACTERÍSTICAS**

- Tendência às hemorragias, especialmente urinárias, digestivas e cutâneas, de sangue escuro e fétido. Hemorragias de mucosas.
- Dores lombares ou renais ardentes com albuminúria e hematúria. Nefrite aguda. Cistite.
- Púrpura hemorrágica com novas equimoses a cada dia. Escarlatina.
- Ascite com anasarca nas afecções renais.

**SENSAÇÕES**

- Como se água quente correndo num tubo, nos nervos.
- Como se tivesse engolido um bala (bullet) que tivesse se alojado no estômago.

**CONCOMITANTES**

- Grande prostração e debilidade com estupor; pior ao despertar. Desmaia ao defecar

## TRILLIUM PENDULUM

**PALAVRAS CHAVES: ABORTO. HEMORRAGIA COM GRANDE TENDÊNCIA AOS DESMAIOS E VERTIGEM. EXTRAÇÕES DENTÁRIAS.**

**INDICAÇÕES CARACTERÍSTICAS**

- Hemorragias de sangue vivo, em jorro, abundantes, pelo menor movimento. Metrorragia. Hemorragias uterinas. Ameaça de aborto (30 mês). Hemorragias por fibromas. Hemoptíase, na tuberculose incipiente. Hemorragia após extrações dentárias. Adequado à mulheres que sangram após qualquer trabalho ou esforço.

**SENSAÇÕES**

- Como se os quadris e o sacro fossem romper ou estivessem golpeados e em pedaços. Como se a articulação sacroilíaca estivesse distendida. Pede para colocar uma bandagem.
- Como se tivesse uma migalha de pão na laringe, que provoca tosse.

Câimbras dos escritores.

### Urtica urens

**Palavras chaves: Queimaduras. Picadas de abelhas. Urticária generalizada. Agalactia. Crises agudas de gota. Prurido violento.**

- Causalidade: Queimaduras. Picada de abelhas. Supressão do leite. Pancadas.

**Indicações Características**

- Os sintomas tendem a voltar na mesma estação a cada ano.
- Hipogalactia ou agalactia primitiva ou secundária durante a amamentação.
- Crises agudas de gota, que se repetem a cada ano, acompanhadas de urticária.
- Urticária generalizada. Antidota os transtorns por comer mariscos.
- Picada de abelhas (específico), aranhas etc.
- Queimaduras de primeiro grau.
- Descarga profusa das superfícies mucosas.

**Concomitantes**

- Prurido violento, pior com o calor em geral e com o calor da cama.
- Reumatismo concomitante ou alternando com urticária.

### Veratrum album

**Palavras chaves: Colapso. Frio. Cianose. Cólera. Insanidade. Febre com frio externo, pele gelada e com sensação de calor interno.**

- Causalidade: Susto. Shock ou traumatismo. Amor desapontado. Honra ou orgulho ferido. Álcool.

**Indicações Características**

- Colapso, depois de vomitar ou diarréia, no cholera; prostração completa e diminuição da vitalidade, acompanhada de frio gelado e cianose. Cólera asiático.
- Febre com frio externo, pele gelada e com calor interno; alterna com calafrios. Tifóide.

**Sensações**

- Como se uma pedra de gelo no vertix. Como se frio e quente ao mesmo tempo, na cabeça (on scalp). Como se uma corrente alternada de frio e calor saindo dos ouvidos. Como se água gelada correndo nos ossos.

- Como se centenas de finas agulhas nas sobrancelhas (thrust into eyelids).
- Como se a língua muito pesada. Como se os dentes cheios de chumbo.
- Como se carvões quente no abdome. Como se uma pedra pesada atada aos joelhos e pés.

### Concomitantes

- Suores frios na testa acompanha quase todos os seus sintomas. Frio intenso, gelado. às vezes com sensação de calor interno. Frio objetivo e subjetivo.
- Sede intensa insaciável de grandes quantidades, de bebidas frias, que logo vomita.

## Veratrum viride

**Palavras chaves: Congestão. Hipertensão arterial. Paroxismos de fibrilação auricular. Pneumonia com congestão violenta.**

- Causalidade: Sol. Supressão da menstruação.

### Indicações Características

- Congestão é seu sintoma chave, principalmente quando coincide com náuseas e vômitos. Estados congestivos agudos de início brusco e violento, sobretudo na cabeça, base do cérebro, pulmões, medula e estômago. Congestão intensa, quase apoplética.
- Hipertermia ao anoitecer e hipotermia pela manhã. Febres supurativas com grande variação de temperatura. Febre em zigzag.
- Crises agudas de hipertensão arterial com congestão cerebral violenta e brusca, com cefaléia intensa, cabeça quente e pesada, olhos hiperemiados e batimentos arteriais visíveis no pescoço e no corpo. Útil para pessoas pletóricas e sanguíneas. Enxaquecas com estas características.
- Meningite basilar; encefalite. Afecções cérebro espinhais
- Pneumonia com congestão violenta. Estágio congestivo e manifestações iniciais da hepatização.

### Sensações

- Sensação de um peso no tórax (heavy load on Peito).

### Concomitantes

- Língua branca; o centro branco e as bordas e ponta vermelhas. ou com um listra vermelha e seca no centro, com sensação de queimor. (principal key-note objetivo).
- Erisipelas com sintomas cerebrais.

### Verbascum thapsus

O verbasco contém saponinas, um glicosídeo iridióide (verbacosídeo) e vários carbohidratos. São encontradas substâncias amorfas e mucilagem nas folhas. As sementes contêm saponinas hemolíticas, mas não alcalóides. Foram também encontrados flavonóides. [as folhas contêm Magnesia e Sulphur (Vermeulen)].

A farmacologia do verbascosídeo sugere que ele exerce efeitos antioxidantes, antiinflamatórios e antitumorais significativos.

As indicações terapêuticas alegadas para o verbasco incluem seu uso como demulcente, expectorante e antitussígeno. Acredita-se que tenha a capacidade de tonificar as mucosas do sistema respiratório, aumentando a produção de líquido e, assim, promovendo uma tosse produtiva. Durante o século XIX, as flores ou as raízes secas do verbasco eram fumadas para tratamento de doenças respiratórias e sintomas de asma, uma prática copiada dos índios Mohegan e Penobscot.

- Manual de Medicina Alternativa para o profissional. Charles W. Fetrow. Guanabara Koogan. 2000.

### Indicações Características

- Local de ação: Mucosa respiratória laringo-traqueal; mucosa vesical; ouvido; nervo trigêmio. Ação de natureza irritativa, dolorosa e, sobretudo, aguda.
- Ação de natureza irritativa, dolorosa e, sobretudo, aguda.

## Os doze remédios dos tecidos de Wilhelm Schuessler

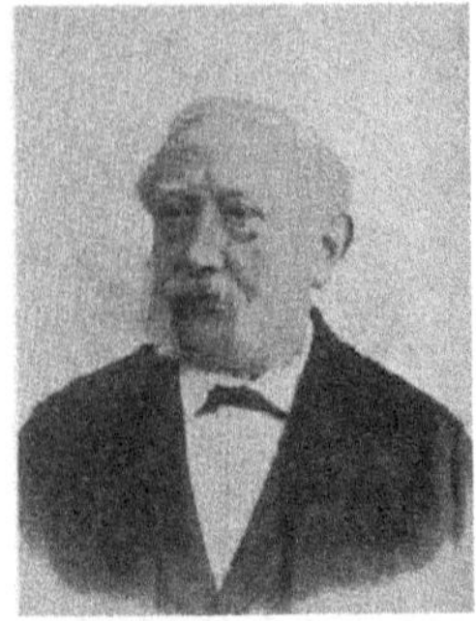

Wilhelm Schuessler (1821-1898)

"Há cerca de um ano, tentei descobri, por experiências no doente, se não seria possível curar, desde que a afecção fosse curável, por meio das substâncias que constituem os remédios das funções naturais, isto é, dos remédios fisiológicos" (Shuessler. Resumo da terapêutica homeopática. Março de 1873.)

Segundo Schuessler, todo distúrbio no movimento molecular desses sais celulares no seio dos tecidos vivos, em consequência de um "déficit" de sua proporção normal, contitue uma doença. Para combater essa doença e restabelecer o necessário equilíbrio, é suficiente administrar esses mesmos sais minerais em quantidade mínima. "O método bioquímico substitui os esforços curativos da natureza pela substância que faz falta nas partes afetadas ou sejam pelos sais inorgânicos".

**Frequência:** nos casos agudos uma dose a cada hora ou duas horas; nos casos severos, dolorosos, uma dose a cada 10 ou 15 minutos; nos casos crônicos, uma a quatro doses por dia.

**Dinamizações:** D12 para ferr-p., sil. e calc-f. D6 para os demais. Em tabletes.

### Os 12 medicamentos

| | Calc-f | Kali-m | Nat-m | |
|---|---|---|---|---|
| Ferr-p | Calc-p | Kali-p | Nat-p | Mag-p |
| | Calc-s | Kali-s | Nat-s | |
| | | Silicea | | |

**Ferrum phosphoricum D12**

- Ação sobre as células: veículo de oxigênio. Tonifica os músculos. Mantém o calibre dos vasos sanguíneos. Contrai os músculos. Regulariza a circulação.
- Exsudatos, secreções, etc: Não se apresentam.
- Sinais e indicações: Aspecto flórido. Olheiras. Rubor fácil da face. Olhos injetados de sangue. Batimentos arteriais visíveis. → Inflamação no primeiro estágio. Febre. Congestões. Perdas de sangue. Fraqueza muscular. Feridas e contusões recentes.
- Modalidades: Agrava: todas as dores são agravadas pelo movimento, excitação, calor e Melhor pelo frio, ar livre e movimento lento. Age brilhantemente em pessoas velhas.
- Três características dominantes: a Febre, a Congestão e a Tendência às hemorragias.
- Início das inflamações (dor, calor, rubor e edema) e estados febris antes de aparecer o exsudato ou supuração, sobretudo em afecções catarrais respiratórias.
- Febre entre 37 e 39 graus. (meio caminho entre Acon ou Bell. e o torpor de Gels.) Calafrio à tarde, às 13 horas. Pele seca. Muita sede, mas beber água não alivia. Depois surgem os suores, à noite, abundantes e que não aliviam o enfermo. Pulso cheio e brando. O enfermo não apresenta excitação cerebral e não há grandes oscilações térmicas. É mais um estado sub-febril 38 de manhã, 38,5 a 39 à noite. Face alterna vermelha e pálida.
- Primeira etapa de todas as afecções inflamatórias agudas, febris ou não, do trato respiratório: laringites, traqueítes, bronquites, pneumonias, pleurites. Hemoptises. Primeira etapa de todos os resfriados e com tendência a resfriar-se. Epistaxe. Etapa inicial ou congestiva da endo e pericardite, arterite, flebite e linfangite.
- Administrado, em tabletes na 6x, é muito útil enquanto não surge outra indicação.
- Congestão geral com ondas de calor e fenômenos dolorosos: palpitações, sensação de plenitude na região cardíaca. O coração parece grande e bate acelerado, com ansiedade. Congestão local na cabeça, garganta e articulações. Reumatismo articular agudo.
- Hemorragias de sangue vivo. Não ocorrem ao nível da pele e sim nas mucosas (digestiva, respiratória e urinária). Hematemese, Epistaxe, Hemoptíase, Hematúria.

- Melhora a hiperemia local em feridas traumáticas recentes, contusões, etc.
- Anemia: prescrito na 3x (tabletes) eleva o nível de hemoglobina (Boericke)
- Concomitantes: útil em crianças débeis com anorexia, perda de força e peso.
- Causalidade: Transpiração suprimida em dias quentes de verão. Traumatismos. Constituição débil , anêmica. Controla o dolorimento e sangramentos pos-cirúrgicos.
- Presente em: Chin., gels., verat., acon., arn., anis., phyt., berb., rhus., asaf., vib., sec., ail.
- Administrado, em tabletes na 6x, é muito útil enquanto não surge outra indicação. Depois de Ferr-p é frequentemente indicado Kali muriaticum, especialmente na difteria, pneumonia, crupe etc. Kali muriaticum corresponde ao segundo estágio da inflamação. Fer. phos. takes the place filled by Acon., Bell., Gels., Verat. viride, Arnica, and other remedies which correspond to disturbed states circulation, irritation, and relaxation tissue. (Clarke)

**MAGNESIA PHOSPHORICA D6**

- Ação sobre as células: Mantém a atividade e a facilidade dos movimentos das células. Permite às células a eliminação dos produtos mórbidos. Relaxa os músculos.
- Exsudatos, secreções, etc Não se apresentam.
- Sinais e indicações: Face ligeiramente rubra (rosada). Impaciente. Muito irritável. Contrações. Convulsões → Todas as dores fulgurantes, de caráter lancinante e perfurante. Prurido. Câimbras. Cólicas menstruais.
- Modalidades: Agrava: Frio; toque; noite; movimento. Melhor: Calor; banho quente; pressão forte; movimentos vivos; curvando-se para frente.
- Dores nevrálgicas intensas que seguem o trajeto do nervo afetado que aparecem e desaparecem como um relâmpago, mudam rapidamente de lugar, agravam pelo frio e ao contacto e melhoram pelo calor, aplicações quentes e pela pressão. Dores paroxísticas; em ondas; irradiantes; erráticas; súbitas; provocam inquietação. Aparecem subitamente e desaparecem subitamente. Sempre falando das dores. Espasmos da musculatura lisa especialmente das vísceras ôcas (intestinos, estômago, bexiga, útero,). Câimbras nas

pernas, diafragma, panturrilha. Nevralgia facial, às vezes acompanhadas de espasmos e contraturas faciais. Cólicas intestinais agudas, com flatulência, obrigando o paciente a dobrar em dois.

- Causalidade: Dentição. Vento frio. Banho frio. Cateterismo. Trabalhando com barro frio.
- Concomitantes: Cefaléia com visões de chispas de fogo.
- Mente: personalidade parecida com phosphorus, mais extrovertida. Mais irritada que phosphorus; mas tem os mesmos medos: escuro, tempestades. Lembra Calc-p. (magro, fraco, nervoso e sensível), porém caracterizam-se mais pelo "impulsividade ígnea do magnesio do que a passividade do cálcio". Pessoas intelectualizadas, sensíveis, artísticas.
- Presente em: Vib., bell., lob., stram., sec., coloc., gels., rhus-t.

**Calcarea phosphorica D6**

- Ação sobre as células: Formação de células novas. Ossos. Dentes. Suspende as hemorragias.
- Exsudatos, secreções, etc: albuminosos, leitosos. Crostas branco-amareladas.
- Sinais e indicações: Pele fina, pálida, cérea. Desejo de alimentos defumados. Magreza dos braços e pernas. → Exsudações albuminosas. Anemia. Clorose. Câimbras. Formigamento. Tendência a inflamação.
- Modalidades: Agrava: frio; frio úmido; correntes de ar; umidade; tempo chuvoso; tendência a resfriar; mudanças de tempo; dentição; esforço mental; perda de fluidos. Melhor: calor; deitado em posição inclinada; abaixando-se; movimentos dos membros inferiores; tempo quente e seco.
- Ação mais marcada nos ossos. Formação tardia do calo ósseo nos extremos ósseos das fraturas. Raquitismo. Fontanelas abertas. Crianças pequenas, emagrecidas, flácidas, que demoram a caminhar.
- Afecções reumáticas: agg. tempo frio; umidade; correntes de ar; Melhores no verão.
- Indicado na anemia e como reconstituinte dos tecidos depois dos processos agudos. Câimbras e dores produzidas pela anemia. Estas dores são acompanhadas de prurido, diminuição da audição e sensação de frio.

- Reabsorção de derrames sero-albuminosos no saco seroso. (derrames articulares).
- Dentição lenta e difícil. Convulsões durante a dentição. Pequeno mal. Aversão do bebê ao leite materno. Recusa o peito.
- Vertigem. Sensação de frio na cabeça, como se tivesse água fria ou gelada na região occipital e vértice. Hidrocefalia crônica, cabeça grande; ossos separados. Cefaléia em escolares.
- Mente: Insatisfação; desejo de mudança; desejo de viajar. Perda da motivação.
- Presente em: Chin., vib., ail., phyt., berb., coloc.

**KALI PHOSPHORICUM D6**

- Ação sobre as células: Previne a destruição dos tecidos. Tônico dos nervos e dos músculos.
- Exsudatos, secreções, etc: Gordurosos. Excoriantes. Fétidos.
- Sinais e indicações: Aspecto cinzento-pálido. Ansioso. Deprimido. Melancólico. Alopécia em clareiras. → Febre alta. Paralisia. Úlcera de estômago. Doenças cardíacas. Estados sépticos.
- Modalidades: Agrava: menor excitação; preocupações; fadiga mental; barulho; estando sozinho; más notícias; inverno. Melhor: comendo; tempo nublado; calor; companhia; sono.
- Estados depressivos; ansiedade; medos; timidez; nostalgia; fraqueza da memória etc. A sensação mais proeminente é a de prostração: na mente, nervos e músculos. Corresponde aos estados neurastênicos. Insônia. È um restaurador da debilidade muscular que se segue aos estados agudos.
- Nos nervos vaso-motores: pulso primeiro pequeno e frequente, depois retardo. Nos nervos sensoriais: dor com sensação de paralisia. Nos nervos motores: prostração muscular e nervosa tendendo à paralisia. Atrofia muscular progressiva.
- Indicado nos estados pútridos; hemorragias sépticas; tifo.
- Presente em: Puls., bapt., rhus., verat., epiph., vib., dig., cimic., cact., stram., xan., ail., anis., ham., phyt.

**KALI CHORATUM D6**

- Ação sobre as células: Estimula a atividade celular. Mantém a fibrina em dissolução.

- Exsudatos, secreções, etc: Branco-acinzentado. Farinhosos, furfuráceos. Viscosos, grudentos.
- Sinais e indicações: Edema da face, que é esbranquiçada. Dor picante nos lugares edemaciados. → Inflamação no segundo período. Exsudação fibrinosa.
- Modalidades: Agrava: ar livre; bebidas frias; umidade; movimento; alimentos gordurosos; inalação de ar frio; perfumes. Melhor: calor; aplicações quentes; massagem suave sobre a região dolorida.
- Segunda etapa da inflamação das mucosas e serosas. Secreções brancas, espessas, fibrinosas, viscosas. Amigdalites, quando o paciente só consegue engolir torcendo o pescoço.
- Adenopatias e hipertrofias glandulares. Infiltrações com exsudatos fibrinosos no tecido conjuntivo intercelular. Celulites.
- Estomatite ulcerativa. Hepatite sub-aguda. Nefrite albuminúrica.
- Epilepsia, principalmente em conseqüência de supressão de eczemas e erupções.
- Efeitos de traumatismos, torções, na fase sub-aguda.
- Otite média crônica com obstrução da trompa de Eustáquio. Surdez por catarro na trompa de Eustáquio.
- Coriza aguda ou crônica com mucosidade espessa, branca e aderente no nariz.
- Reumatismo articular agudo ou febre reumática (usar a 6x diariamente por meses).
- Causalidade: Vacinação. Traumatismos. Queimaduras. Cortes. Pancadas.
- Presente em: Phyt., sang., still., pinus., ascl., vib., ail., anis., ham., cimifuga.

**NATRUM MURIATICUM D6**

- Ação sobre as células: Divisão das células. Crescimento dos glóbulos vermelhos. Acarreta a água que foi utilizada pelas células do organismo.
- Exsudatos, secreções, etc: Claras, aquosas ou brandas, como amido cozido.
- Sinais e indicações: Rosto inchado. Fatigado, sonolento. Chora facilmente. Desejo violento de sal. Fraqueza das articulações.

Arrepios → Anemia. Escrófula. Mãos quentes e pés frios. Dores picantes.

- Modalidades: Agrava: tempo fresco e úmido; manhã; esforço físico ou mental; emoções. Melhor: tempo seco e quente; ar livre; lavando-se com água fria; transpiração.
- Age no sangue, sistema linfático, no revestimento do tubo digestivo, no fígado e no baço. Acarreta a degeneração do sangue e dos outros fluidos vitais, contribuindo para a produção do estado escorbútico, dando nascimento às inflamações, conduzindo a ulcerações e produzindo diferentes discrasias. Origina assim e por isso mesmo cura - a caquexia semelhante à produzida pela febre intermitente e pela quinina. Grande emagrecimento, mesmo comendo em excesso.
- Anemia, leucemia, hidremia, clorose e escorbuto. O corrimento é o sintoma guia desse remédio. Produz dores em várias partes do corpo, acompanhadas de salivação, lacrimejamento excessivo ou vômitos, aquosos ou mucosos. As mucosas são afetadas, com produção de edemas, hiperemia venosa, hemorragias e aumento das secreções mucosas, donde o seu emprego nos catarros de todas as mucosas com secreções de muco transparente, aquoso, espêsso, espumoso.
- Vesículas contendo água que arrebentam deixando uma ligeira crosta. Vômitos líquidos. Aumento da secreção aquosa de qualquer parte do corpo, hidrocefalia, etc.
- Presente em: Cedr., arum., anis., ham., cimic., sec.

### NATRUM PHOSPHORICUM D6

- Ação sobre as células: Decompõe o ácido láctico. Mantém o ácido úrico em dissolução. Impede a cristalização da colesterina. Saponifica os ácidos graxos.
- Exsudatos, secreções, etc: Amarelas como mel ou como creme.
- Sinais e indicações: Idéias negras. Sujeito a resfriados. Sempre fatigado. Aversão ao ar livre. Suores azedos. → Ácido úrico. Azia. Reumatismo. Gota.
- Modalidades: Agrava: açúcar; leite; durante a tempestade (dor); Melhor: calor(?). Frio. ar livre; pressão.
- Enfermidades produzidas por excesso de ácido láctico, ocasionado por super-alimentação láctea, doces. Os sintomas são: flatulência ácida, vômitos ácidos e de aspecto de queijo, diarréias amarelo-

esverdeadas; dores abdominais pela acidez.Estados dispépticos produzidos pela ingestão de gorduras.

- Presente em: Rheum., ail., anis., ham.

**CALCAREA FLUORICA D12**

- Ação sobre as células: Reforço da tonicidade dos tecidos. Restauração da elasticidade.
- Exsudatos, secreções, etc: Consistentes, granulosos. Picantes, corrosivos.
- Sinais e indicações: Veias varicosas. Relaxamento das paredes abdominais (ventre em piquá). Prolapso uterino. Tumefações duras. Dores de "bearing down". → Relaxamento dos tecidos elásticos. Enduração das glândulas. Exsudações consistentes.
- Modalidades: Agrava: repouso; mudanças de tempo; frio; umidade; correntes de ar. Melhor: calor; aplicações ou bebidas quentes; movimento; massagem.
- Ação marcante nas afecções do tecido elástico e do tecido ósseo. Gânglios e glândulas endurecidas como pedra. Enduração dos músculos. Hipertrofias e inchações enduradas nas aponeuroses e ligamentos periarticulares e tendões. Endurações que ameaçam supurar. Deformações ósseas. Tumores fibrosos. Exostose. Transtornos por relaxamento das fibras elásticas (pele; tecido conjuntivo; vasos). Varizes. Supurações ósseas; cáries e necrose com dores terebrantes, ardentes. Fístulas. Retardo no desenvolvimento dos ossos; retardo no aprender a andar.
- Primeira etapa do aneurisma. Principal medicamento dos tumores vasculares. Hipertrofia cardíaca. Cardiopatias valvulares. Pode reabsorver depósitos fibrosos.
- Transtornos nos ginastas, dançarinos, atletas, devido ao esforço e estiramento dos ligamentos, músculos e articulações.
- Tumores: Nódulos e enduração dos testículos. Sífilis. Hidrocele. Fibroma uterino. Nódulos duros nos seios. Adenopatias cervicais duras como pedra. Tumores císticos do punho. Nodosidades artríticas. Varizes.
- No pós-operatório diminui a tendência às aderências.
- Dores lancinantes, pior pela umidade e frio; melhor por aplicações quentes e massagens. Lumbago crônico.
- Cefalohematoma. Exostoses cranianas.

- Catarata. Cistos palpebrais. Calázio.
- Depósitos calcáreos no tímpano. Esclerose dos ossículos do ouvido médio, com surdez e zumbidos. Supuração crônica do ouvido médio.
- Ozena. Vegetações adenóides. Exostose. Herpes labial. Exostose do maxilar.
- Esmalte dental deficiente, áspero. Cáries dentárias precoces nas crianças. Os dentes enegrecem.
- Hipertrofia das amígdalas quando Baryta carbonica falha. Bócio.
- Rim flutuante (aur-m-n.)
- Prescrito durante a gravidez promove um parto fácil.
- Pele branca, dura, grossa com tendência a fissuras e escamas. Cicatrizes. Aderências pós-operatórias. Úlceras varicosas.
- Presente em: Phyt.

**Silicea D12**

- Ação sobre as células: Firmeza dos tecidos. Eliminação do pús.
- Exsudatos, secreções, etc: Verdes escuras. Fétidas. Pús.
- Sinais e indicações: Nervoso. Irritável. Tremor dos membros. Sintomas paréticos. Mal-formação das unhas. Furúnculos. Suores noturnos. Suor dos pés. Aspecto enrugado. → Nervosismo. Escrófula. Tuberculose. Gota. Supuração. Suores dos pés. Fístulas. Doenças crônicas.
- Modalidades: Agrava: Frio; ar frio; correntes de ar; umidade; descobrindo a cabeça; antes de tempestade; lua nova; supressão de suor dos pés; ruído. Melhor: calor; quarto quente; agasalhando-se bem; cobrindo a cabeça; verão.
- Terceiro estágio da inflamação (depois de Ferr-p e Kali-m.). Em casos onde se formou um foco supurado em uma inflamação do tecido conjuntivo ou da pele. Um dos principais remédios da supuração (Hepar sulphur). Abscessos agudos por fechamento de fístulas. Abscessos em cicatrizes antigas. Promove a expulsão de corpos estranhos, produzindo supuração ao seu redor. Também pode provocar a reabsorção de um derrame sanguíneo, pelos linfáticos. (Se Calc-p não conseguiu reabsorver um exsudato seroalbuminoso em uma serosa, pode-se usar silicea, porque o retardo na absorção pode ser devido a uma falta de silicea no tecido conjuntivo subseroso).
- Afecções reumáticas crônicas e artrites crônicas. Areia dos rins.

- Transtornos depois de supressão de suores (dos pés). Após vacinação.
- Crianças raquíticas, com cabeça grande, fontanelas abertas.
- Infecções recorrentes e frequentes (resfriados, otites, amigdalites, bronquites). Inflamação, edema e supuração de todos os gânglios linfáticos (e glândulas da pele). Inflamação dos olhos por corpo estranho. Irite com hipopion. Amigdalites de repetição. Amigdalite aguda com hipertrofia e supuração. Pneumonias descuidadas. Empiema. Tuberculose aguda, incipiente.
- Asma, após vacinações repetidas. Dispnéia como se fosse por pó.
- Sensações: Sensação de ter um pelo na língua e na garganta. Como dividido em metades e a metade esquerda não lhe pertencesse. Como se as pontas dos dedos estivessem supurando. (As if feeling for pins). (Sensation splinters in the fingers) Como se o cérebro colidisse com o crânio. Como se algo vivo nos ouvidos. Como se não tivesse força no reto para expulsar as fezes. Como se o reto paralisado
- Causalidade: Vacinação. Cortar pedras. Perda de fluidos. Supressão de suor. Perda de fluidos. Corpo estranho. Traumatismos. Esforços.
- Concomitantes: Alternância de sintomas pulmonares com sintomas retais. Transpiração excessiva e fétida das mãos e pés. Tristeza durante a febre.
- Presente em: Equis., cimic., chel., sec., lyc.

### Natrum sulfuricum D6 D12

As propriedades de Natrum sulfuricum são opostas às de Natrum muriaticum. Nat-m atrai a água que deve ser aproveitada no organismo; Nat-s atrai a água resultante do metabolismo celular e que deve ser eliminada do organismo.

- Ação sobre as células: Estimula o escoamento da bile e do suco pancreático. Elimina do organismo a água em excesso.
- Exsudatos, secreções, etc: Amarelo-ouro. Cinzento-amareladas, líquidas; Bile.
- Sinais e indicações: Face cinzento-amarelada. Inchada. Escleróticas amareladas. Gosto amargo. → Hidropsia. Doenças do fígado e da vesícula biliar. Ácido úrico. Gripe.
- Modalidades: Agrava: tempo chuvoso e úmido; Melhor: tempo seco e quente.

- Asma que aparece ou agrava durante mudanças de tempo, principalmente quando fica úmido ou pelo frio. Pior da 4 às 5 horas da madrugada. Em crianças. Bronquites, pneumonia na base pulmonar esquerda, em velhos. Estados gripais.
- Agravação pelo frio úmido, umidade. Protótipo da constituição hidrogenóide (Grauvogl)
- Cólica hepática por litíase biliar. Hepatites agudas e crônicas. Flatulência excessiva.
- Calafrios por tomar chuva e em zonas pantanosas. Febres intermitentes ou que acompanham afecções hepáticas, icterícas e diarréias. Icterícia do recém-nascido. Bilirrubinúria. Albuminúria depois de escarlatina
- Sintomas mentais após acidentes e traumatismos cranianos.
- Concomitantes: Fotofobia durante a cefaléia. Tendência suicida, deve se reprimir para não se matar.
- Causalidade: Cólera. Traumatismo craniano. Gonorréia suprimida. Umidade.
- Presente em: Apoc., iris., cham., chion., lyc., bry., podo., chel., nux-v., anis., ham., cimic.

**KALI SULFURICUM**

- Ação sobre as células: Veículo do oxigênio no seio das células. Estimula a formação de células novas.
- Exsudatos, secreções, etc: Amareladas. Viscosos, brandos.
- Sinais e indicações: Tez amarela ou pardacenta, manchas escuras na pele do corpo ou do rosto. → Inflamação no terceiro estágio. Descamação. Quando outros remédios, bem indicados, não deram resultados suficientes.
- Modalidades: Agrava: quarto quente; ambientes fechados; à noite. Melhor: frio, ao ar livre.
- Tem afinidade para as funções da pele e da epiderme. Convém à terceira fase das inflamações ou ao seu período regressivo. Distúrbios acompanhados de uma descamação maciça de epiderme. Corrimentos mucosos amarelos. Secreção característica das membranas mucosas: amarela, viscosa, colante. Completa muitas vezes uma cura começada por Kali muriaticum.
- Doenças causadas pelo retrocesso de erupções.
- Produz a transpiração se Ferr-p não conseguir.

- Presente em: Puls., hydr., myric., cimic., phyt, vib., anis. Ham.

**CALCAREA SULFURICA**

- Ação sobre as células: Une-se quimicamente aos detritos do líquido intercelular.
- Exsudatos, secreções, etc: Granulações branco-amareladas. Estrias de sangue. Pús.
- Sinais e indicações: Furúnculos. Pús. Catarros. → Pús. Supurações que não evoluem para a cura.
- Modalidades: Agrava: molhado; calor; quarto quente. Melhor: ar livre.
- Terceiro estágio da inflamação; depois da atuação de Silicea. Abscessos e supurações depois de abertos espontaneamente ou cirurgicamente: a presença de uma abertura por onde sai pús é sua indicação característica. Abscessos que se abrem e não terminam de curar. Pús espesso, amarelado, sanguinolento, em pedaços. Abscessos das gengivas. Amigdalites com supuração. Abscessos indolores perianais em casos de fístulas.
- Hipertrofia e enduração de gânglios e glândulas. Tumores císticos. Fibromas. Pólipos.
- Desejo de doces e salgados. Aversão ao leite, café, carne.
- Sensação como se tivesse posto o chapéu. Crosta láctea em bebês.
- Vê só a metade dos objetos. Conjuntivite purulenta. Oftalmia do recém nascido. Úlcera de córnea. Abscesso de córnea. Hipopion.
- Surdez com secreção purulente, às vezes sanguinolenta, do ouvido médio.
- Nefrite crônica. Cistite crônica. Urina avermelhada com febre héctica.
- Blenorragia com secreção purulenta. Abscesso de próstata. Síflis crônica. Espermatorréia com impotência.
- Falso crupe de repetição. Rouquidão. Pericardite supurada. Tosse com expectoração purulenta, dispnéia e febre héctica. Tuberculose pulmonar. Empiema pleural depois de toracocentese. Pneumonia. Bronquite. Processos supurativos do pulmão.
- Reumatismo agudo e crônico. Feridas supuradas. Ardor e prurido na planta dos pés.

- Febre héctica nas supurações, com ardor na planta dos pés. Erupções herpéticas. Furúnculos. Eczema seco em crianças.
- Presente em: apoc., ail., asaf.

# BIBLIOGRAFIA


1. Araújo, Claudio. ***Casos Agudos em Homeopatia***. Ed. Organon, 2014.
2. BOERICKE, William: Materia Medica with Repertory. Ninth ed. Boericke & Tafel. 1906.
3. Bönninghausen. ***Uma contribuição à apreciação do valor característico dos sintomas***. Em Selecta Homeopathica. RJ, Luz Menescal. Número 1, 1993.
4. BRUCKNER Costa. Médico homeopata da família. Homeopatia Almeida Cardoso, 1957
5. Candegabe, Marcelo. ***El cuadro agudo***. Anales H. Argentinos. 11, 1983.
6. CHAVANON: Mémento Homeopathique d'urgence. Editions Dangles. Paris, 1973.
7. Dias, Aldo Farias. ***Repertório Homeopático Essencial***. RJ, Cultura médica, 2001.
8. DIAS, Aldo Farias: Fundamentos da Homeopatia. Cultura Médica. RJ, 2000.
9. Eizayaga, Francisco Xavier. ***Enfermidades agudas febriles.*** Ed. Marecel, 1978.
10. Gajanan dhanipkar. ***Conquering Fever with Homeopathy***. 2017.
11. Hoffmann, Mônica. ***J.T. Kent's approach to acute conditions.*** Demonstration in a clinical research into 25 cases of infantile pneumonia. Anais do congresso da Liga Homeopática Internacional. Capri, 1996.
12. HOMÉOPATHIE. Le traité. Édition Frison-Roche. Paris, 1995.
13. Jahr, G.H. ***A prática da homeopatia. Princípios e regras***. RJ, IHJTK, 1987.
14. LILIENTHAL, Samuel: Homeopathic therapeutics. 1890.
15. LINHARES, waltencir: Homeopatia em Pediatria. Homeolivros. SP, 2000.
16. Othonos, Athos. ***Homeopathic Diagnosis and Treatment of Acute Illness: with repertory and materia medica***. 2017.
17. Pareek, Alok. ***Homeopathy for Acutes and Emergencies.*** 2012.
18. PERNOT, Roger: Traitment Homéopathique des Troubles et Afections du Coeur. J. Peyronnet, ed. Paris, 1961.

19. QUENTIN, P.: Réalités Homeopathiques. Les remédes. Librairie Maloine. Paris, 1969.
20. QUILISCH: A prática da Homeopatia. Editora Materia Medica. RJ, 1990.
21. Roy, Margareth. Homeopathic Acute Prescribing. 2005.
22. Singh, Mahendra. ***Homeopathic Emergency Therapeutics.*** 120 acute disorders. 2011.
23. Spectrum Homeopathy. ***Acute.*** Vol. 3. 2011.
24. STAUFFER: Homeoterapia.
25. TYLER, M: Pointers to common remedies. B. Jain Publishers.
26. VALLETE: Homeopathie Infantil pratique. Maisonneuve. Paris, 1978.
27. Vannier, Leon. ***Remédios de Estados Agudos***.
28. VANNIER: Précis de Thérapeutique homeopatique. G. Doin. Paris, 1953.
29. Vijayakar, Praful. ***Predictive homeopathy, part II. Theory of acutes.*** Preeti publishers, 1999.
30. VIJNOSVKY: Tratamiento homeopatico de las enfermedades agudas. B. Aires, 1979.

**Dedicação**

Dedicado aos sobrinhos do GEHSH!

Até o próximo trabalho, Amigos!

Aldo Farias Dias.

Rio de Janeiro 25 de outubro de 2022.

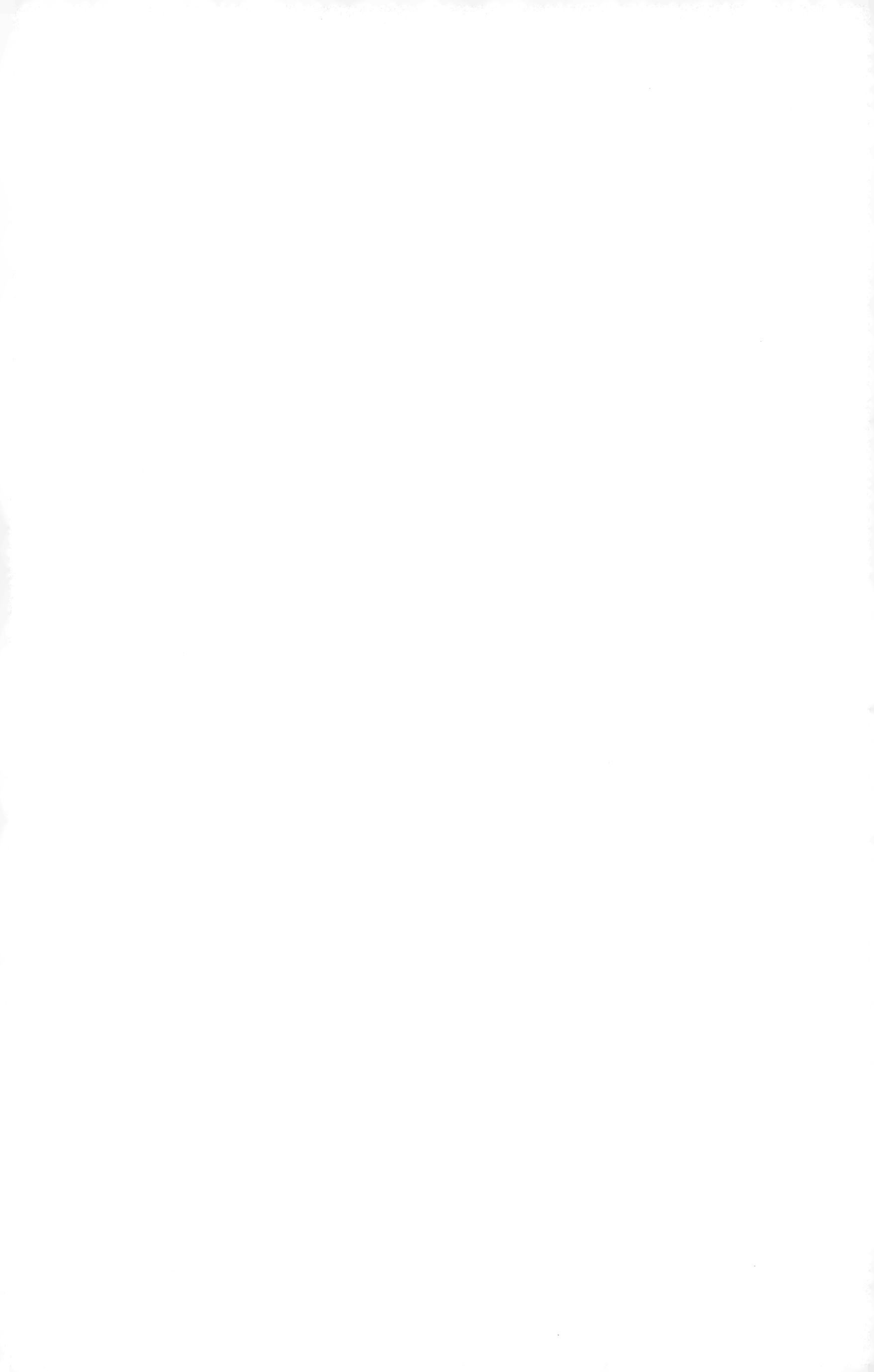

www.ingramcontent.com/pod-product-compliance
Ingram Content Group UK Ltd.
Pitfield, Milton Keynes, MK11 3LW, UK
UKHW022030190726
13853UKWH00005B/2187

9 786526 600023